婴幼儿托育、教育与保育精品教材

婴幼儿常见病的识别、预防与照护

主审　王孟清
主编　谢　静　王全红

镇　江

内 容 提 要

本书以学生为主体，对接行业需求，兼顾专业知识传授、职业能力培养和职业素养培育，以“实用为主、够用为度”为原则，系统地阐述婴幼儿常见病识别、预防与照护的相关知识和技能。全书包括绪论及 9 个项目，分别是婴幼儿常见营养障碍性疾病的识别、预防与照护，婴幼儿常见呼吸系统疾病的识别、预防与照护，婴幼儿常见消化系统疾病的识别、预防与照护，婴幼儿常见循环系统疾病的识别、预防与照护，婴幼儿常见泌尿系统疾病的识别、预防与照护，婴幼儿常见神经系统疾病的识别、预防与照护，婴幼儿常见五官疾病的识别、预防与照护，婴幼儿常见皮肤疾病的识别、预防与照护，以及婴幼儿常见传染病的识别、预防与照护。

本书语言通俗易懂，内容深浅适度，体例新颖丰富，集科学性、完整性、实用性和适用性于一体，可作为职业院校婴幼儿托育、教育与保育类专业的教材。

图书在版编目（CIP）数据

婴幼儿常见病的识别、预防与照护 / 谢静，王全红主编. -- 镇江 : 江苏大学出版社, 2025. 1. -- ISBN 978-7-5684-2116-4

Ⅰ. R72；R473.72

中国国家版本馆 CIP 数据核字第 2024A0Y912 号

婴幼儿常见病的识别、预防与照护

Ying-you’er Changjianbing de Shibie、Yufang yu Zhaohu

主　　编 / 谢　静　王全红
责任编辑 / 常　钰
出版发行 / 江苏大学出版社
地　　址 / 江苏省镇江市京口区学府路 301 号（邮编：212013）
电　　话 / 0511-84446464（传真）
网　　址 / http://press.ujs.edu.cn
排　　版 / 北京时代华都印刷有限公司
印　　刷 / 北京时代华都印刷有限公司
开　　本 / 787 mm×1 092 mm　1/16
印　　张 / 14.75
字　　数 / 341 千字
版　　次 / 2025 年 1 月第 1 版
印　　次 / 2025 年 1 月第 1 次印刷
书　　号 / ISBN 978-7-5684-2116-4
定　　价 / 49.80 元

如有印装质量问题请与本社营销部联系（电话：0511-84440882）

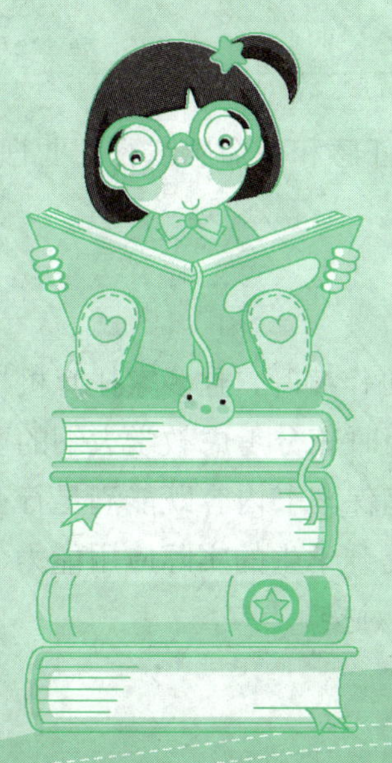

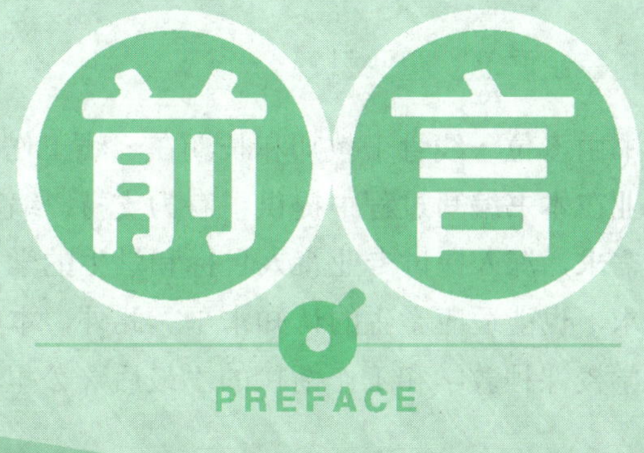

前言

PREFACE

2019 年 5 月，国务院办公厅颁布的《关于促进 3 岁以下婴幼儿照护服务发展的指导意见》指出，婴幼儿照护服务是生命全周期服务管理的重要内容，事关婴幼儿健康成长，事关千家万户。婴幼儿时期是儿童生长发育的关键时期，这一时期大脑和身体快速发育。为婴幼儿提供良好的养育照护和健康管理，有助于婴幼儿在生理、心理和社会能力等方面得到全面发展，有助于预防成年期心脑血管病、糖尿病和抑郁症等多种疾病的发生，为婴幼儿的健康成长奠定基础。

鉴于此，我们在深入调研、分析和讨论后，精心策划和编写了《婴幼儿常见病的识别、预防与照护》。本书旨在通过科学的体系、通俗的语言、丰富的实践活动，帮助学生提高婴幼儿照护技能，引导学生掌握科学的育儿理念和方法、树立关爱婴幼儿身心健康发展的意识，从而为婴幼儿提供更为全面、专业的照护服务，促进婴幼儿照护服务行业的高水平发展。

本书特色

一、立德树人，铸魂育人

党的二十大报告指出："育人的根本在于立德。"本书秉承"立德树人，铸魂育人"的理念，注重"德技并修、知行合一"育人目标的实现，在编写过程中以润物细无声的方式对学生进行素质教育，以落实立德树人的根本任务。例如，项目开始的"学习目标"囊括"素质目标"，引导学生有意识地加强综合素质培养；正文中穿插"幼有所依""幼有善育"等模块，介绍行业政策和行业资讯等，将行业发展、创新实践和职业精神等内容融入教材中，以培养学生的“爱幼、育幼”理念，引导学生以崇高的责任感和使命感践行职业理想，致力于成为婴幼儿照护领域的杰出人才。

二、校企联动，职业引领

本书由多位一线骨干教师和长期在一线工作的从业人员协作编写，且多家托育机构及相关企业在本书编写过程中提供了有力支持。编写人员在编写时充分考虑教学大纲的要求与岗位需求，深入探讨专业育人目标和学生的学习能力，以确保本书内容既能满足行业的人才需求，也能适应学生的认知水平。此外，本书特别强调提升学生的实际应用能力，旨在打通学校课程教学和工作衔接的“最后一公里”，实现无缝对接。

三、全新理念，全新形式

在编写本书时，我们始终遵循“必需、够用、实用”的原则，力求突出“以学生为中心”，突出“教、学、做”一体，注重培养学生观察、分析和解决实际问题的能力，并以此创新教材编写形式。全书采用“项目引领、任务驱动”的编写模式，每个项目设置项目导读、学习目标、项目学习综合测试和项目学习综合评价，每个任务按照“任务导入→知识讲解→任务实施→任务评价”的形式展开。

项目导读：简明扼要地讲述项目设计的背景等，引出项目的主要内容。

学习目标：分设“知识目标”“技能目标”“素质目标”，帮助学生明确学习重点，为学生自主学习指明方向。

任务导入：选用能突出反映知识内容的案例和资讯等，通过提出问题激发学生的兴趣，使学生带着问题、有目的地进行学习。

知识讲解：遵循“实用为主、够用为度”的原则，语言精练，重点突出。文中设有“各抒己见”“托育有方”“实例评析”“托育有术”“小贴士”等多种模块，帮助学生从不同角度理解、掌握所学知识，同时拓宽学生的知识面。

任务实施：设置形式多样、内容丰富的实践活动，引导学生在实践中运用所学知识，增强学生分析与解决问题的能力。

任务评价：配有量化考核标准，便于任课教师点评。

项目学习综合测试：设置单项选择题、判断题和简答题，考查学生对相关知识的掌握程度，帮助学生查漏补缺。

项目学习综合评价：以自评、互评与师评相结合的方式，从知识与技能、过程与方法、综合素质三个方面对学生的综合能力进行评价，使学生能够根据评价结果有针对性地改进和提升自己。

四、平台支撑，资源丰富

本书配有丰富的数字资源，读者可以借助手机或其他移动设备扫描二维码观看微课视

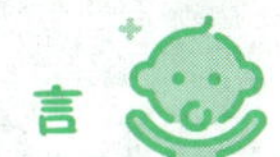

频，也可以登录文旌综合教育平台“文旌课堂”查看和下载本书配套资源，如教学课件、课后习题答案等。读者在学习过程中有任何疑问，都可以登录该平台寻求帮助。

此外，本书还提供了在线题库，支持“教学作业，一键发布”，教师只需通过微信或“文旌课堂”App 扫描扉页二维码，即可迅速选题、一键发布、智能批改，并查看学生的作业分析报告，提高教学效率、提升教学体验。学生可在线完成作业，巩固所学知识，提高学习效率。

本书由王孟清担任主审，谢静、王全红担任主编，熊兰、王维丹、李依、朱晓妮、闫茹、陈洁担任副主编。由于编者水平有限，书中难免存在疏漏和不妥之处，诚请广大读者批评指正。

特别说明：

（1）本书在编写过程中，参考了大量资料并引用了部分文章和图片。这些引用的资料大部分已获授权，但由于部分注明来源的资料来自网络，我们暂时无法联系到原作者。对此，我们深表歉意，并欢迎原作者随时与我们联系，我们将按规定支付稿酬。

（2）本书所选案例均来源于真实事件，但为了避免引起不必要的误会，部分人物使用了化名。

（3）本书没有注明资料来源的案例均为编者根据真实事件改编。

本书配套资源下载网址和联系方式

网址：https://www.wenjingketang.com

电话：400-117-9835

邮箱：book@wenjingketang.com

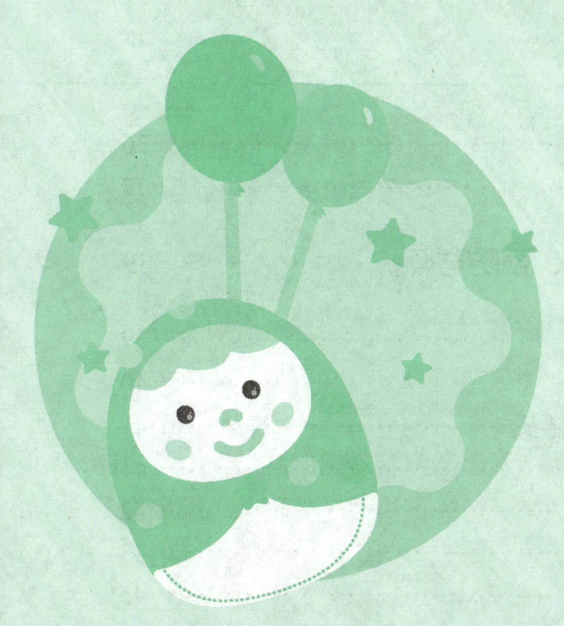

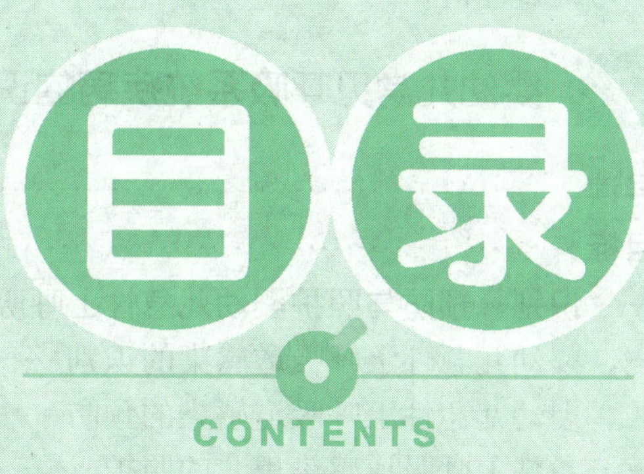
目录
CONTENTS

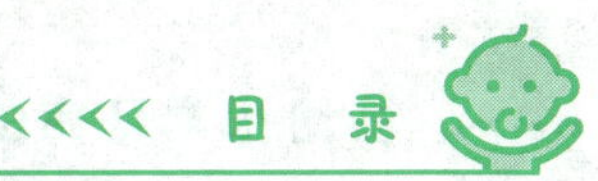

绪论

疾病不仅会影响婴幼儿的生长发育，严重时还可能导致婴幼儿残疾，甚至危及婴幼儿的生命安全。因此，了解婴幼儿疾病的特点，系统学习婴幼儿常见病的识别、预防与照护，对保障婴幼儿健康成长具有重要意义。

一、疾病的概念

疾病是指机体在一定病因的损害性作用下，因稳态调节紊乱而发生的异常生命活动过程。在此过程中，因功能、代谢或形态结构发生异常变化，机体内外环境之间失衡而出现各种异常表现，包括患者自身感知到的各种异常表现（如发热、头痛和腹痛等）和其他人感知到的患者的各种异常表现（如精神萎靡、呼吸急促和面色苍白等）。

婴幼儿生长发育尚未完善，对疾病引发的各种异常表现的反应较差，且难以表达自己的感受，因此，照护者的及时感知对于婴幼儿疾病的早期发现有着非常重要的作用。

二、婴幼儿疾病的特点

婴幼儿处于快速生长发育的关键阶段，具有机体功能不稳定、代谢旺盛等生理特点，这些生理特点使得婴幼儿在发病率、病情发展及预后等方面与成人相比存在显著的差异。

（一）发病率高

婴幼儿各系统的结构及功能尚未发育完善，抗病能力差，容易罹患多种疾病。例如，婴幼儿的气道狭窄，使得气道易被炎性浸润物阻塞，从而增加呼吸道感染的风险；婴幼儿消化和吸收食物的能力较差，但又对营养物质的需求较高，使得胃肠道承受较大的负荷，易发生消化系统功能紊乱；婴幼儿代谢旺盛，水交换量大，而肾脏功能尚未发育成熟，因此易发生水和电解质紊乱；等等。

（二）病情发展迅速且症状多不典型

婴幼儿疾病通常起病急骤、发展迅速且症状多不典型。例如，婴幼儿患急性传染病或急性感染性疾病时，常为急性起病，来势凶猛，且易并发呼吸和循环衰竭、中毒性脑病等；婴幼儿患急性尿路感染时，多无尿频、尿急、尿痛及腰部不适或疼痛等典型尿路感染表现，而是表现为发热、呕吐、哭闹、排尿时哭闹不安和尿液有臭味等。

（三）预后良好

婴幼儿处于快速生长发育期，生命力旺盛，机体修复能力强，若诊治及时、照护得当，疾病好转较快，后遗症也较少。

三、婴幼儿疾病的识别、预防与照护原则

（一）及早识别疾病

及早识别疾病是保障婴幼儿健康的重要措施。

1．强化日常检查

日常检查是照护者早期识别婴幼儿疾病的有效手段。托育机构应落实晨检、午检等日常检查制度，照护者应认真检查、仔细询问家长婴幼儿的一般情况，如食欲情况、大小便情况和精神状态等。同时，由于婴幼儿生病时往往不能准确描述自己的不适症状，或仅通过哭闹来表达，因此照护者平时也要留意婴幼儿的反常表现，如发热、出皮疹和局部肿胀等，以做到及早发现、及早识别、及早治疗，避免延误病情造成严重后果。

2．重视定期体检

体检结果可以有效反映婴幼儿的健康状况。照护者应与家长共同建立婴幼儿体检档案，按时提醒家长带婴幼儿到社区医院等机构进行体检，并及时记录婴幼儿的体检结果，以及早发现疾病。一般来说，根据国家基本公共卫生服务项目 0～6 岁儿童健康管理的要求，1 岁以内的婴儿应在出院后 1 周内、1 月龄、3 月龄、6 月龄、8 月龄和 12 月龄时分别体检 1 次，1～3 岁的幼儿应在 18 月龄、24 月龄、30 月龄和 36 月龄时分别体检 1 次。

（二）坚持预防为先

坚持预防为先是保障婴幼儿健康的重要前提。

1．加强日常照护

日常照护涵盖饮食照护、体育活动照护、作息照护、环境卫生管理和用物卫生管理等多个方面。加强日常照护可提高婴幼儿对疾病的抵抗力，预防疾病的发生、发展。例如，加强婴幼儿饮食营养、组织适当的体育活动、保证婴幼儿充分休息，可以增强婴幼儿的抵抗力，提升婴幼儿对疾病的防御能力；保证室内外环境清洁、卫生，定期清洗、消毒婴幼儿的用物，可降低疾病发生、传播的风险。

2．落实预防接种

接种疫苗是预防某些传染病最有效、最经济的措施，也是提高婴幼儿免疫力的有效措施。照护者应按照国家免疫规划程序，及时提醒家长带婴幼儿接种相关疫苗；同时根据疾病的流行情况和婴幼儿的自身免疫情况等，建议家长为婴幼儿接种国家免疫规划程序之外的疫苗。

3．注重习惯培养

良好的生活习惯有利于婴幼儿保持健康和预防疾病。因此，照护者应指导婴幼儿养成良好的生活习惯。例如，帮助婴幼儿养成饭前便后洗手的卫生习惯，减少疾病的传播；帮助婴幼儿养成不挑食、不偏食和吃饭时细嚼慢咽的饮食习惯，保证婴幼儿有充足、均衡的营养摄入，避免婴幼儿患营养障碍性疾病；控制婴幼儿使用手机、平板或电视的时间，纠正其不良的阅读习惯，预防近视、斜视的发生；等等。

4．开展健康教育

家庭是婴幼儿生活的重要场所，家长掌握婴幼儿常见疾病的知识对于婴幼儿的健康成长至关重要。托育机构应定期向家长科普相关知识，及时纠正家长错误的疾病认知，为婴幼儿的健康成长营造更好的家庭环境。此外，托育机构也应定期组织学习活动，帮助照护者牢固掌握婴幼儿常见疾病的知识，提高疾病识别、预防与照护能力。

（三）科学实施照护

科学实施照护是保障婴幼儿疾病康复的重要手段。

1．精准对症照护

照护者应根据患儿的症状，科学地实施照护，以减轻患儿不适，避免病情进一步发展。例如，对高热患儿，应给予物理降温措施，并多喂水，必要时遵医嘱给予退热药物；对皮肤瘙痒的患儿，应遵医嘱给予相应的药物，同时避免患儿搔抓患处，以免造成皮肤破溃或感染；对呕吐患儿，应取侧卧位，以防误吸造成窒息；等等。

2．密切观察病情

照护者应密切观察患儿的病情变化、用药后的反应，以及时了解患儿疾病的发生、发展情况，从而迅速采取措施进行有效干预。

幼有善育

我国多举措加强普惠育幼服务体系建设

国家卫生健康委的相关数据显示，我国现有约3 000万名3岁以下婴幼儿，超过三成的婴幼儿家庭有入托需求。随着我国经济社会的发展，家庭小型化趋势愈加明显，代际照料能力减弱，现代化、社会化托育服务的需求越来越多。

近年来，国家有关部门补短板、增供给、优服务，多地结合实际积极探索，通过协调场地、盘活资源等措施，不断提升托育服务质量。例如，国家实施重大专项支持一批托育综合服务中心、公办托育机构和普惠托位建设；国家实施中央财政支持普惠托育服务发展示范项目；内蒙古鄂尔多斯因地制宜探索形成独立实体式、社区嵌入式、委托管理式等多种托育发展模式，当地托位超过1万个；湖南长沙科学规划社区托育点、幼儿园托班、企业托育园和家庭托育点，建设家门口普惠托育机构，初步形成“一区一中心，一街镇一布点，社区全覆盖”的托育服务发展格局……

入托可及，送托方便，还要托得放心。提供什么样的托育服务能让家长放心、孩子舒心？“安全、规范、专业、靠谱、科学”，湖北武汉的王女士给出这样的答案。王女士的女儿今年刚满 2 岁，在她 14 个月大走路还不稳时，王女士就将其送入了家附近的托育园。“托育园的收费、环境、师幼配比、课程设置和场地设施等让我们全家人都很满意，也很放心把孩子送过来。”王女士说。托育园园长介绍，托育园可为孩子提供包括婴幼儿卫生保健、婴幼儿发展测评、营养膳食指导、疾病预防与中医调养、特殊矫治儿童追踪随访等五大医养服务，探索医、育、学一体化婴幼儿照护服务新模式，尽可能让家长“托得放心”。

国家卫生健康委人口监测与家庭发展司司长表示，提供安全放心的托育服务，要尊重婴幼儿的成长规律，不断完善机构设置、建筑设计、登记备案、收托管理、保育照护、营养喂养、健康管理、伤害预防和消防安全等制度，守住安全健康底线。印发《关于促进医疗卫生机构支持托育服务发展的指导意见》、出台《家庭托育点管理办法（试行）》、发布卫生行业标准《托育机构质量评估标准》……针对“放心托育”的群众诉求，国家卫生健康委会同相关部门，通过建立相关制度指导各地托育机构专业化、规范化发展。下一步，国家卫生健康委将继续大力发展普惠托育服务，统筹育幼资源，多渠道扩大托位供给，降低托育成本，守牢安全底线，提高托育服务水平，逐步满足人民群众“幼有所育”“幼有善育”的服务需求。

资料来源：李恒，《以“幼有所育”破解带娃难题——我国多举措加强普惠育幼服务体系建设》，新华网，2024 年 8 月 1 日，有改动

项目一

婴幼儿常见营养障碍性疾病的识别、预防与照护

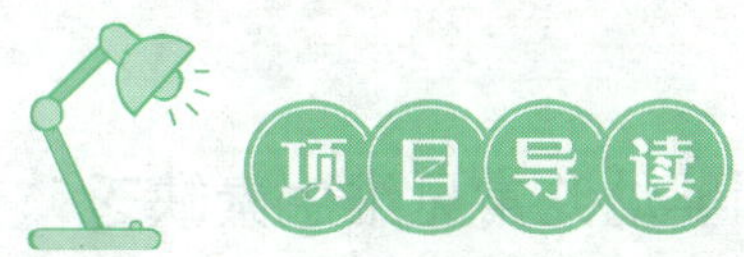

婴幼儿正处于快速生长发育的关键阶段，需要充足的营养支持，这既包括糖类、脂肪和蛋白质三大营养物质，还包括维生素、微量元素等，若不及时补充，不仅会影响婴幼儿的生长发育，还会引发相关疾病，甚至会对其成年时期的健康产生影响。随着生活水平的提高，婴幼儿因食物缺乏造成的营养障碍性疾病逐渐减少，但由不良饮食习惯、不合理的饮食结构导致的营养障碍性疾病却逐渐突显，成为社会热门话题，也成为国家重点关注的问题。

本项目主要讲述婴幼儿常见营养障碍性疾病中的常见维生素缺乏症、常见微量元素缺乏性疾病、营养性贫血、蛋白质-能量营养不良和单纯性肥胖。通过学习本项目，照护者可以熟悉婴幼儿常见营养障碍性疾病的识别方法，掌握有效的预防措施和照护要点，保障婴幼儿健康成长。

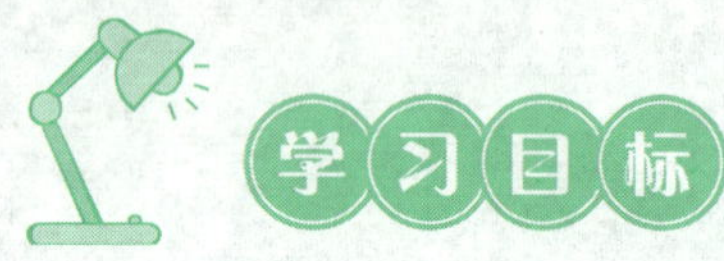

知识目标

- 了解婴幼儿常见维生素缺乏症、常见微量元素缺乏性疾病、营养性贫血、蛋白质-能量营养不良和单纯性肥胖的概念、病因。
- 熟悉婴幼儿常见维生素缺乏症、常见微量元素缺乏性疾病、营养性贫血、蛋白质-能量营养不良和单纯性肥胖的主要表现。
- 掌握婴幼儿常见维生素缺乏症、常见微量元素缺乏性疾病、营养性贫血、蛋白质-能量营养不良和单纯性肥胖的预防措施，以及常见维生素缺乏症、常见微量元素缺乏性疾病、营养性贫血、蛋白质-能量营养不良和单纯性肥胖患儿的照护要点。

技能目标

- 能够根据婴幼儿的日常表现，正确识别婴幼儿常见维生素缺乏症、常见微量元素缺乏性疾病、营养性贫血、蛋白质-能量营养不良和单纯性肥胖。
- 能够主动采取措施，有效预防婴幼儿常见维生素缺乏症、常见微量元素缺乏性疾病、营养性贫血、蛋白质-能量营养不良和单纯性肥胖的发生。
- 能够为常见维生素缺乏症、常见微量元素缺乏性疾病、营养性贫血、蛋白质-能量营养不良和单纯性肥胖患儿提供科学照护。

素质目标

- 不断扩展婴幼儿营养知识储备，提升专业技术水平，为婴幼儿健康保驾护航。
- 增强“科学、合理膳食，预防营养性疾病”的意识，积极参与婴幼儿营养健康宣传活动，为婴幼儿的营养健康打造良好的环境。

任务一　识别、预防与照护婴幼儿常见维生素缺乏症

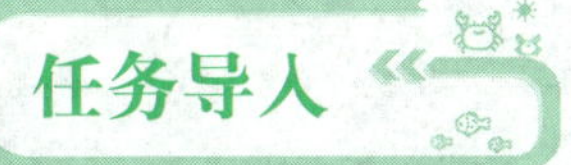

任务导入

6个月的皓皓该添加辅食了，但是皓皓妈妈和皓皓奶奶却在添加何种辅食上产生了分歧。皓皓妈妈认为辅食中需要多添加一些富含维生素的食物，以保证皓皓获得充足的营养；皓皓奶奶则认为小孩子消化功能尚未完善，只吃米糊就行，无须额外补充维生素。

请思考：皓皓妈妈和皓皓奶奶谁的观点是正确的？为什么？

一、婴幼儿维生素A缺乏症的识别、预防与照护

（一）婴幼儿维生素A缺乏症的识别

维生素A缺乏症是指因体内维生素A缺乏而引起一系列症状的全身性疾病。

托育有方

维生素A的食物来源与生理功能

维生素A有两大食物来源：一是动物性食物，如哺乳动物肝脏、鱼肝油、乳和蛋等，这类食物中富含维生素A_1和维生素A_2，能够直接被人体利用；二是植物性食物，如深绿色蔬菜（含量最丰富），黄色和红色的蔬菜、水果等，这类食物中富含维生素A原（即类胡萝卜素），可在体内部分转化为维生素A。

维生素A的生理功能包括以下几方面：① 构成视觉细胞内的感光物质，使人能够在一定照度的暗处看见物体；② 维持皮肤、消化道、呼吸道等部位的上皮组织的稳定性和完整性；③ 促进生长发育；④ 维持和促进免疫功能；⑤ 参与铁代谢，促进铁的吸收和转运。

1. 病因

围生期（从受精后的第26周到胎儿出生后的第4周）储存不足、摄入量不足、生长发育过程中需求量大和各种疾病导致的吸收不良等，是婴幼儿体内维生素A缺乏的常见原因。

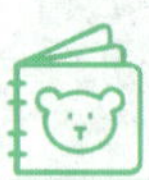
小贴士

维生素A和类胡萝卜素都很难通过胎盘进入胎儿体内，因此胎儿血液和肝脏中的维生素A水平明显低于母亲体内的维生素A水平。胎儿出生后，若不能得到充足的补充，就极易出现维生素A缺乏。

2. 主要表现

维生素A缺乏症的表现与其缺乏的阶段和程度密切相关。婴幼儿摄入维生素A后，维生素A会先在肝脏内进行储存。当婴幼儿长期维生素A摄入不足时，肝脏内储存的维生素A会首先被分解和消耗，以补充机体的需要。随着肝脏储存逐渐接近耗竭，周围血液循环中维生素A的水平也会开始下降，在此阶段，婴幼儿会出现生长减慢，反复上呼吸道、消化道感染，缺铁性贫血等与维生素A缺乏相关的非特异性症状。当周围血液循环中维生素A严重缺乏时，患儿还会出现以下典型症状。

维生素A营养状况的判定标准

（1）眼部症状

患儿最早出现夜盲或暗光中视物不清，持续数周后，出现眼干燥症，患儿表现为眼睛干燥、失去光泽、眼泪减少和出现比托斑（结膜近角膜边缘处的泡沫状白斑）等，患儿自觉眼睛发痒，继而出现角膜干燥、浑浊、软化，然后出现畏光、眼痛。患儿多会用手揉搓眼部，常因手卫生问题导致眼部感染，严重时可发生角膜溃疡、穿孔，进而导致失明。

小贴士

眼部症状是维生素A缺乏症最典型的或最早被发现的症状，其中，眼干燥症是维生素A缺乏重度阶段的特异性表现。

（2）皮肤症状

患儿开始表现为皮肤干燥、易脱屑、有痒感，随着病情发展，患儿皮肤角质增多、汗液减少，并出现毛囊丘疹，以四肢伸面、肩部为多，可发展至颈背部甚至面部，触摸时有粗砂样感觉。此外，患儿还会有毛发干燥、无光泽、易脱落，指（趾）甲变脆易折及多纹等表现。

（3）生长发育障碍

患儿表现为身高落后，牙齿釉质易剥脱、无光泽，易发生龋齿。

（二）婴幼儿维生素A缺乏症的预防

1. 科学补充维生素A

（1）为婴幼儿进行生理剂量的维生素A补充，可通过提供富含维生素A的食物或维生素A强化食物来实现，也可遵医嘱每日或每周服用维生素A补充剂来实现。

（2）鼓励母乳喂养，人工喂养的婴儿应选择维生素A强化的配方乳。

母乳中维生素A的含量丰富，可基本满足婴儿的需要，但当哺乳母亲自身缺乏维生素A时，母乳中的维生素A含量会显著下降，导致母乳喂养的婴儿维生素A缺乏。

2. 合理安排饮食

为婴幼儿合理安排饮食，确保婴幼儿营养摄入均衡，避免维生素A摄入不足。

3. 积极治疗相关疾病

建议家长为婴幼儿积极治疗消化性疾病、肝脏疾病和传染性疾病等，避免影响患儿对维生素A的吸收或增加维生素A的消耗。

4. 开展健康教育

通过座谈会、家长课堂等方式，向家长科普婴幼儿维生素A缺乏症的相关知识，提高家长对婴幼儿维生素A缺乏症的认知水平和应对能力。

（三）维生素A缺乏症患儿的照护

1. 补充维生素A制剂，密切观察病情

遵医嘱为患儿补充维生素A制剂，并密切观察病情，及时向家长反馈，以防家长过度补充导致患儿维生素A中毒。

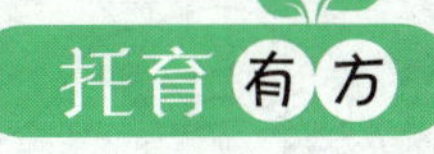

维生素A中毒

当人体摄入过量维生素A时会引起维生素A中毒，包括急性维生素A中毒和慢性维生素A中毒两类。

急性维生素A中毒多由一次性摄入维生素A过量导致，患儿开始表现为头痛、呕吐、烦躁、前囟饱满、头围增大、颅缝裂开、复视和眼震颤等高颅压症状，后出现

皮肤红肿，继而脱皮，以手掌、脚底最为明显；慢性维生素A中毒多由长期摄入维生素A过量导致，因摄入量不同及个体差异，表现多样，一般表现为高颅压症状，转移性骨痛伴软组织肿胀，颞、枕部隆起，皮肤粗糙、瘙痒脱屑，以及毛发稀少、干脆易断等。

若婴幼儿出现以上症状，应立即停止维生素A的摄入，并及时送医诊治。该病一般预后良好，停止摄入维生素A后症状可逐渐消失。

2. 调整饮食，纠正不良饮食习惯

为患儿调整饮食结构，鼓励患儿多食富含维生素A的食物。同时，纠正患儿不良饮食习惯，避免挑食、偏食。

各抒己见

婴幼儿食用大量胡萝卜、橘子等富含胡萝卜素的食物时，会出现皮肤黄染的现象。请同学们查询相关资料，解释这种现象发生的原因。

3. 注意眼部护理

（1）调整室内光线，避免强光刺激，避免阳光直射患儿眼睛。

（2）保持患儿手卫生，纠正用手揉眼等不良习惯。

（3）对需要使用滴眼液或眼膏治疗的患儿，在治疗及护理过程中，方法要正确，动作需轻柔，切忌压迫眼球，以防造成眼部损伤。

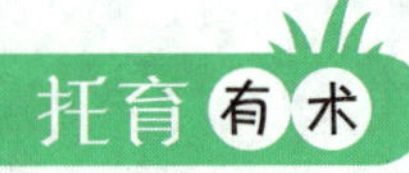

婴幼儿滴眼液的使用方法

[用物准备]

滴眼液、消毒棉签。

[操作步骤]

（1）洗净双手，核对药物名称和使用剂量。

（2）协助患儿取仰卧位。

（3）一手示指或拇指轻轻向下拉开患儿的下睑，暴露结膜囊；另一手持滴眼液药瓶在距患儿眼 2～3 cm 处将滴眼液滴入结膜囊下穹隆部，如图 1-1 所示。

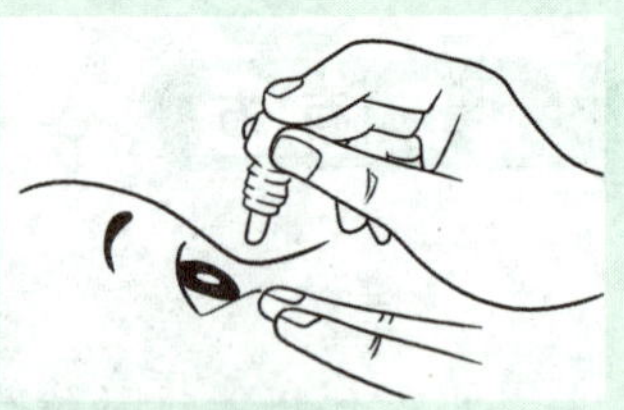

图 1-1　婴幼儿滴眼液的使用方法

（4）嘱患儿轻轻闭眼 1～2 min，并用消毒棉签擦干外溢的滴眼液。

[注意事项]

（1）操作前需将患儿眼部的分泌物擦拭干净。

（2）使用滴眼液前，应检查滴眼液的保质期、开封日期，以及有无沉淀、变色现象。

（3）使用滴眼液时，避免滴眼液瓶口触碰患儿的眼睑和结膜，以免污染滴眼液。

（4）操作应迅速、轻柔，勿压迫患儿眼球。若操作时患儿剧烈哭闹、不配合，可在患儿入睡后操作。此外，对年龄较小的婴儿，可先将其包在毛毯中，再进行操作。

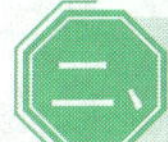

二、婴幼儿维生素 D 缺乏性佝偻病的识别、预防与照护

（一）婴幼儿维生素 D 缺乏性佝偻病的识别

维生素 D 缺乏性佝偻病是指婴幼儿体内维生素 D 不足，导致钙磷代谢异常、骨化障碍，从而引起的以全身骨骼病变为主要特征的慢性营养性疾病。

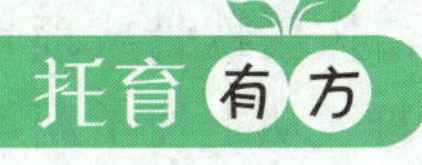

维生素 D 的来源与生理功能

机体所需的维生素 D 可通过食物和皮肤光照进行补充。除一些海鱼的肝脏中维生素 D 含量稍高外，乳类、蛋黄和肉类等食物中含量较少，谷类、蔬菜和水果中几乎不含，所以维生素 D 的食物来源并不丰富，而皮肤光照合成则成为机体补充维生素 D 的重要途径。维生素 D 可由皮肤中的 7-脱氢胆固醇经日光中紫外线照射转变而成，如果能够接受足够的日光照射，皮肤合成的维生素 D 可基本满足人体需要。胎儿可以通过胎盘从母体获得维生素 D，并贮存于体内，可满足出生后一段时间内生长发育的需要。

维生素 D 可以维持机体钙、磷的代谢平衡，调节婴幼儿骨骼的代谢与生长，促进其骨骼钙化。

1. 病因

围生期储存不足、生长发育迅速（需求量大）、皮肤接受日照时间不足、摄入量不足、疾病影响和消化吸收障碍等，是婴幼儿体内维生素 D 缺乏的常见原因。

2. 主要表现

维生素 D 缺乏性佝偻病病情进展可分为四个时期，即初期、激期、恢复期和后遗症期。

（1）初期

初期患儿（多见于 6 月龄以内，尤其是 3 月龄以内的婴儿）主要表现为多汗、夜惊、夜啼和易激惹，其多汗表现与环境温度无关。由于患儿受汗液刺激，常摩擦枕部，因此常形成枕秃，如图 1-2 所示。此期患儿骨骼表现不明显。

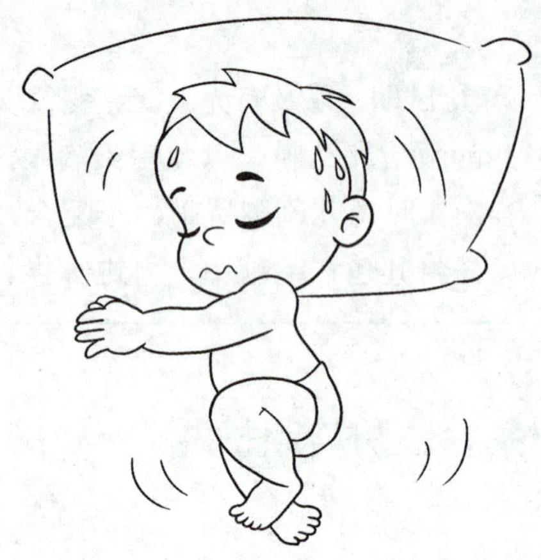
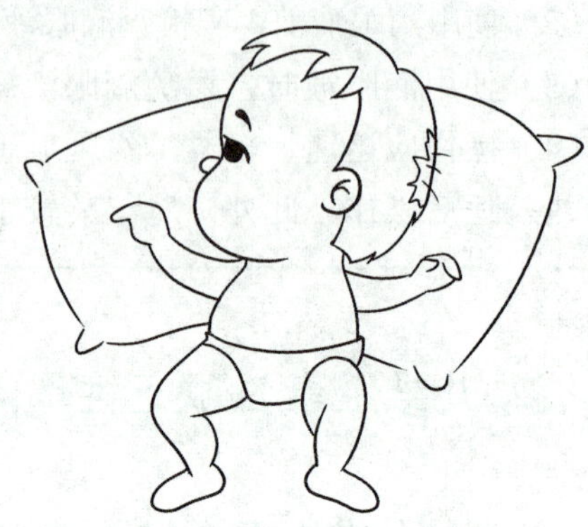

图 1-2　枕秃

（2）激期

初期患儿若不经治疗，病情会继续加重，出现特征性骨骼改变。

- 头部：6 月龄以内的患儿以颅骨改变为主，表现为颅骨软化，按压枕骨或顶骨可有压乒乓球样感觉。7～8 月龄的患儿可见方颅，即头呈方盒样（从上往下观可见前额突出），如图 1-3 所示。此外，患儿头围较正常增大，前囟大，闭合延迟；出牙延迟，严重者牙齿排列不齐，釉质发育不良。
- 胸部：胸廓畸形常见于 1 岁左右的患儿，表现为肋骨与肋软骨交界处出现圆形隆起，状如串珠，以第 7～10 肋最明显，称为佝偻病串珠，如图 1-4 所示。同时，肋骨与胸骨处软化内陷，若胸骨柄前凸，可见鸡胸样畸形（见图 1-5）；若胸骨剑突部向内凹陷，则可形成漏斗胸（见图 1-6）。此外，病情严重的患儿沿胸廓下缘可见水平的凹沟，称为肋膈沟。这些胸廓畸形会影响患儿的呼吸功能。

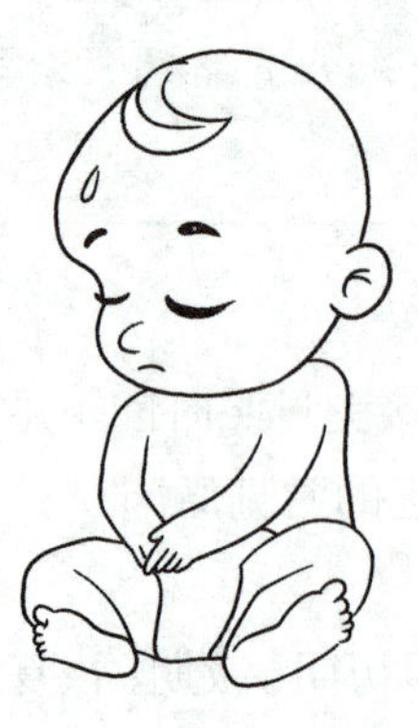

图 1-3　方颅

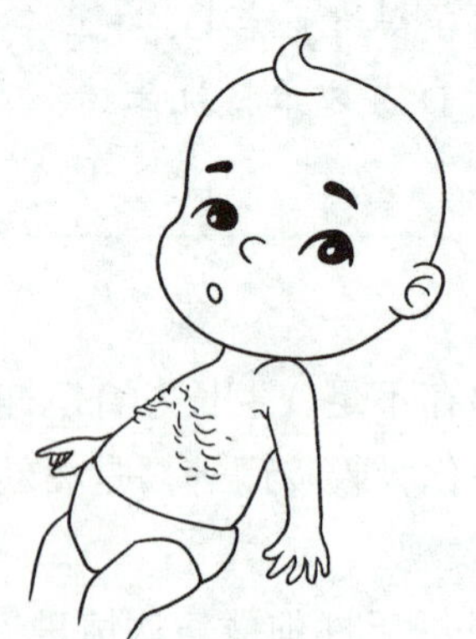

图 1-4　佝偻病串珠

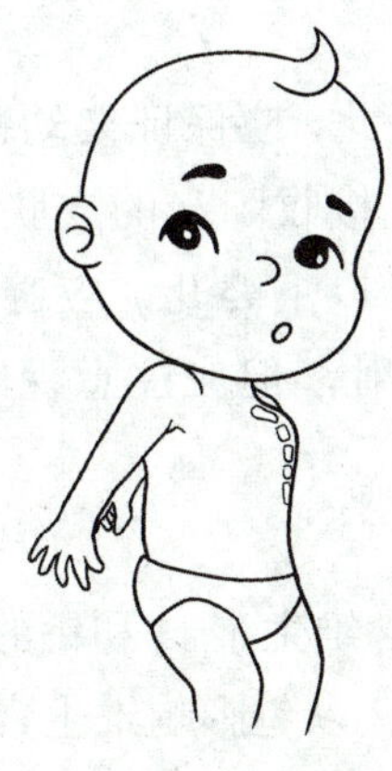

图 1-5　鸡胸

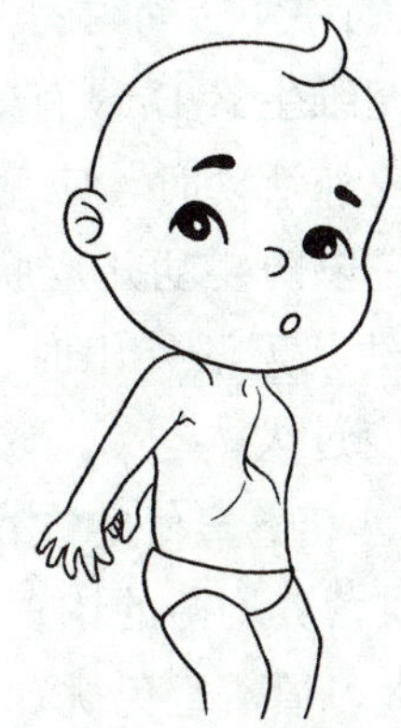

图 1-6　漏斗胸

- 四肢及脊柱：6 月龄以上的患儿手腕、足踝部位可见钝圆形环状隆起，形似手镯（见图 1-7）或脚镯。患儿会坐后，可出现脊柱侧弯或后突；患儿开始站立行走后，因骨质软化和肌肉松弛，患儿下肢骨骼会发生变形，出现“O”形腿或“X”形腿，如图 1-8、图 1-9 所示。

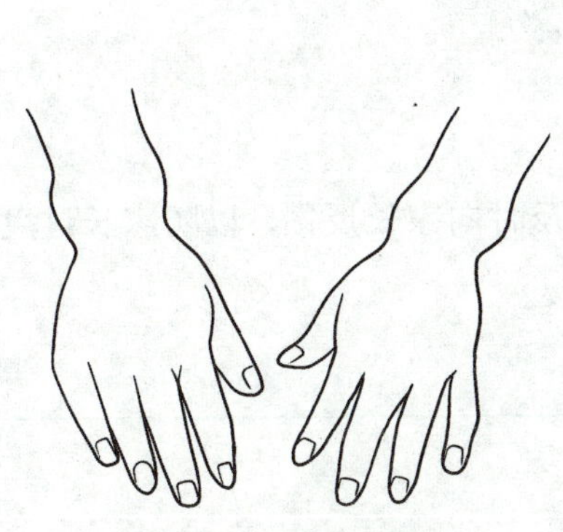

图 1-7　佝偻病手镯

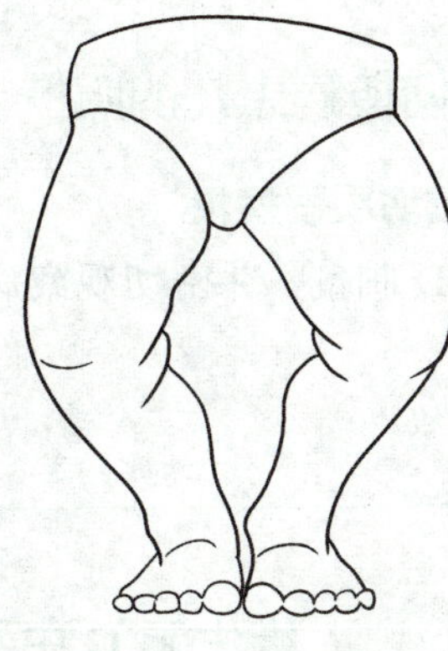

图 1-8　“O”形腿

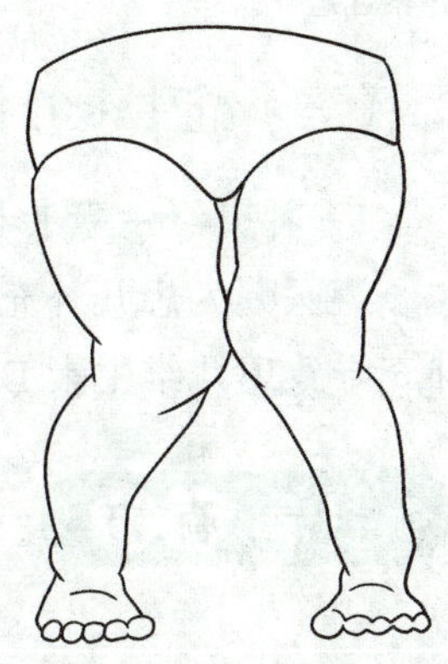

图 1-9　“X”形腿

（3）恢复期

初期和激期患儿经治疗及日光照射后，症状逐渐减轻或消失，检查结果逐渐恢复正常。

（4）后遗症期

后遗症多见于 2 岁以后的婴幼儿。若患儿激期病情严重，会残留不同程度的骨骼畸形，除此之外，无其他临床症状，各项检查结果正常。

（二）婴幼儿维生素 D 缺乏性佝偻病的预防

1. 科学补充维生素 D

照护者应指导家长根据地区、季节、医嘱和身体情况等科学、适量地为婴幼儿补充维生素 D 制剂。

2. 保证充足的户外活动时间

晒太阳是补充维生素 D 最有效、最经济的方法，因此，应保证婴幼儿每日 1～2 h 的户外活动时间。户外活动时，应循序渐进地增加婴幼儿接收阳光的皮肤面积，逐步延长其晒太阳的时间，以防婴幼儿皮肤受到损伤。对 6 月龄以下婴儿，应避免日光直晒，以免损伤视力。婴幼儿无法外出时，可开窗进行日光照射，但应注意保暖和避免日光照射时间过长、强度过大。

3. 合理膳食，培养良好的饮食习惯

为婴幼儿提供营养均衡的饮食，鼓励婴幼儿多吃富含维生素 D 和钙的食物。协助婴幼儿培养良好的饮食习惯，避免挑食、偏食和吃过多零食，以免影响维生素 D 的摄入。

4. 积极防治相关疾病

指导家长积极为婴幼儿防治胃肠道及肝胆疾病，以免影响婴幼儿对维生素 D 的吸收和利用。

5. 开展健康教育

积极开展维生素 D 缺乏性佝偻病的知识科普，指导家长为婴幼儿科学、合理地补充维生素 D。

（三）维生素 D 缺乏性佝偻病患儿的照护

1. 补充维生素 D 制剂，密切观察病情

遵医嘱为患儿补充维生素 D 制剂，并密切观察病情，及时向家长反馈，以防家长过度补充导致患儿维生素 D 中毒。

维生素 D 中毒

人体摄入过量维生素 D 会引起中毒，表现为厌食、恶心、倦怠、烦躁不安、低热、呕吐、顽固性便秘和体重下降，严重者可出现惊厥、血压升高、心律不齐、烦渴、尿频和夜尿，甚至发生脱水、酸中毒及慢性肾衰竭。

对疑似维生素 D 中毒的患儿，应立即停服维生素 D 制剂，并及时送医诊治。

2. 保证充足的户外活动

保证患儿每日至少有 1～2 h 的户外活动，尽量裸露皮肤但要注意保暖，并避免眼睛和面部受日光直射。

3. 预防骨骼畸形和骨折

避免患儿久坐、久立，以免造成骨骼畸形。进行照护时应动作轻柔，避免重压和强力牵拉，以免患儿发生骨折。

4. 纠正骨骼畸形

对后遗症期骨骼畸形患儿，应加强体格锻炼，并采用主动或被动运动的方法进行矫正，如胸部畸形可做俯卧抬头展胸运动，下肢畸形可进行肌肉按摩（“O”形腿按摩外侧肌肉，“X”形腿按摩内侧肌肉）或选择适宜的矫形用具。

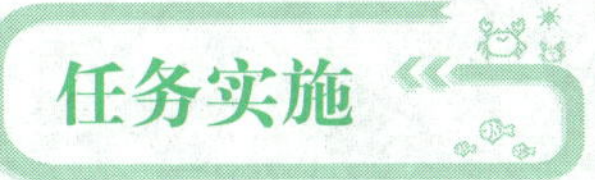

案例分析：豆豆和妮妮怎么了？

【活动背景】

案例一：2 岁的豆豆是个不喜欢吃饭的孩子，每次吃午饭时，总是需要张老师追在后面喂好久才肯吃一口。此外，豆豆还十分挑食，不喜欢吃蔬菜和鸡蛋。最近，张老师发现豆豆总喜欢揉眼睛，皮肤也变得干燥，手臂后侧的皮肤摸起来像粗砂一样。

案例二：妮妮是个白白嫩嫩的小女孩，为了不让她晒黑、晒伤，妮妮妈妈总是晚上带她出门活动。最近，妮妮妈妈发现妮妮的额头十分凸出，从上向下看头像方盒一样。此外，妮妮已经 8 个月了还没有长牙，妮妮的妈妈十分担心。

【活动内容】

请同学们以小组为单位，根据所学知识，结合上述活动背景，分析以下问题：

（1）豆豆和妮妮可能患有何种疾病？应如何对其进行照护？

（2）如何才能有效预防豆豆和妮妮所患的疾病？

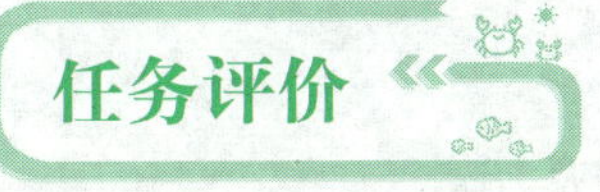

任课教师可参考表 1-1 对任务实施的完成情况进行评价。

表 1-1　任务实施评价表

评价标准	分值	得分	任课教师评价
小组成员均积极参与讨论	20		
能够熟练运用所学知识，正确分析相关问题	80		
总分	100		

任务二 识别、预防与照护婴幼儿常见微量元素缺乏性疾病

任务导入

2 岁的牛牛是个“小不点”，不仅身高比同龄小朋友矮，体重也轻很多。他的头发干枯发黄，面色也比较差，还经常感冒。有一天，张老师偶然发现牛牛在悄悄地抠墙皮吃，结合牛牛身高较矮、体重较轻等情况，张老师怀疑牛牛可能缺乏某种微量元素。随后张老师把这一发现告诉了牛牛妈妈，并建议牛牛妈妈带牛牛去医院做进一步检查。经过一系列专业检查，医生告诉牛牛妈妈，牛牛缺乏微量元素锌。

请思考：牛牛缺乏锌对他的健康产生了哪些影响？张老师可以向牛牛妈妈提供哪些喂养建议？除了锌缺乏，婴幼儿还容易缺乏哪些微量元素？

一、婴幼儿锌缺乏症的识别、预防与照护

（一）婴幼儿锌缺乏症的识别

锌缺乏症是指人体长期缺乏微量元素锌而引起的营养缺乏性疾病。

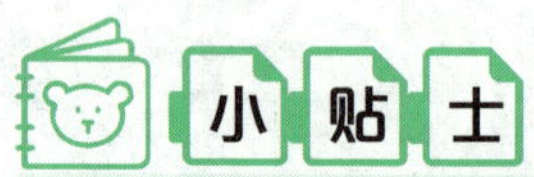

锌是人体内第二大微量元素，是多种细胞代谢所必需的元素，在机体生长发育、免疫系统发育及功能完善、新陈代谢和组织修复等方面都发挥着重要作用。

1. 病因

摄入食物含锌量不足，生长发育迅速、机体处于恢复期等因素导致机体对锌的需求量增多，反复失血、外伤、疾病和药物等因素导致锌丢失过多，腹泻、饮食结构不合理等因素导致锌吸收障碍，均可造成机体锌缺乏。

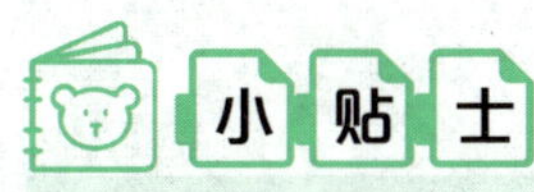

蛋黄、瘦肉、鱼和动物内脏等动物性食物含锌量丰富，而植物性食物含锌量较少，且其中的植酸、粗纤维等会抑制锌的吸收。牛乳中的锌含量虽与母乳相近，但牛乳中锌的吸收率远低于母乳，因此，长期纯牛乳喂养的婴幼儿容易缺锌。

2. 主要表现

患儿常表现为食欲减退、厌食，有的还表现出异食癖，如喜欢吃泥土、墙皮或纸张等；生长发育落后，身高、体重较同龄人低；智力发育迟缓，认知能力不良，精神萎靡，注意力不集中、多动；易患感染性疾病。此外，患儿还会出现脱发、皮肤粗糙、皮炎、地图舌（舌苔呈不规则的部分脱落，舌面上有舌苔处与无舌苔处界限清晰，形似地图）、反复口腔溃疡、伤口愈合延迟、夜盲和贫血等。

（二）婴幼儿锌缺乏症的预防

1. 科学补锌

（1）对较小的婴幼儿，提倡母乳喂养，无法进行母乳喂养的，应提供配方奶粉。

（2）对较大的婴幼儿，应及时添加辅食，同时应注重婴幼儿的膳食平衡，以免婴幼儿锌摄入不足。

（3）对早产、营养不良及长期腹泻等的婴幼儿，应遵照医嘱及时、适当补充锌制剂。

2. 开展健康教育

积极开展健康教育，向家长科普锌缺乏症的相关知识，提高家长对锌缺乏症的认知水平和应对能力。

（三）锌缺乏症患儿的照护

1. 补充锌制剂，密切观察病情

遵医嘱为患儿补充锌制剂（常选用葡萄糖酸锌），不可随意加量，以防患儿锌摄入过量出现恶心、呕吐和腹泻等消化道症状。密切观察患儿病情，并及时向家长反馈。

2. 合理安排饮食

合理安排饮食，为患儿提供富含锌的食物，如肝、瘦肉、鱼、蛋和牡蛎等。

3. 积极治疗原发病

对于由各种疾病引起锌缺乏的患儿，应嘱家长积极查找病因，及时为患儿治疗原发病。

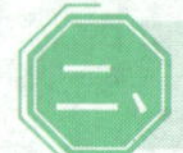

二、婴幼儿碘缺乏病的识别、预防与照护

（一）婴幼儿碘缺乏病的识别

碘缺乏病是由自然环境碘缺乏造成机体碘摄入不足而引起的一系列疾病的总称。婴幼儿碘缺乏病主要指地方性克汀病或地方性亚临床克汀病。碘是人体新陈代谢和生长发育必需的微量元素，也是人体合成甲状腺激素的主要原料，而甲状腺激素对婴幼儿的体格生长和智力发育起着非常重要的作用。20 世纪 90 年代初，我国开始推行全民食用碘强化盐，目前碘缺乏病的发病率已明显下降。

1．病因

人体内的碘元素主要来自各种食物和饮用水。若食物和饮用水中缺碘，就会造成机体碘摄入不足，从而引发碘缺乏病。

2．主要表现

（1）地方性克汀病的主要表现

地方性克汀病患儿缺碘程度较重，可有以下两种症状：① 以脑损害、神经系统症状为主，表现为智力低下、痉挛性瘫痪及肢体运动协调紊乱，伴有听力障碍、聋哑和斜视等，体格生长影响较小，身材正常；② 以黏液性水肿为主，表现为身材矮小、腹部膨隆、皮肤干燥粗厚、非凹陷性水肿和智力低下。这两种症状表现可相互交叉重叠，并部分患儿伴有甲状腺肿。

（2）地方性亚临床克汀病的主要表现

地方性亚临床克汀病患儿缺碘程度较轻，以轻度智力落后为主要特征，可有极轻度的听力障碍和（或）极轻度的言语障碍，以及精神运动功能的异常。

（二）婴幼儿碘缺乏病的预防

1．科学补碘，合理安排饮食

（1）为婴幼儿提供适量的乳制品。

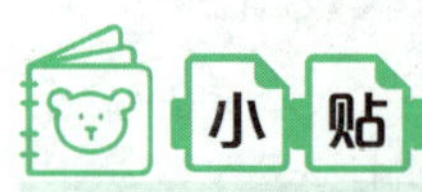

我国食品安全国家标准规定，婴幼儿奶粉中必须加碘。

母婴如何正确补碘

（2）为婴幼儿提供含碘丰富的食物，如海带、紫菜、贝类和海鱼等，并鼓励进食。

2．开展健康教育

积极开展健康教育，向家长科普碘缺乏病的相关知识，提高家长对碘缺乏病的认知水平和应对能力。

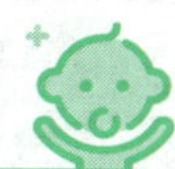

各抒己见

每年5月15日是我国的“全国防治碘缺乏病日”，请同学们以小组为单位，讨论设立全国防治碘缺乏病日的意义。

（三）碘缺乏病患儿的照护

1. 补充相关制剂，密切观察病情

遵医嘱为患儿服用碘制剂或甲状腺素制剂，同时，应密切观察患儿的智力和身体发育情况，及时向家长反馈。

2. 合理安排饮食

合理安排饮食，为患儿提供含碘丰富的食物，并鼓励多进食。

3. 开展智力、行为训练

对智力落后、行为异常的患儿，应进行智力和行为训练，以掌握基本生活技能，提高自理能力。

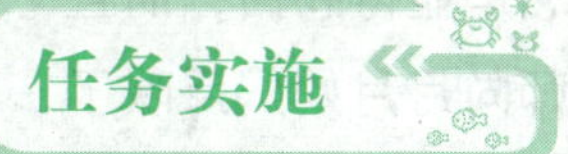

任务实施

情景模拟：照护牛牛和源源

【活动背景】

案例一：面对患锌缺乏症的牛牛，牛牛妈妈有些束手无策，于是她向有丰富婴幼儿照护经验的张老师请教。张老师了解了牛牛的情况后，与牛牛妈妈一起为牛牛制订了详细的照护方案，同时张老师还向牛牛妈妈传授了很多照护技巧。

案例二：由于工作繁忙，源源妈妈将2岁的源源送到公司附近的托育机构代为照护。源源妈妈告诉张老师，源源患有地方性亚临床克汀病，需要特殊照护。

【活动内容】

请同学们以小组为单位，结合上述活动背景，进行情景模拟，具体实施步骤如下：

（1）学生自由分组，每组6～8人。

（2）根据所学知识，小组讨论关于牛牛和源源的照护方案，并编写情景模拟剧本。

（3）小组成员根据剧本进行情景模拟，并请任课教师点评。

任务评价

任课教师可参考表1-2对任务实施的完成情况进行评价。

表 1-2 任务实施评价表

评价标准	分值	得分	任课教师评价
小组成员积极参与活动	20		
照护方案正确、合理	50		
情景模拟自然、流畅	30		
总分	100		

任务三 识别、预防与照护婴幼儿营养性贫血

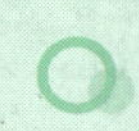

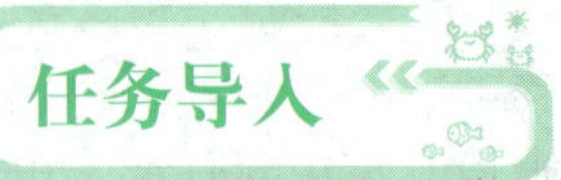

任务导入

张老师发现，2 岁的月月不爱说话也不爱活动，面色也总是显得苍白，而且每次参与室外游戏时，很快就会感到疲乏并要求休息。张老师向月月妈妈反映了这些情况，月月妈妈回应说，月月在家里也同样不爱活动，并且比较挑食，不喜欢吃肉、鸡蛋等食物。因此推测月月可能存在营养性贫血的情况。

请思考：月月妈妈的推测是否正确？应如何改善月月的这种情况？

营养性贫血是指由营养物质缺乏引起的红细胞及血红蛋白合成不足所致的贫血，主要包括缺铁性贫血和巨幼细胞贫血。

一、婴幼儿缺铁性贫血的识别、预防与照护

（一）婴幼儿缺铁性贫血的识别

缺铁性贫血是指体内铁缺乏导致血红蛋白合成减少而造成的贫血。该病是婴幼儿常见病，主要发生于 6 月龄～3 岁的婴幼儿，可严重危害婴幼儿的身体健康，是我国重点防治的婴幼儿常见病之一。

托育有方

生理性贫血

新生儿刚出生时，体内的红细胞数为 5.0×10^{12}～7.0×10^{12}/L，血红蛋白量为 150～220 g/L，随后逐渐降低。至 2～3 月龄时（早产儿出现时间更早），体内的红细胞数降至 3.0×10^{12}/L 左右，血红蛋白量降至 100 g/L 左右，出现轻度贫血，这种现象称为生理性贫血。

生理性贫血产生的原因包括以下几方面：① 出生后自主呼吸建立，血氧含量增加，红细胞生成素减少，造血功能暂时降低；② 胎儿期的红细胞寿命短，且破坏较多；③ 生长发育迅速，循环血量增加等。

生理性贫血具有自限性，3 月龄后，婴幼儿体内的红细胞数量和血红蛋白量缓慢增加，至 12 岁左右达到成人水平。

1. 病因

早产儿、多胎儿及妊娠期孕妇贫血等因素使围生期铁储存不足；生长发育迅速，使需铁量增加；食用的食物含铁量不足；疾病导致的长期慢性失血使铁丢失过多；肠胃疾病、感染性疾病及不合理的食物搭配等因素导致铁吸收障碍，这些均可造成机体铁缺乏，引起缺铁性贫血。

2. 主要表现

患儿一般表现为皮肤黏膜苍白，以口唇、口腔黏膜及指甲处较为明显；易疲乏，不爱活动；年长儿可诉头晕、眼前发黑和耳鸣等。此外，患儿还会出现以下症状：

（1）消化系统症状：患儿表现为食欲减退，少数有异食癖，还可出现呕吐、腹泻、口腔炎和舌炎等。

（2）神经系统症状：患儿表现为烦躁不安或萎靡不振、注意力不集中、记忆力减退，智力常低于同龄儿。

（3）心血管系统症状：严重时，患儿可出现心率增快、气急，甚至心力衰竭。

（4）免疫系统症状：患儿易发生感染性疾病，且常迁延难愈，还可出现反复感染。

（二）婴幼儿缺铁性贫血的预防

1. 科学喂养，培养良好的饮食习惯

（1）对年龄较小的婴幼儿，可选择铁强化配方奶粉进行人工喂养。

（2）及时为婴幼儿添加辅食，多提供含铁量丰富、易于吸收的食物，如肝泥、肉糜等，此外，还应多提供维生素 C 含量丰富的新鲜蔬菜和水果，以促进铁的吸收。

各抒己见

请同学们以小组为单位，查阅相关资料，讨论为什么维生素 C 可以促进铁的吸收。

（3）避免婴幼儿饮用茶水，以免影响铁的吸收。

（4）协助婴幼儿培养良好的饮食习惯，做到不挑食、不偏食。

托育有方

富含铁元素的七种食物

（1）动物肝脏：如猪肝、鸡肝、鹅肝和牛肝等。动物肝脏含有丰富的铁元素，且易于被人体吸收，是预防缺铁性贫血的首选食物。

（2）各种瘦肉：如瘦猪肉、瘦牛肉和瘦羊肉等。瘦肉不仅含铁丰富，而且肉质滑嫩，口感较好，特别适合用来补铁。

（3）蛋黄：虽然蛋黄的铁元素含量低，但食用、保存方便，而且还富含蛋白质等其他营养素，可作为补铁的一种较好的辅助食物。

（4）动物血：如猪血、羊血、鸡血和鸭血等。常吃这些食物，可以有效预防缺铁性贫血。

（5）黄豆及黄豆制成的食物：此类食物的铁元素含量比米面高，因此在婴幼儿的日常饮食中适当地添加此类食物，可利于补铁。

（6）芝麻酱：铁含量较高，而且味道较好，是为婴幼儿补铁的一种较好的辅助食物。

（7）木耳和蘑菇：两者铁元素含量都很高，尤其是木耳，每 100 g 木耳含铁 185 mg，能起到很好的补铁作用。

2. 积极防治相关疾病

积极预防、及时治疗婴幼儿胃肠道疾病和感染性疾病等，避免发生铁流失和铁吸收障碍，造成缺铁性贫血。

3. 开展健康教育

积极开展健康教育，向家长科普缺铁性贫血的相关知识，提高家长对缺铁性贫血的认知水平和应对能力。

（三）缺铁性贫血患儿的照护

1. 补充铁制剂，密切观察病情

补充铁制剂的注意事项

遵医嘱为患儿补充铁制剂，不可随意增量、减量或停用。同时，应密切观察患儿的病情，及时向家长反馈，并嘱家长带患儿按时复诊。为避免铁制剂对婴幼儿胃肠道产生刺激（可引起恶心、呕吐、腹泻、便秘和胃肠道不适等症状），宜在两餐之间给患儿服用。若患儿服用铁制剂后出现严重的胃肠道反应，应及时送医诊治。

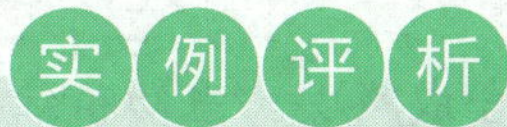

1岁的乐乐连着一周大便发黑，这可把乐乐妈妈吓坏了，连忙带着她去医院做检查。就诊时，医生询问最近孩子都吃过哪些食物，乐乐妈妈回答："一日三餐都是正常饮食。另外，由于乐乐有些缺铁，因此最近给乐乐喝了补充铁的口服液。口服液酸酸甜甜的，有时候乐乐会多喝一瓶。"医生听后直说乐乐妈妈乱来，黑便就是过量补铁引起的。

评析

为婴幼儿补充铁制剂时，一定要遵医嘱，切不可乱用，以免造成不良后果。

2. 合理安排饮食，纠正不良饮食习惯

合理安排饮食，为患儿提供含铁丰富且易于吸收的食物，如动物瘦肉、肝脏等。同时，可为患儿适量补充维生素A、维生素C和脂类等，以促进铁的吸收。需注意，牛奶和茶水等会抑制铁的吸收，应避免此类食物与富含铁的食物、铁制剂同时摄入。若患儿有挑食、偏食等不良饮食习惯，应及时予以纠正，以保证患儿对食物中铁的摄入。

3. 保证充分休息，组织适当运动

保证患儿睡眠充足，充分休息。对症状较轻的患儿，无须严格限制日常活动，但应避免剧烈运动，保证充分休息，避免过度劳累；对症状较重的患儿，应限制活动，必要时应让其取半卧位卧床休息。

4. 开展心理照护

对烦躁不安的患儿，要及时安抚；对记忆力减退的患儿，要积极引导、鼓励；对有异食癖症状的患儿，不能粗暴地加以干预，而要以温和的方式进行教育和指导。

二、婴幼儿巨幼细胞贫血的识别、预防与照护

（一）婴幼儿巨幼细胞贫血的识别

巨幼细胞贫血是指因体内缺乏维生素 B_{12} 和（或）叶酸所导致的贫血。本病发病缓慢，多见于 6 月龄～2 岁的婴幼儿。

小贴士

维生素 B_{12} 与叶酸参与 DNA 的合成，当两者缺乏时，DNA 合成减少。当幼稚红细胞内的 DNA 减少时，会导致其细胞核的发育落后于胞质的发育，从而形成巨幼红细胞。红细胞生成速度变慢，巨幼红细胞在骨髓内易被破坏，从而造成贫血。

1. 病因

维生素 B_{12} 和（或）叶酸摄入量不足、需要量增加，以及各种原因（如胃肠道疾病、某些药物干扰等）导致的吸收与代谢异常，都会造成婴幼儿体内缺乏维生素 B_{12} 和（或）叶酸，从而引发巨幼细胞贫血。

小贴士

羊奶中含叶酸量很低，单纯以羊奶喂养可导致婴幼儿叶酸缺乏。

2. 主要表现

患儿皮肤常呈蜡黄色，睑结膜、口唇和指甲等处苍白，偶有轻度黄疸（血液中胆红素含量升高而引起的皮肤、黏膜和巩膜等黄染的现象），疲乏无力；虚胖或颜面轻度水肿，毛发纤细、稀疏、色黄；食欲减退，并常伴有恶心、呕吐和腹泻等。

此外，维生素 B_{12} 缺乏的患儿还会出现表情呆滞、目光发直、对周围反应迟钝，以及智力、动作发育落后甚至退步等症状；叶酸缺乏患儿还会出现烦躁不安、易怒等症状。

各抒己见

缺铁性贫血与巨幼细胞贫血的主要症状有哪些异同点？

（二）婴幼儿巨幼细胞贫血的预防

1. 合理安排饮食

合理安排饮食，确保婴幼儿维生素 B_{12} 和（或）叶酸的充分摄入。

2. 及时治疗相关疾病，合理应用药物

建议家长及时为婴幼儿治疗影响维生素 B_{12} 和（或）叶酸吸收、代谢的相关疾病，如肠道疾病等；遵医嘱合理为婴幼儿使用影响代谢的药物，避免婴幼儿维生素 B_{12} 和（或）叶酸吸收障碍。

（三）巨幼细胞贫血患儿的照护

1. 补充相关制剂，密切观察病情

遵医嘱为患儿补充维生素 B_{12} 和（或）叶酸的相关制剂，不可随意加量、减量和停药。同时，密切观察患儿的病情，及时向家长反馈。

巨幼细胞贫血治疗初期，红细胞大量生成，一方面会使机体对铁的需求量增加，另一方面使得细胞外的钾转移到细胞内，从而导致血钾降低。因此，对巨幼细胞贫血患儿，还应注意补充铁和钾元素。

2. 合理安排饮食，纠正不良饮食习惯

合理安排饮食，为患儿提供富含维生素 B_{12} 和（或）叶酸的食物。若患儿有挑食、偏食等不良饮食习惯，应及时予以纠正，以保证患儿对食物中维生素 B_{12} 和（或）叶酸的摄入。

3. 适当康复训练，及时心理疏导

注意评估患儿的体格、运动和智力发育情况，根据具体情况进行相应的康复训练；注意患儿的精神状况和心理状态，及时安抚、积极鼓励、耐心引导。

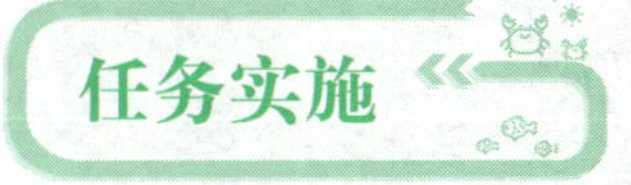

举办婴幼儿微量营养素缺乏相关疾病知识抢答赛

【活动背景】

婴幼儿时期是人体生长发育的关键阶段，营养的充足与均衡对婴幼儿的健康成长和未来发展至关重要。微量营养素，主要包括维生素和微量元素（如铁、碘和锌等），虽然人体需求量不大，但在维持正常生理功能方面发挥着重要作用。然而，由于各种原因，包括饮食不均衡、地理环境差异等，婴幼儿微量营养素缺乏的问题仍然广泛存在。照护者是婴幼儿的密切接触者，也是婴幼儿科学养育知识的传播者，牢固掌握并熟练运用婴幼儿微量营养素缺乏相关疾病知识，对于改善婴幼儿营养状况、促进婴幼儿健康成长具有重要意义。

【活动内容】

为加深同学们对婴幼儿微量营养素缺乏相关疾病知识的记忆，现举办知识抢答赛，具体实施步骤如下：

（1）教师根据任务一、任务二和任务三的相关知识提前确定抢答赛题目，并制定得分规则，同时指定3名学生担任记分员。

（2）其他学生自由分组，每组4～5人。

（3）小组成员共同讨论，推选1名队长，由队长负责夺取抢答资格。

（4）比赛时，由教师担任主持人，仔细说明每轮比赛题目的形式及作答要求，各小组根据要求答题，记分员记录各组得分。

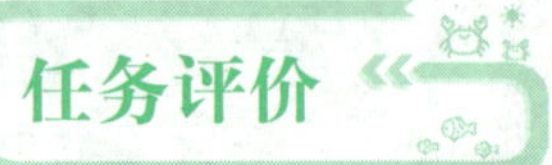

任务评价

任课教师可参考表1-3对任务实施的完成情况进行评价。

表1-3　任务实施评价表

评价标准	分值	得分	任课教师评价
小组成员积极、有序地参与比赛	10		
小组竞赛得分	90		
总分	100		

任务四　识别、预防与照护婴幼儿蛋白质-能量营养不良

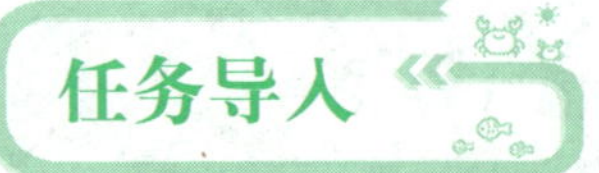

任务导入

2岁的涛涛一直是同龄人中的“小不点”，不仅身高比同龄人低，体重也比同龄人轻很多，而且特别容易感冒，每次感冒症状都比较严重。在最近的一次定期体检中，涛涛被确诊为蛋白质-能量营养不良。

请思考：什么是蛋白质-能量营养不良？应为生病的涛涛采取哪些照护措施？

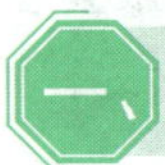

一、婴幼儿蛋白质-能量营养不良的识别

蛋白质-能量营养不良是指由各种原因引起的蛋白质和（或）能量摄入不足或消耗增

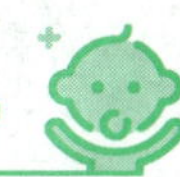

多造成的营养缺乏病，多见于3岁以下婴幼儿。该病可严重影响患儿的体格、智力发育及免疫功能，对其成年后的健康也可产生长远的不利影响。

（一）病因

（1）由于喂养不当、不良饮食习惯等因素，婴幼儿长期无法获得机体生理功能和生长发育所需的蛋白质和能量，从而引起蛋白质-能量营养不良。

（2）消化系统畸形、反复呼吸道感染和腹泻、内分泌疾病、遗传代谢性疾病，以及影响生长发育的其他慢性疾病等因素，可使婴幼儿分解代谢增加、食物摄入减少、消化吸收代谢障碍，从而引起蛋白质-能量营养不良。

（3）处于疾病恢复期，生长发育过快，早产儿、多胎儿围生期储存不足等，可造成婴幼儿蛋白质和（或）能量相对缺乏，从而引起蛋白质-能量营养不良。

（二）主要表现

（1）患儿早期表现为活动减少、精神较差及体重不增。随着营养不良的日益加重，患儿体重逐渐下降，皮下脂肪逐渐减少以致消失，皮肤干燥、苍白、逐渐失去弹性，额部出现皱纹，肌张力逐渐降低、肌肉松弛，肌肉萎缩呈“皮包骨”时，四肢可有挛缩。

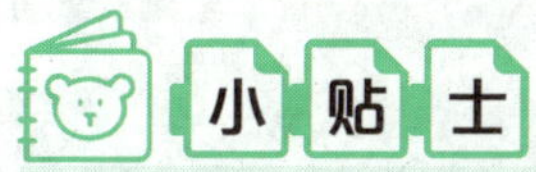

皮下脂肪层厚度是判断营养不良程度的重要指标之一，皮下脂肪消耗的顺序首先是腹部，其次为躯干、臀部和四肢，再次为面颊。

（2）营养不良初期，患儿身高不受影响，但随病情加重，骨骼生长减慢，身高低于正常。

（3）轻度营养不良患儿精神状态正常，重度患儿可有精神萎靡、反应差、体温偏低、脉细无力、食欲减退，以及腹泻和便秘交替等表现。

（4）当血浆白蛋白明显降低时，患儿可出现凹陷性水肿，皮肤发亮，严重时皮肤可破溃、感染，形成慢性溃疡。

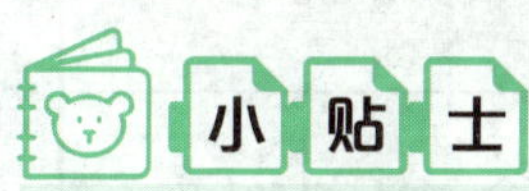

凹陷性水肿是指对水肿部位按压，凹陷不随手而起的一种水肿表现，是皮下疏松组织中组织液过多造成的。当血浆白蛋白明显降低时，血浆渗透压降低，为维持血液和组织液间的渗透平衡，水分会从血液渗入组织液，从而导致水肿的发生。因此，蛋白质严重缺乏造成的营养不良的症状以水肿为主。肿胀多从脚背开始逐渐向上蔓延至全身，内脏也会出现水肿，表现为腹胀，肝、脾肿大。

（三）并发症

（1）患儿常伴有营养性贫血、多种维生素缺乏（以维生素A缺乏常见）及锌缺乏。

（2）患儿免疫功能下降，易患各种感染性疾病，可能加重营养不良，从而形成恶性循环。

（3）患儿可并发自发性低血糖，表现为突然面色灰白、神志不清、脉搏减慢、呼吸暂停及体温不升，一般无抽搐表现，若不及时诊治，可致死亡。

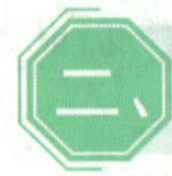

二、婴幼儿蛋白质-能量营养不良的预防

（一）科学喂养，培养良好的饮食习惯

（1）提倡母乳喂养，母乳不足或不能母乳喂养者应为婴幼儿选择营养全面的配方奶粉。

（2）及时对婴儿进行食物转换，合理添加辅食。

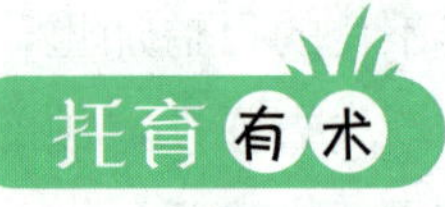

婴儿食物转换方法

婴儿食物转换方法如表 1-4 所示。

表 1-4 婴儿食物转换方法

项目	6 月龄	7～9 月龄	10～12 月龄
食物性状	泥状食物	碎末状食物	碎块状、丁块状、指状食物
餐次	尝试，逐渐增加至 1 餐	4～5 次奶，1～2 餐其他食物	2～3 次奶，2～3 餐其他食物
乳类	纯母乳、部分母乳或配方奶；定时（3～4 h）哺乳，5～6 次/d，奶量 800～1 000 mL/d；逐渐减少夜间哺乳	母乳、部分母乳或配方奶；4～5 次/d，奶量约 800 mL/d	部分母乳或配方奶；2～3 次/d，奶量 600～800 mL/d
谷类	选择强化铁米粉，用水或奶调配；开始少量（1 勺）尝试，逐渐增加到每天 1 餐	强化铁米粉、稠粥或面条，每日约 30～50 g	软饭或面食，每日约 50～75 g
蔬菜水果类	开始尝试蔬菜泥（根茎类、薯类和豆类等）1～2 勺、水果泥 1～2 勺，每日 2 次	每日碎菜 25～50 g，水果 20～30 g	每日碎菜 50～100 g、水果 50 g
肉类	尝试添加	开始添加肉泥、肝泥和动物血等动物性食物	添加动物肝脏、动物血、鱼虾、鸡鸭肉和红肉（猪肉、牛肉和羊肉等），每日 25～50 g

续表

项目	6 月龄	7～9 月龄	10～12 月龄
蛋类	暂不添加	开始添加蛋黄，每日自1/4 个逐渐增加至 1 个	1 个鸡蛋
喂养技术	用勺喂食	可坐在餐椅上与成人共同进餐，开始学习用手抓食	学习自己用勺进食、用杯子喝奶，每日和成人同桌进餐 1～2 次

注：① 可让婴儿进食后再饮奶，自然形成一餐代替一顿奶，但进食的食物不可影响总奶量；② 食物应清淡、无盐、无糖、少油。

（3）保证婴幼儿膳食均衡、营养充足，尤其是午餐，应保证充足的蛋白质和（或）能量供给。同时，应注意协助婴幼儿培养良好的饮食习惯，做到不挑食、不偏食、少吃零食。

富含蛋白质的食物

（二）定期健康监测

定期为婴幼儿进行体格生长发育和营养健康监测，评估生长发育状况，以做到对营养不良的早发现、早干预、早治疗。

（三）积极防治感染性疾病和先天畸形

加强日常护理，按时进行预防接种，积极防治肺炎、腹泻等感染性疾病；及时治疗唇裂、腭裂和幽门狭窄等先天性畸形，以减少继发性营养不良的发生。

（四）开展健康教育

积极宣传婴幼儿营养不良相关知识，指导家长对婴幼儿进行科学喂养，并定期监测婴幼儿身高（长）和体重，以做到对婴幼儿营养不良的积极预防。

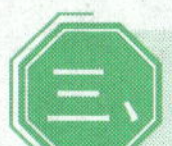

三、蛋白质-能量营养不良患儿的照护

（一）合理安排饮食，纠正不良饮食习惯

患儿的消化道已适应长期低营养的摄入，过快增加营养摄入量容易造成消化不良、腹泻，因此，应根据患儿营养不良的程度、消化功能的情况和对食物的耐受力，逐步调整饮食，遵循由少量到多量、由稀薄到浓稠、由单一品种到多样化的原则，直至患儿恢复正常进食。同时，应注意纠正患儿不良的饮食习惯，做到不偏食、不挑食、不把零食当主食。

追赶性生长

追赶性生长是指在生长发育过程中，去除某些导致发育迟缓的病理性因素后，出现生长加速的现象。早产儿和低出生体重儿出生时发育程度较足月儿低，为达到正常的生长发育范围，在一段时间内会出现追赶性生长（营养不良患儿在治疗恢复期也会出现追赶性生长）。此时，机体对营养物质的需求量较大，应及时、合理、科学地进行喂养，以达到理想的追赶性生长，但若过度喂养，也会对婴幼儿的健康产生负面影响。

（二）改善消化吸收功能

为改善患儿的消化、吸收和代谢功能，可遵医嘱为其服用药物或进行推拿、抚触等操作。

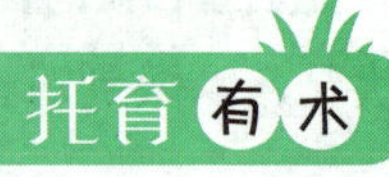

捏　脊

捏脊是一种常见的中医小儿推拿手法，具有通利经络、调畅气血、改善脏腑功能等作用，可用于婴幼儿营养不良的保健。

[操作方法]

患儿取俯卧位，照护者用双手拇指外侧缘、示指和中指分别捏住患儿尾椎部脊柱两侧的皮肤，沿脊柱双手交替向前捻动，每捏三下向上提拿一下，直至肩颈部结束，如图 1-10 所示。

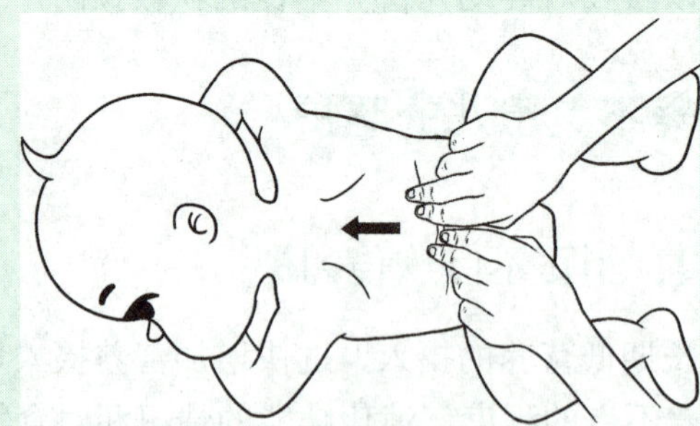

图 1-10　捏脊的操作方法

[注意事项]

婴幼儿皮肤娇嫩，操作时要注意手法不可过重，用力要均匀，挤捏面积要大小适中。可每日操作一次，每次以 3～5 min 为宜，但不适用于背部皮肤有破损的患儿。

（三）密切观察病情

定期为患儿测量身高（长）、体重，密切观察患儿的病情，并及时向家长反馈。若患儿突然出现面色灰白、神志不清和脉搏减慢等低血糖症状，应及时送医处理。

（四）积极治疗原发病，防治并发症

（1）建议家长积极查找患儿营养不良的原因，及时为患儿治疗原发病。

（2）保持室内温度适宜，及时为患儿增减衣物，避免其接触呼吸道感染人群，注意患儿的饮食卫生和个人卫生，积极防治感染性疾病。

（3）对长期卧床的严重营养不良患儿，应勤翻身，骨凸出部位应垫海绵并经常按摩，以防压力性损伤和皮肤破损。

（五）加强日常照护

（1）保持室内光照充足、空气新鲜、清洁卫生，为患儿营造良好的生活环境。

（2）加强对患儿的关心与抚爱，及时缓解患儿的消极情绪。

（3）适当带患儿进行户外运动，保证患儿睡眠充足。

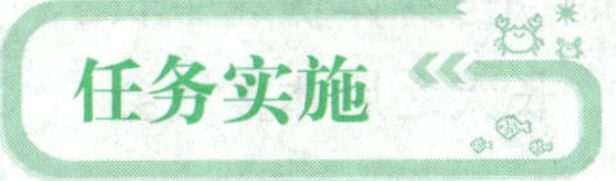

任务实施

案例分析：挑食的小文

【活动背景】

小文，3岁，非常挑食，许多食物都不吃，如鸡蛋、瘦肉、蔬菜和米饭等，但特别喜欢吃甜食和油炸食品。同时，小文的饮食习惯也不好，每次都要有人喂才肯吃饭。近日，小红花托育机构对机构内的小朋友进行了一次体检，结果显示小文的身高、体重均低于正常同龄人水平。

【活动内容】

请同学们以小组为单位，根据所学知识，结合上述活动背景，分析以下问题：

（1）小文可能患有哪种疾病？除上述表现外，小文还可能会有哪些表现？

（2）托育机构教师应对小文开展哪些照护？

（3）为避免婴幼儿患该疾病，托育机构教师应采取哪些措施？

任务评价

任课教师可参考表1-5对任务实施的完成情况进行评价。

表 1-5　任务实施评价表

评价标准	分值	得分	任课教师评价
小组成员积极参与讨论	20		
能够熟练运用所学知识，正确分析相关问题	80		
总分	100		

任务五　识别、预防与照护婴幼儿单纯性肥胖

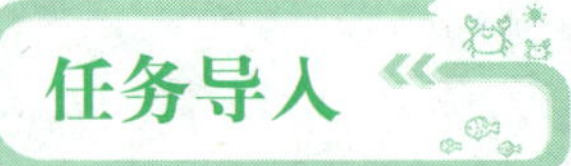

任务导入

随着经济发展和生活水平的提高，人们的饮食结构和生活方式逐渐改变。近年来，身边的“小胖墩”越来越多。有些家长认为，婴幼儿时期是身体快速生长发育的阶段，应该给予充足的营养，所以胖一点也没有关系，长大之后体重就会慢慢减下来。

请思考：这些家长的观点正确吗？为什么？

一、婴幼儿单纯性肥胖的识别

单纯性肥胖是指人体摄入的热量超过其消耗的热量，导致脂肪在体内过度堆积、体重超过参考值范围的一种营养障碍性疾病，如图 1-11 所示。根据相关行业标准，对于 7 岁以下儿童以身长/身高别体重、年龄别 BMI 的标准差（反映变量离散程度的一个指标，以 SD 表示）作为肥胖程度的评价方法，如表 1-6 所示。肥胖不仅会影响婴幼儿的身体健康，还与成年后代谢综合征（由一组代谢紊乱症候群组成的一种疾病状态，包括血脂异常、高血压和高血糖等）的发生密切相关。

7 岁以下儿童生长标准

表 1-6　儿童肥胖程度标准差评价方法表

标准差法	评价指标	
	身长/身高别体重	年龄别 BMI
≥+3SD	重度肥胖	重度肥胖
+2SD≤中位数＜+3SD	肥胖	肥胖
+1SD≤中位数＜+2SD	超重	超重
−1SD≤中位数＜+1SD	—	—

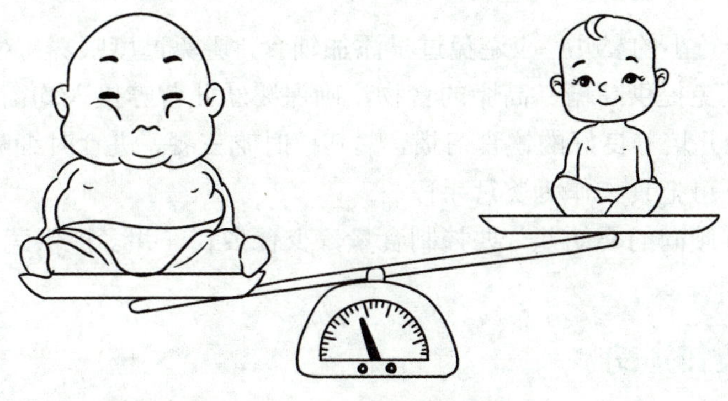

图 1-11　单纯性肥胖

一些内分泌疾病、遗传代谢性疾病或精神性疾病会导致婴幼儿肥胖，这种肥胖为病理性肥胖，只占 5%以下，绝大多数婴幼儿的肥胖属于单纯性肥胖。

（一）病因

能量摄入过多，活动量过少，遗传因素，进食过快、饥饿中枢和饱中枢调节失衡、心理异常等导致的过量进食，均是婴幼儿单纯性肥胖的常见原因。

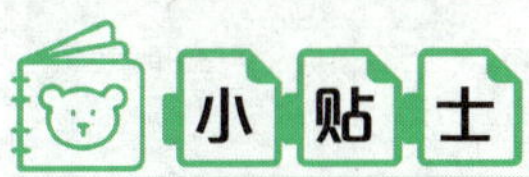

单纯性肥胖的发生通常很难找到明确的病因，一般是遗传与环境（饮食习惯、体力活动等）相互作用的结果。

（二）主要表现

患儿除体重超过正常标准之外，还表现为食欲旺盛、喜食甜食和高脂肪食物、皮下脂肪丰满且分布均匀、腹部膨隆下坠。明显肥胖患儿常有疲劳感，活动时出现气短或腿痛。

严重肥胖患儿因皮下脂肪过多，胸腹、臀部及大腿皮肤可能会出现皮纹；因走路时双下肢负荷过大，可出现膝外翻和扁平足；还可因脂肪过度堆积，限制胸廓和膈肌运动，使肺通气量不足、呼吸浅快。此外，患儿常会因身材等问题产生心理上的障碍，如自卑、胆怯和孤独等。

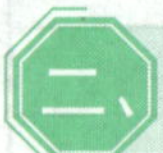二、婴幼儿单纯性肥胖的预防

（一）合理安排饮食，培养良好的饮食习惯

（1）对于年龄较小的婴儿，应避免过早添加辅食，避免过度喂养；对年龄较大的幼儿，合理安排饮食，避免提供高糖、高脂的食物，确保婴幼儿营养摄入均衡。

（2）协助婴幼儿培养良好的饮食习惯，嘱其按时吃三餐，进食时细嚼慢咽，不吃零食。需注意，照护者不可把食物作为奖惩手段。

（3）对有肥胖倾向的婴幼儿，要控制食量，少食多餐，并多提供蔬菜和水果等纤维素含量较高的食物。

（二）合理安排运动

保证婴幼儿每日适量运动，鼓励其多参加体力活动、劳动，可选择感兴趣的运动形式，如跳舞、户外游戏等，以提高运动乐趣，养成运动习惯。同时，应限制婴幼儿看电视和坐着玩游戏的时间，以免久坐。

（三）定期健康监测

定期为婴幼儿测量体重，监测体重变化，以对单纯性肥胖做到早发现、早干预。

（四）开展健康教育

积极开展健康教育，向家长科普科学喂养、适当运动等健康观念，以提高家长对单纯性肥胖的认知水平和应对能力。

三、单纯性肥胖患儿的照护

（一）合理安排饮食，科学减肥

（1）合理安排患儿的饮食，既要减少患儿食用产热食物，又不可影响身体健康和生长发育，因此应选择低脂肪、低糖、高蛋白、高微量营养素和适量纤维素的食物。

（2）逐步减少患儿的进食量，循序渐进，直到降至正常的食量水平。

（3）监测患儿的体重变化，及时进行饮食调整。

（4）协助婴幼儿建立良好的饮食习惯，如避免不吃早餐或晚餐过饱、少吃零食、不吃

甜食、不饮用含糖饮料、吃饭时细嚼慢咽，以及固定吃饭的时间和地点等。

（二）加强锻炼

运动可增加机体对能量的消耗，促进脂肪分解，减少脂肪合成，促进肌肉发育，但患儿常因动作笨拙、活动易累而不愿锻炼，所以应尽量选择患儿喜欢、有效且易于坚持的运动，如户外游戏、做操和跳舞等，运动时间为每日至少 30 min，运动量以运动后轻松愉快、不感到疲劳为宜，且要循序渐进，运动前热身、运动后拉伸，以避免患儿受伤。需注意，运动后疲惫不堪、心慌气促或食欲大增均提示患儿运动过度，需要及时调整。

（三）开展心理照护

鼓励患儿坚持饮食控制、加强运动锻炼，增强患儿减肥的信心。对自卑、胆怯和孤独等心理障碍的患儿，积极开展心理疏导，鼓励其多社交、多参加集体活动。

各抒己见

王老师发现 3 岁的琳琳因为比较胖、玩游戏时跑得慢，遭到了小朋友们的“嫌弃”，琳琳有些难过，不愿意再和大家一起玩了。

如果你是王老师，此时你会怎么做？

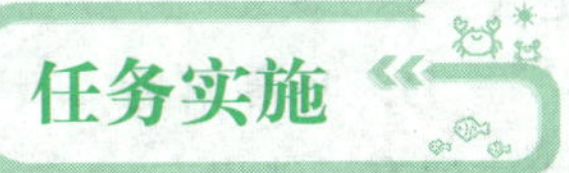

任务实施

设计减肥方案

【活动背景】

3 岁的天天是家里的掌上明珠，想要什么好吃的，家里人都会第一时间买给他，而且天天的食欲好、胃口大，除了蔬菜，几乎来者不拒。在托育机构，天天也是吃饭最让人“省心”的孩子。渐渐地，天天的小脸蛋儿和小肚子越来越圆，比同龄的小朋友大了一圈。此外，天天不喜欢参加室外活动，因为他一活动就气喘吁吁，跟不上其他小朋友的游戏进度。在最近一次托育机构组织的体检中，张老师发现天天比其他小朋友重了 5 kg，已经到了超重的范围。随后张老师将这一情况告诉了天天妈妈，并建议天天妈妈为天天减肥。

【活动内容】

请同学们以小组为单位，根据所学知识，结合上述活动背景，为天天设计减肥方案，具体要求如下：

（1）对天天的生活及饮食方式进行评价，分析天天肥胖的原因。

（2）查询相关资料，为天天制订减肥食谱和运动计划。

（3）将减肥方案制作成 PPT，在班内演讲，并请任课教师点评。

任务评价

任课教师可参考表 1-7 对任务实施的完成情况进行评价。

表 1-7 任务实施评价表

评价标准	分值	得分	任课教师评价
能够全面、准确地分析天天肥胖的原因	30		
制订的减肥食谱和运动计划科学、合理	50		
制作的 PPT 美观、大方	10		
讲解清晰、流畅	10		
总分	100		

项目学习综合测试

一、单项选择题

1. 下列选项中，不属于婴幼儿维生素 A 缺乏症主要表现的是（　　）。

A．眼干燥症　B．毛囊丘疹　C．枕秃　D．身高落后

2. 成成，3 岁，面色苍白，不爱活动，总是感冒且迁延难愈。成成最有可能患有（　　）。

A．缺铁性贫血　B．维生素 D 缺乏性佝偻病

C．碘缺乏病　D．单纯性肥胖

3. 若婴幼儿体内缺乏（　　）和（或）叶酸，可导致患巨幼细胞贫血。

A．维生素 A　B．维生素 B_{12}　C．维生素 C　D．维生素 E

4. 下列选项中，不属于婴幼儿蛋白质-能量营养不良病因的是（　　）。

A．喂养不当　B．皮肤日照不足

C．反复腹泻　D．疾病恢复期

二、判断题

1. 对维生素 A 缺乏症的患儿，应给予超量的维生素 A 制剂，以促进快速康复。（　　）

2. 锌缺乏症患儿应多进食肝、瘦肉和鱼等。（　　）

3. 碘缺乏病患儿常智力发育落后或智力低下。（　　）

4. 协助婴幼儿培养良好的饮食习惯，可以预防大部分婴幼儿常见营养障碍性疾病的发生。（　　）

三、简答题

1．简述婴幼儿维生素 D 缺乏性佝偻病的预防措施。

2．简述缺铁性贫血患儿的照护要点。

3．简述婴幼儿蛋白质-能量营养不良的主要表现。

4．简述婴幼儿单纯性肥胖的预防措施。

项目学习综合评价

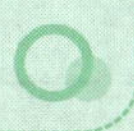

每 5 人一组，各组成员结合课前、课中和课后的学习情况，以及任务实施和课后习题的完成情况，按照表 1-8 的评价标准对本项目的学习效果进行自评和互评，并请任课教师进行评价。

表 1-8　项目学习综合评价表

考核内容	评价标准	分值	评价得分		
			自评	互评	师评
知识与技能评价	了解婴幼儿常见维生素缺乏症、常见微量元素缺乏性疾病、营养性贫血、蛋白质-能量营养不良和单纯性肥胖的概念、病因	10			
	熟悉婴幼儿常见维生素缺乏症、常见微量元素缺乏性疾病、营养性贫血、蛋白质-能量营养不良和单纯性肥胖的主要表现	15			
	掌握婴幼儿常见维生素缺乏症、常见微量元素缺乏性疾病、营养性贫血、蛋白质-能量营养不良和单纯性肥胖的预防措施，以及常见维生素缺乏症、常见微量元素缺乏性疾病、营养性贫血、蛋白质-能量营养不良和单纯性肥胖患儿的照护要点	20			
	能够根据婴幼儿的日常表现，正确识别婴幼儿常见维生素缺乏症、常见微量元素缺乏性疾病、营养性贫血、蛋白质-能量营养不良和单纯性肥胖	10			
	能够主动采取措施，有效预防婴幼儿常见维生素缺乏症、常见微量元素缺乏性疾病、营养性贫血、蛋白质-能量营养不良和单纯性肥胖的发生	10			
	能够为常见维生素缺乏症、常见微量元素缺乏性疾病、营养性贫血、蛋白质-能量营养不良和单纯性肥胖患儿提供科学照护	10			

续表

考核内容	评价标准	分值	评价得分		
			自评	互评	师评
过程与方法评价	课前预习，查找婴幼儿常见营养障碍性疾病的相关资料	5			
	课上认真听讲，及时标记重点内容，积极参与课堂活动	5			
	课后积极复习，总结、归纳本项目所学知识点，完成项目学习综合测试	5			
综合素质评价	具有一定的婴幼儿营养知识储备和较高的专业技术水平，能够为婴幼儿的健康保驾护航	5			
	具有“科学、合理膳食，预防营养性疾病”的意识，能够积极参与婴幼儿营养健康宣传活动，为婴幼儿的营养健康打造良好的环境	5			
总分	自评×30%+互评×30%+师评×40%				

项目二

婴幼儿常见呼吸系统疾病的识别、预防与照护

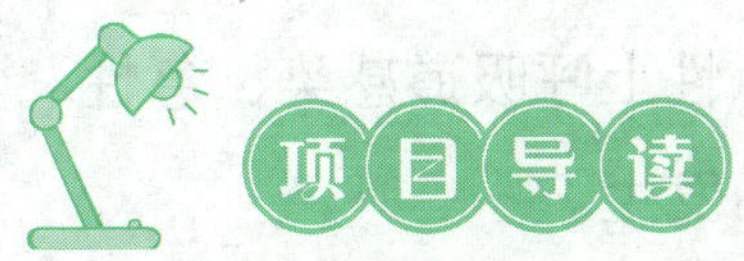

呼吸系统是人体与外界环境进行气体交换的重要系统，由鼻、咽、喉、气管、支气管和肺组成。其中，肺是气体交换的核心场所，其余结构则构成气体交换的通道。婴幼儿由于呼吸系统的结构和功能尚未发育完善，加之生活环境等相关因素的影响，更易发生呼吸系统疾病。本项目主要讲述婴幼儿常见呼吸系统疾病中的急性上呼吸道感染、急性支气管炎、支气管哮喘和支气管肺炎。通过学习本项目，照护者可以熟悉婴幼儿常见呼吸系统疾病的识别方法，掌握有效的预防措施和照护要点，保障婴幼儿健康成长。

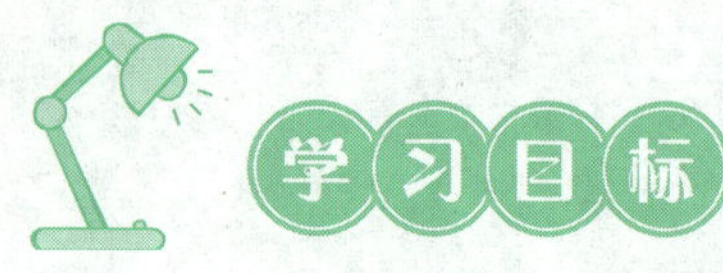

学习目标

知识目标

- 熟悉婴幼儿急性上呼吸道感染、急性支气管炎、支气管哮喘、支气管肺炎的概念、病因和主要表现。
- 掌握婴幼儿急性上呼吸道感染、急性支气管炎、支气管哮喘和支气管肺炎的预防措施，以及急性上呼吸道感染、急性支气管炎、支气管哮喘和支气管肺炎患儿的照护要点。

技能目标

- 能够留意婴幼儿的日常表现，及时识别婴幼儿急性上呼吸道感染、急性支气管炎、支气管哮喘和支气管肺炎。
- 能够主动采取措施，有效预防婴幼儿急性上呼吸道感染、急性支气管炎、支气管哮喘和支气管肺炎的发生。
- 能够为急性上呼吸道感染、急性支气管炎、支气管哮喘和支气管肺炎患儿提供科学照护。

素质目标

- 关注空气质量相关话题，树立环境保护意识，为营造婴幼儿的健康呼吸环境做出自己的贡献。
- 树立婴幼儿照护职业精神，助力婴幼儿健康成长。

任务一　识别、预防与照护婴幼儿急性上呼吸道感染

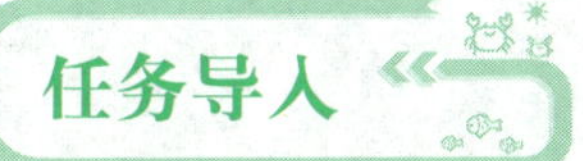

任务导入

平时活泼好动的优优今天却有些萎靡不振。上午吃过点心后，优优的精神状态更差了。张老师见状，为优优测量了体温，发现优优的体温已经达到38.5℃。张老师立即给优优妈妈打电话说明了优优的情况。优优妈妈表示会马上过来接优优去医院检查，并提到2天前曾带优优去室内游乐场玩，当时和优优一起玩耍的小朋友一直在打喷嚏，优优可能是被他传染了。

请思考：优优可能得了哪种疾病？张老师应对优优采取哪些照护措施？

一、婴幼儿急性上呼吸道感染的识别

急性上呼吸道感染是指由各种病原体引起的上呼吸道的急性感染，是鼻腔、咽或喉部急性炎症的总称。根据病因和病变部位，急性上呼吸道感染可分为普通感冒（又称急性鼻炎）、急性病毒性咽炎或喉炎、急性疱疹性咽峡炎、细菌性咽炎和急性扁桃体炎等。急性上呼吸道感染是婴幼儿最常见的疾病之一，该病一年四季均可发生，在冬春季及气温骤变时多发。

（一）病因

1. 基本病因

急性上呼吸道感染多数由病毒感染引起，少数由细菌感染引起，也有部分为混合感染。此外，支原体感染也可引起急性上呼吸道感染。

2. 诱发因素

受凉、营养不良、缺乏锻炼或过度劳累、过敏、消化不良或患佝偻病、免疫缺陷或免疫功能低下、周边空气污染和被动吸烟等因素，可降低婴幼儿对病毒、细菌等的抵抗力，诱发急性上呼吸道感染。

（二）主要表现

急性上呼吸道感染起病较急，患儿全身症状较重，表现为高热（体温高达 39～40℃，持续 2～7 天）、烦躁不安，甚至发生热性惊厥；鼻塞、流涕、喷嚏、干咳、咽部不适和咽痛等鼻咽部卡他症状较轻；常伴有食欲减退、腹痛、呕吐和腹泻等消化道症状。急性上呼吸道感染一般病程较短，5～7 天可痊愈。

（三）并发症

急性上呼吸道感染波及邻近组织、器官，可引起咽后壁脓肿、颈淋巴结炎、中耳炎、鼻窦炎、支气管炎和支气管肺炎等。

托育有方

急性感染性喉炎

急性感染性喉炎是指喉部黏膜的急性弥漫性炎症，以犬吠样咳嗽、声音嘶哑、喉鸣音和吸气性呼吸困难为典型表现，冬春季多发，多见于婴幼儿。本病可由病毒或细菌感染直接引起，也可并发于麻疹、百日咳和流行性感冒等传染病。

急性感染性喉炎是急性上呼吸道感染的一种，该病起病急、症状重，还易引发喉梗阻，患儿若得不到及时治疗，易窒息死亡。

二、婴幼儿急性上呼吸道感染的预防

（一）增强抵抗力

（1）组织适当的体育运动，定期开展户外活动，以增强婴幼儿的体质。

（2）合理安排作息时间，保证婴幼儿充足的睡眠，避免过度劳累。

（3）合理安排饮食，协助婴幼儿培养良好的饮食习惯，确保婴幼儿营养摄入均衡。

（4）嘱家长按时带婴幼儿预防接种，以提高免疫力。

（二）避免诱发因素

（1）保持室内温湿度适宜、空气新鲜；定期清洗、消毒婴幼儿使用的桌椅、玩具和餐具等，以保持环境卫生。

（2）根据气温变化及时为婴幼儿增减衣物，避免过冷或过热。

（3）避免婴幼儿被动吸烟；空气质量较差时，不带婴幼儿外出或减少外出频率。

（三）培养良好的卫生习惯

（1）为婴幼儿勤洗手，并教给其正确的洗手方式，保持手卫生。

（2）教导婴幼儿打喷嚏时遮盖口鼻，并在之后立即洗手。

（四）避免交叉感染

（1）避免婴幼儿接触急性上呼吸道感染患者或患儿。

（2）照护者接触患儿后应先洗手、消毒，再接触其他婴幼儿。

（3）呼吸道传染病流行期间，避免带婴幼儿去人群密集、通风不畅的公共场所。

三、急性上呼吸道感染患儿的照护

（一）加强日常照护

（1）减少患儿的活动时间，协助其取仰卧位休息，保证患儿充分的休息。

（2）为患儿提供营养丰富且易消化的饮食，并注意多补充维生素和水分。

（3）注意患儿的个人卫生，为患儿勤换洗衣物，每日为患儿清洁口腔，以保持皮肤、口腔清洁。

（4）清洗、消毒患儿接触的玩具和餐具等物品，晾晒患儿衣物和被褥等。

（二）实施对症照护

（1）及时为患儿清理鼻腔分泌物，教导患儿正确擤鼻，即单侧交替擤鼻，且不宜用力过大，以免鼻腔分泌物从咽鼓管进入中耳而引起中耳炎。

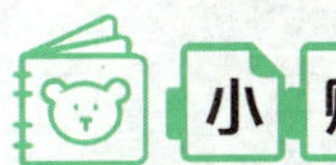

小贴士

照护者协助婴幼儿单侧交替擤鼻时，应先用手指轻轻按压婴幼儿的一侧鼻翼，并嘱婴幼儿快速用鼻呼气，以排出一侧鼻腔的分泌物，呼气完成后松开该侧的手指；再用手指轻轻按压婴幼儿的另一侧鼻翼，同样嘱婴幼儿快速用鼻呼气，以排出另一侧鼻腔的分泌物，呼气完成后松开该侧的手指。

（2）对发热的患儿，应给予物理降温措施或遵医嘱给予退热药物。需注意，对发热患儿不可包裹太厚的衣被，以免影响机体散热。患儿大量出汗时，及时擦干汗液，更换被汗液浸湿的衣被，以免引起患儿不适。

（3）对伴有呕吐、腹泻等消化道症状的患儿，及时处理呕吐物和排泄物，并清洁口腔、护理臀部。

（三）密切观察病情

密切观察患儿的病情变化，若患儿出现高热不退、精神萎靡、呼吸困难、热性惊厥或消化道症状加重等症状，或出现支气管肺炎（主要表现详见本项目任务四）等并发症，应立即联系家长送医治疗。

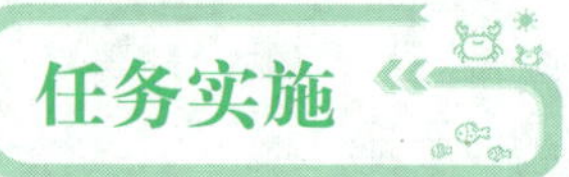

案例分析：无精打采的亮亮

【活动背景】

2 岁半的亮亮从托育机构回家后一直无精打采，晚饭后还出现了发热，体温高达 39℃。亮亮妈妈见状立即带亮亮前往医院检查，并同时给李老师发消息询问情况。李老师回复说，最近托幼班的好多小朋友都感冒了，亮亮可能是被传染了。最终，医生诊断亮亮为急性上呼吸道感染，需要定时服药治疗。

【活动内容】

请同学们以小组为单位，根据所学知识，结合上述活动背景，分析以下问题：

（1）什么是急性上呼吸道感染？急性上呼吸道感染的病因有哪些？

（2）应该如何照护生病的亮亮？

（3）为避免托育机构的其他婴幼儿患急性上呼吸道感染，李老师应做些什么？

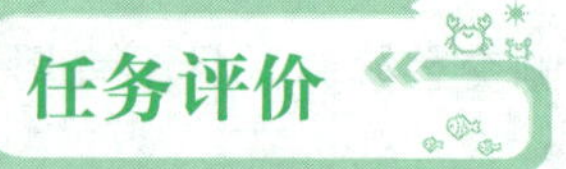

任课教师可参考表 2-1 对任务实施的完成情况进行评价。

表 2-1　任务实施评价表

评价标准	分值	得分	任课教师评价
小组成员积极参与讨论	20		
能够熟练运用所学知识，正确分析相关问题	80		
总分	100		

任务二　识别、预防与照护婴幼儿急性支气管炎

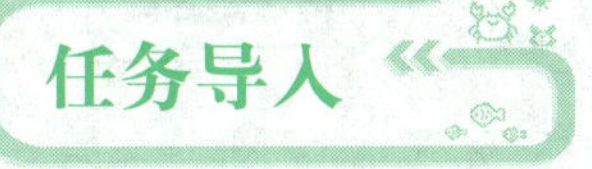

1 岁半的小英在感冒后遗留下咳嗽的症状。由于小英只是干咳且症状不严重，小英妈妈就没放在心上，只是委托张老师让小英多喝水、多休息。今天上午，张老师发现小英的咳嗽症状好像比之前严重了，而且带有痰鸣音，便格外关注小英的情况。下午，小英突然出现发热、呕吐等症状。张老师随即将小英带到保健室进行照护，并给小英妈妈打去电话，让她尽快带小英前往医院做详细的检查和治疗。

请思考：小英可能得了哪种疾病？张老师应如何照护小英？

一、婴幼儿急性支气管炎的识别

急性支气管炎是指发生于支气管黏膜的急性炎症，由于气管常同时受到侵犯，故又称急性气管支气管炎。

（一）病因

急性支气管炎主要由病毒、细菌等病原体感染引起，常并发或继发于呼吸道或其他部位感染。此外，空气污染物或有毒气体、营养不良、佝偻病、过敏、慢性鼻炎和咽炎等都可成为本病的诱因。

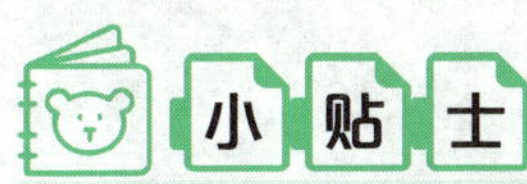

凡可引起急性上呼吸道感染的病原体均可引起急性支气管炎。

（二）主要表现

急性支气管炎起病急，患儿起病前往往先有急性上呼吸道感染症状，如发热、烦躁不安、食欲减退、鼻塞、流涕和咽痛等，之后以咳嗽为主要表现，咳嗽一般持续 7～10 天，有时可迁延 2～3 周或反复发作。患儿开始为干咳，后有痰，一般为白色黏液样痰或黄色

脓痰。患儿有痰时常不易咳出，因此会出现咽喉部或肺部的痰鸣音。

在患儿中，年龄越小者症状越重，并常伴有发热、呕吐和腹泻等；而年龄较大者的全身症状一般不明显。

各抒己见

请列举婴幼儿急性上呼吸道感染和急性支气管炎主要表现的异同点。

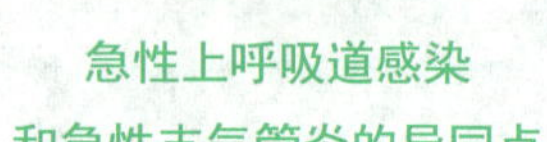

急性上呼吸道感染和急性支气管炎的异同点

（三）并发症

急性支气管炎若得不到及时、适当的治疗，可发展为支气管肺炎。在正常治疗的情况下，身体健壮的婴幼儿患病后较少出现并发症，但营养不良、免疫力低下、先天性肺气道畸形、慢性鼻咽炎和佝偻病患儿易并发支气管肺炎、中耳炎和喉炎等疾病。此外，伴有湿疹或其他过敏性疾病的患儿可出现喘息症状，甚至可发展为支气管哮喘。

二、婴幼儿急性支气管炎的预防

婴幼儿急性支气管炎与急性上呼吸道感染的病因相似，故可参考婴幼儿急性上呼吸道感染的预防措施开展相应的预防。此外，对有过敏史的婴幼儿，应勤晒被褥，并尽量避免使其接触易致过敏的物质。

三、急性支气管炎患儿的照护

急性支气管炎患儿的照护要点可参考急性上呼吸道感染，此外，还需注意以下几个方面：

（1）鼓励患儿多饮水，以稀释痰液，促进痰液排出。

（2）经常帮助患儿翻身，并定时为患儿拍背，以促进痰液排出。照护者为患儿拍背时，应注意手掌空心，从下往上拍，并要有一定的力度。

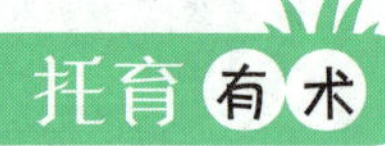

婴幼儿拍背排痰法

拍背排痰法又称叩击排痰法，是指通过叩击婴幼儿胸背部产生震动，促使附着在气管、支气管和肺内的分泌物松动，以利于排出的方法。婴幼儿年龄较小，不会自主排痰，利用拍背排痰法，可帮助婴幼儿有效排出滞留在气管、支气管和肺内的分泌物，保持气道通畅，减少肺部感染。

[体位选择]

婴幼儿拍背排痰法常用的体位包括竖抱位、坐位和侧卧位。

（1）竖抱位：照护者将婴幼儿竖抱，使其下颌靠在自己肩上；一手固定婴幼儿的身体，另一手进行拍背操作。

（2）坐位：照护者协助婴幼儿坐于床上、椅子上或自己腿上，使婴幼儿趴在自己的一侧手臂上以固定其身体（手置于婴幼儿一侧腋下），另一手进行拍背操作。

（3）侧卧位：照护者协助婴幼儿侧躺在床上，并使其面向自己，一手扶住婴幼儿肩部以固定身体，另一手进行拍背操作。

[拍背手法]

照护者手掌拱起呈桥状，拇指紧贴其余四指，利用腕关节摆动，自下而上、由外向内，有节奏地叩击婴幼儿的背部，如图 2-1 所示。叩击力度以可达到排痰效果，且局部皮肤不发红为宜。叩击时间为 3～5 min，叩击频率为 100～120 次/min。

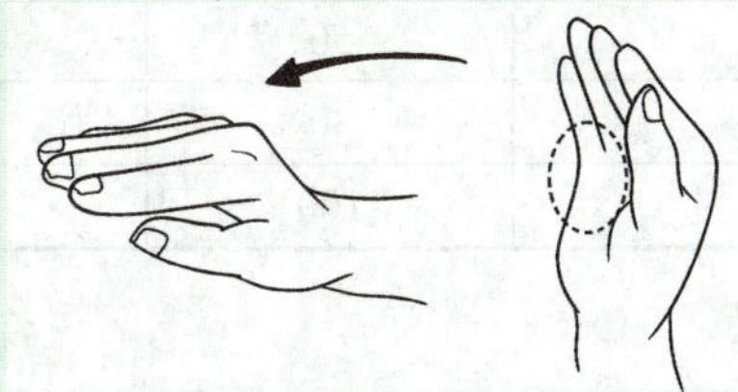

图 2-1　拍背手法

[注意事项]

（1）叩击时应为婴幼儿穿较薄的衣物，避免叩击婴幼儿裸露的皮肤，避免叩击创伤处、衣服纽扣和拉链处。禁止叩击婴幼儿的脊柱、胸骨和腰部（肾区）。

（2）婴幼儿进食前 30 min 至进食后 2 h，避免实施拍背排痰，以避免呕吐、误吸和窒息等现象的发生。

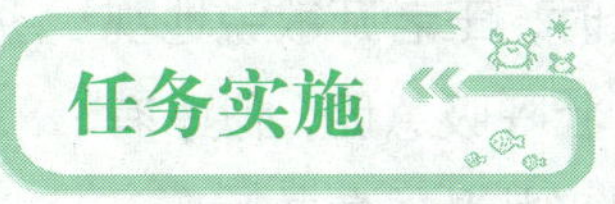

任务实施

情景模拟：指导照护小英

【活动背景】

经检查后，小英被确诊为急性支气管炎，医生认为小英无须住院治疗，但需在家按时用药并接受细致的照护。随后，小英妈妈打电话给张老师，告知她小英现在的情况。张老师听后表示小英应在家好好养病，等痊愈后再来托育机构，同时，她还向小英妈妈传授了急性支气管炎患儿的照护要点。

【活动内容】

请同学们以小组为单位，结合上述活动背景，进行情景模拟，具体实施步骤如下：

（1）学生自由分组，每组 6～8 人。

（2）根据所学知识，小组讨论关于小英的照护要点，并编写情景模拟剧本。

（3）小组成员根据剧本进行情景模拟，并请任课教师点评。

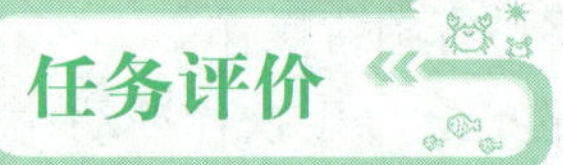

任务评价

任课教师可参考表 2-2 对任务实施的完成情况进行评价。

表 2-2　任务实施评价表

评价标准	分值	得分	任课教师评价
小组分工明确，成员积极参与活动	20		
照护方案合理、正确	50		
情景模拟过程自然、流畅	30		
总分	100		

任务三　识别、预防与照护婴幼儿支气管哮喘

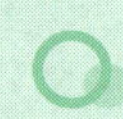

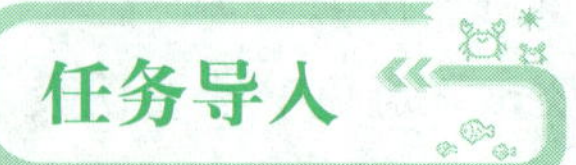

任务导入

户外活动时间，小红花托育机构的孩子们正在玩耍，这时，王老师敏锐地观察到 2 岁的壮壮有些不对劲，赶忙上前查看。王老师发现壮壮呼吸急促，似乎有些喘不上气，便果断将壮壮安置为半卧位，并让其他老师取来壮壮的急救喷雾。使用急救喷雾后，壮壮的症状很快得到缓解。

原来，壮壮爸爸告诉过王老师，壮壮患有支气管哮喘，因此书包里备有急救喷雾，若壮壮突然出现支气管哮喘发作，可立即使用急救喷雾来帮助他缓解症状。

请思考：什么是支气管哮喘？支气管哮喘的主要表现有哪些？哪些因素可以诱发支气管哮喘？

一、婴幼儿支气管哮喘的识别

支气管哮喘是一种气道慢性炎症性疾病，表现为反复发作性喘息、气促、胸闷或咳嗽等，常在夜间和（或）清晨发作或加剧，经治疗可缓解或自行缓解。

（一）病因

支气管哮喘的发病原因极为复杂，目前普遍认为与免疫和遗传等因素密切相关。例如，患有湿疹、变应性鼻炎和（或）有食物（药物）过敏史的婴幼儿更易患支气管哮喘，部分支气管哮喘患儿有家族史，等等。

婴幼儿支气管哮喘的常见诱发因素如下：① 吸入性变应原，包括室内变应原（如尘螨、动物的毛屑及排泄物等）和室外变应原（如花粉、真菌等）；② 食入性变应原，如牛奶、鱼、虾、螃蟹、鸡蛋和花生等；③ 药物，如阿司匹林等；④ 呼吸道感染；⑤ 强烈的情绪变化，如大笑、大哭和愤怒等；⑥ 剧烈运动和过度通气；⑦ 冷空气。

（二）主要表现

患儿发作前可有流涕、打喷嚏和胸闷等症状，发作时主要表现为喘息、气促、胸闷或咳嗽、呼吸困难、桶状胸、三凹征（吸气时锁骨上窝、胸骨上窝和肋间隙凹陷），以及呼气时间延长并伴有高调的喘鸣声等。重症患儿发作时常伴有端坐呼吸、恐惧不安、大汗淋漓和面色青灰等症状。

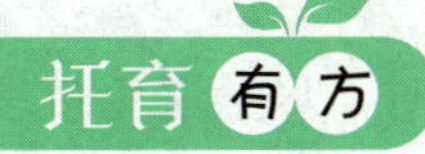

支气管哮喘的不典型症状

部分支气管哮喘患儿发作时不出现典型的反复发作性喘息、气促、胸闷或咳嗽、喘鸣等症状，而是在体育运动或体力活动时出现乏力、呼吸急促或胸闷症状，或者仅在夜间或清晨咳嗽。若婴幼儿出现上述症状经抗感染和镇咳治疗后没有得到改善，而采用支气管哮喘治疗方案后得到改善，则可怀疑患有支气管哮喘。

（三）分期

根据主要症状表现，支气管哮喘可分为急性发作期、慢性持续期和临床缓解期。急性发作期是指突然发生喘息、气促、咳嗽和胸闷等症状，或原有症状急剧加重；慢性持续期是指近 3 个月内不同频率和（或）不同程度地发生喘息、咳嗽、气促和胸闷等症状；临床缓解期是指经过治疗或未经治疗，支气管哮喘的症状、体征消失，肺功能恢复到急性发作期以前的水平，并维持 3 个月以上。

支气管哮喘若不及时诊治，随着病程的延长，可导致不可逆性气道狭窄和气道重塑，使气道发生功能性改变，这对婴幼儿的健康将产生很大的影响。因此，支气管哮喘的早期防治至关重要。

二、婴幼儿支气管哮喘的预防

婴幼儿支气管哮喘的预防主要针对处于临床缓解期的患儿，防止其支气管哮喘发作。

（一）避免接触变应原

（1）定时开窗通风，保持室内空气新鲜。同时，定期清洁室内外环境，以减少灰尘等变应原的积累。需注意，在清洁过程中，应避免扬起灰尘，更应避免在患儿面前进行可能扬起灰尘的动作，如在患儿面前拍打衣服、被褥等。

支气管哮喘的防护

（2）室内不放置花草，避免患儿接触猫、狗等带毛的小动物。

（3）定期为患儿清洗衣物、晾晒被褥等，以及时除螨。

（4）向家长了解患儿在饮食方面存在的变应原，避免患儿摄入相关食物而引起支气管哮喘发作。

（5）避免患儿被动吸烟、剧烈运动或情绪剧烈波动；空气质量差时，尽量避免带患儿外出或减少外出频率。

（二）增强抵抗力

（1）合理安排饮食，确保患儿营养摄入均衡。

（2）组织适当的体育活动，以增强患儿的体质。

（3）合理安排作息时间，保证患儿充分的休息。

（4）建议家长按时带患儿预防接种，以提高患儿的免疫力。

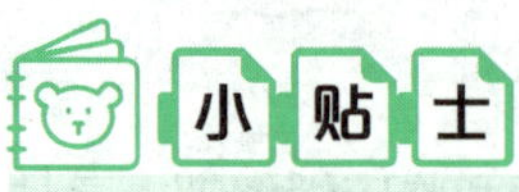

为支气管哮喘患儿预防接种前应咨询医生，以防部分疫苗的副作用引起患儿支气管哮喘发作。

（三）防治呼吸道感染

（1）根据气温变化为患儿增减衣物；呼吸道感染流行期间，尽量避免带患儿去人群密集、通风不畅的公共场所；避免患儿与呼吸道感染患者接触，以免患儿患呼吸道感染。

（2）若患儿患呼吸道感染，应嘱家长及时、积极为其治疗，并实施合理照护，协助患儿尽快康复，以免引起支气管哮喘发作。

（四）常备缓解药物

准备婴幼儿支气管哮喘发作常用缓解药物，并学会使用方法，一旦发现患儿出现支气管哮喘发作症状，应当立即给予药物治疗。

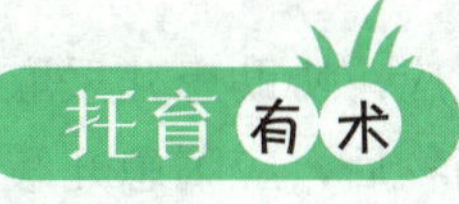

沙丁胺醇气雾剂的使用方法

沙丁胺醇气雾剂为常用的支气管哮喘缓解药物，其使用方法具体如下：

（1）协助患儿取立位、坐位或半卧位。

（2）打开气雾剂咬嘴的盖子，将药瓶倒置并充分摇匀，确保药物均匀分布。

（3）嘱患儿缓慢、彻底呼气，并在患儿呼气末将气雾剂的咬嘴放在其口中，嘱其紧紧含住咬嘴，以防药物泄露。

（4）嘱患儿缓慢深吸气，同时迅速按压药瓶，使药物在患儿吸气过程中被吸入肺中，如图 2-2 所示。

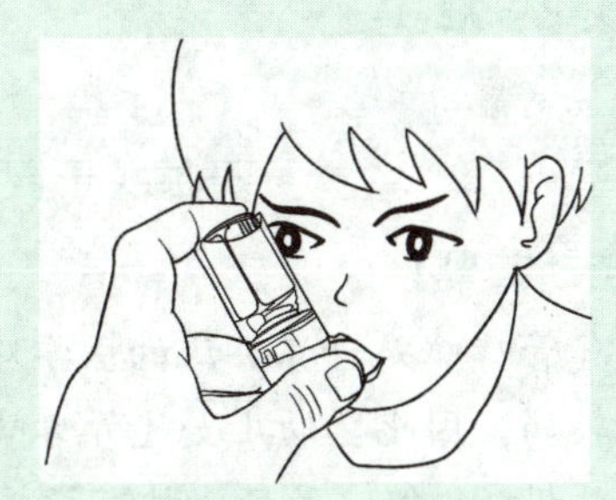

图 2-2 沙丁胺醇气雾剂的使用方法

（5）移走气雾剂，嘱患儿屏气 10 s，以使药物充分发挥作用。

（6）套回气雾剂咬嘴的盖子。

（7）指导患儿充分漱口。

［注意事项］

（1）每次 1～2 喷，必要时可在 4～8 h 后重复使用，但 24 h 内不能超过 8 喷。

（2）可通过摇晃药瓶并听取内部声音的方法大致判断剩余药量，以便提前准备备用药物。

（3）观察患儿用药后的反应，以便在其出现不良反应时能及时采取相应的措施。

（五）开展健康教育

积极开展座谈会、交流会等，向家长科普支气管哮喘的相关知识，或邀请专科医生开展系统的支气管哮喘防治教育，以提高家长对支气管哮喘的认知水平和应对能力。

（六）建立支气管哮喘监测日记

与家长共同监测患儿病情，建立支气管哮喘监测日记，定期评估患儿的支气管哮喘控制水平，以便患儿能够得到及时的治疗。

三、支气管哮喘患儿的照护

（1）当患儿出现喘息、气促等支气管哮喘发作症状时，应迅速反应，协助患儿采取半卧位或坐位，帮助患儿正确吸入支气管哮喘缓解药物。当患儿吸入药物后，应嘱患儿缓慢地深呼吸，并轻拍其背部，以促进支气管内的分泌物排出。

（2）密切观察患儿用药后的症状变化，若患儿的症状未缓解或者加重，应立即送医治疗并通知家长。

（3）安抚患儿情绪，避免哭闹，以免症状加重或再次发作。

（4）鼓励患儿多饮水，以稀释支气管内的分泌物，并促进排出。同时，让患儿多休息，以恢复体力。

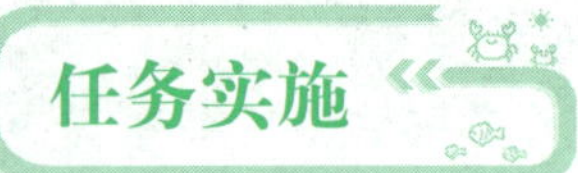

任务实施

开展关于婴幼儿支气管哮喘的知识交流会

【活动背景】

支气管哮喘是世界公认的医学难题之一。婴幼儿的呼吸系统尚未发育成熟，机体免疫力相对较弱，因此婴幼儿支气管哮喘的防治工作面临更加严峻的挑战。虽然支气管哮喘目前尚无法根治，但它是可以被有效控制的。为了使每个婴幼儿都能够畅快呼吸、自由奔跑，家长和托育机构应当积极承担起防治支气管哮喘的宣传与教育责任。

【活动内容】

请同学们结合上述活动背景，开展一场关于婴幼儿支气管哮喘的知识交流会，具体实施步骤如下：

（1）学生自由分组，每组 4～6 人。

（2）小组成员搜集婴幼儿支气管哮喘的相关病例，结合病例内容、根据所学知识、查询相关资料，讨论并总结婴幼儿支气管哮喘识别、预防与照护技巧，并将总结内容汇总成一份书面文件，以 PPT 形式展现。

（3）各小组选出 1 名代表，在班内分享小组总结内容。

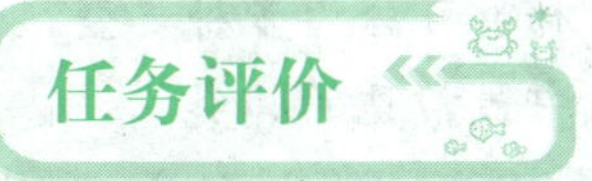

任务评价

任课教师可参考表 2-3 对任务实施的完成情况进行评价。

表 2-3　任务实施评价表

评价标准	分值	得分	任课教师评价
小组成员认真搜集资料，积极参与讨论	30		
所做 PPT 内容正确、翔实、全面	50		
PPT 讲解自然、流畅	20		
总分	100		

任务四　识别、预防与照护婴幼儿支气管肺炎

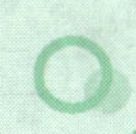

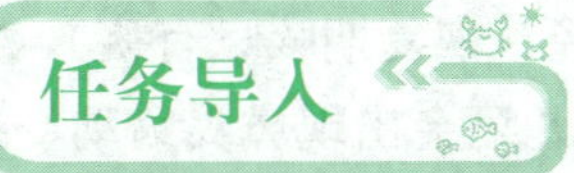

任务导入

2 岁的朵朵已经 3 天没来托育机构了，张老师很是担心，便主动给朵朵爸爸打去电话询问朵朵的情况。朵朵爸爸表示，朵朵前天晚上因为高热不退、哭闹不安被送往医院，经检查后被确诊为支气管肺炎，目前正在住院治疗。

请思考：什么是支气管肺炎？支气管肺炎的主要表现有哪些？应如何避免婴幼儿出现支气管肺炎？

一、婴幼儿支气管肺炎的识别

支气管肺炎是指累及支气管和肺泡的炎症，多发生于 2 岁以内的婴幼儿。本病一年四季均可发生，冬春季及气温骤变时多发。

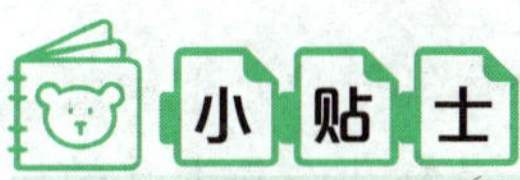

小贴士

肺炎是指由不同病原体或其他因素（如免疫损伤、过敏反应等）引起的肺部炎症，主要表现为发热、咳嗽、气促和呼吸困难等症状，严重者可累及循环、神经及消化等

系统并出现相应症状，甚至可致死亡。根据不同的分类标准，肺炎可分为多种类型。其中，支气管肺炎是按照病变位置分类的一种肺炎，是婴幼儿中最常见的肺炎。

（一）病因

1. 基本病因

支气管肺炎多由细菌或病毒感染引起，也可由病毒和细菌混合感染引起。其中，引起支气管肺炎的病毒主要有呼吸道合胞病毒、腺病毒和流感病毒等，细菌主要以肺炎链球菌、流感嗜血杆菌为多见。此外，支原体和衣原体感染也可引起支气管肺炎。

2. 危险因素

（1）环境因素：居住环境恶劣、通风不良和致病性微生物较多等，易使婴幼儿患支气管肺炎。

（2）个人因素：营养不良、佝偻病、先天性心脏病、免疫缺陷的患儿，以及低体重新生儿易患支气管肺炎。

支气管肺炎的传播途径

（二）主要表现

支气管肺炎多数起病较急，患儿主要表现为发热（多为不规则热，也可出现弛张热或稽留热）、咳嗽（早期为刺激性干咳，随着病情发展咳嗽逐渐减轻，恢复期咳嗽有痰）、气促（呼吸频率增快，可达 40～80 次/min）。若病情不断加重，患儿还会出现鼻翼翕动、三凹征和发绀（主要表现为口唇青紫，严重者甲床、头面部甚至全身也会出现青紫，提示机体缺氧）等。此外，患儿还会伴有精神不振、食欲减退、烦躁不安、轻度腹泻或呕吐等症状。

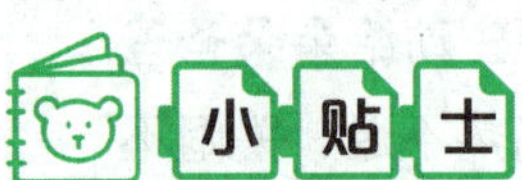

不规则热是指体温变化无一定规律，体温高低不定的发热；弛张热是指 24 h 内体温波动范围超过 2℃，但最低体温始终高于 39℃的发热；稽留热是指体温维持在 39℃及以上数日或数周，24 h 内体温波动范围不超过 1℃的发热。不规则热、弛张热和稽留热均是常见的发热类型。

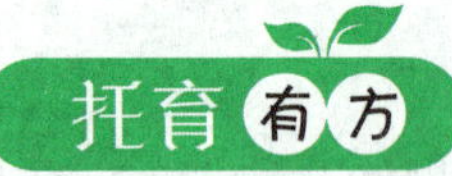

支原体肺炎

支原体肺炎是婴幼儿常见的另一种肺炎类型，主要由肺炎支原体（一种介于细菌和病毒之间的微生物）感染引起。近年来，婴幼儿支原体肺炎的患病率有逐年上升的趋势。

支原体肺炎起病缓慢，潜伏期为2～3周。患病初期，患儿常表现为全身不适、乏力和头痛等症状；病后2～3天出现发热，体温常高达39℃，并持续1～3周，其间会伴有咽痛和肌肉酸痛。咳嗽为本病的显著特征，一般于病后2～3天开始，初为干咳，后转为顽固性剧咳，常伴有黏稠痰液，偶带血丝。咳嗽可持续1～4周。年龄较小的患儿起病较急，病程较长，病情相对严重，可伴有呼吸困难和憋喘等症状。

二、婴幼儿支气管肺炎的预防

（一）加强卫生管理

（1）定期进行室内清洁，保持室内环境干净、整洁；定时开窗通风，保持室内空气新鲜。

（2）定期清洗、消毒、晾晒婴幼儿的玩具、餐具、衣物和被褥等物品。

（二）培养良好的卫生习惯

（1）为婴幼儿勤洗手，并教会其正确的洗手方法，以保持手部的清洁。告知家长为婴幼儿勤洗澡、勤换洗衣物、定期修剪指甲，以保持婴幼儿的个人卫生。

（2）教导婴幼儿在打喷嚏、咳嗽时遮盖口鼻，并在之后立即洗手。

（三）增强抵抗力

（1）合理安排饮食，确保患儿营养摄入均衡。

（2）组织适当的体育活动，以增强患儿的体质。

（3）合理安排作息时间，保证患儿充分的休息。

（4）建议家长按时带患儿预防接种，以提高患儿的免疫力。

（四）防治呼吸道感染

（1）根据气温变化为婴幼儿适当增减衣物，避免过冷或过热。

（2）空气质量差时，尽量避免带婴幼儿外出或减少外出频率；呼吸道感染流行期间，避免带婴幼儿去人群密集、通风不畅的场所。

（3）避免婴幼儿被动吸烟。

（4）避免婴幼儿与呼吸道感染患者接触，照护者接触呼吸道感染患儿后及时洗手、消毒，以防交叉感染。

（5）若患儿患呼吸道感染，应嘱家长及时、积极为其治疗，并实施合理照护，协助患儿尽快康复，以防病情发展，造成支气管肺炎。

幼有善育

警惕三手烟的“十面埋伏”

烟草危害是世界上最严重的公共卫生问题之一，吸烟和二手烟问题严重危害人类健康。然而，除此之外还存在一个可怕的隐形“杀手”——三手烟。

什么是三手烟

如果室内长期有人吸烟，那么墙壁、家具和衣物等都会沾上烟草的味道。这是因为吸烟后，相当一部分烟草烟雾的微粒会附着在家具、地毯、灰尘、衣服上，甚至头发和皮肤表面，这些烟草烟雾残留物称为三手烟。

三手烟的主要化学成分包括尼古丁、氢氰酸、铅、砷，以及许多挥发性有机化合物。附着在物体表面的三手烟可滞留数日，甚至数月之久，在一些环境和行为条件（如整理衣物）下还可能会被重新释放到室内空气中，并与空气中的化学污染物发生反应，生成新的三手烟毒性成分。例如，尼古丁与空气中的亚硝酸（主要来源于家用燃气）发生化学反应生成致癌物。

三手烟的“重灾区”

吸烟者家中及餐厅和旅馆等公共场所，往往是三手烟的“重灾区”。尽管公共场所划有专门的吸烟区，但烟雾很容易通过门窗、走廊和通风系统等扩散，以及附着在吸烟者的衣物、毛发和皮肤表面，导致非吸烟区被污染。人们在吸烟或接触二手烟后，还会将身上附着的三手烟带回家中，危害家人的健康。此外，吸烟者的家庭用车也是三手烟的重污染区，这是因为车厢是一个相对封闭的小环境，且具有较高的表面空间比，更容易吸附和长期滞留三手烟。

三手烟危害人体健康

三手烟可通过多种途径入侵人体，包括经呼吸道吸入肺部，或与被污染的物体表面接触后经手-口途径摄入体内，甚至经皮肤吸收进入体内。研究表明，三手烟会诱导呼吸道和全身的炎症反应，引起糖类、脂肪和蛋白质三大营养物质的代谢异常，损害机体的免疫功能，危害育龄期女性的生殖健康，影响子代生长发育等。此外，三手烟还含有多种致癌成分，可能增加肺癌等疾病的发生风险。

婴幼儿最易受三手烟危害

婴幼儿是最易受三手烟危害的人群。婴幼儿在爬行或玩乐时会用手触摸地毯、沙发等物品，沾染附着在这些物品上的三手烟，并通过习惯性吃手将三手烟摄入体内。相较于成年人，婴幼儿的呼吸频率更快，容易吸入更多的有害物质，同时，婴幼儿免疫系统尚未发育完善，对有害物质的代谢能力差。因此，婴幼儿更容易受到三手烟的危害。

通风并不能消除三手烟

遗憾的是，通风、吸尘和使用空气净化器等常用清洁方式，并不能有效消除室内的三手烟。预防三手烟污染最有效的措施仍是在家中、车内和公共场所严格禁烟。吸烟者应避免在家中或车内吸烟，吸烟或接触二手烟后，应及时洗澡和更换衣物，不宜直接与婴幼儿接触；吸烟者家中的窗帘、沙发、地毯和壁纸等容易吸附残留烟雾之处，应勤清洗和更换；非吸烟者要尽量远离存在烟草烟雾的场所。

资料来源：张文楼、邓芙蓉，《警惕三手烟的“十面埋伏”》，中国科普网，2024年5月31日，有改动

各抒己见

请同学们以小组为单位，根据所学知识，查阅相关资料，讨论婴幼儿被动吸烟的危害。

三、支气管肺炎患儿的照护

（一）加强日常照护

（1）保持室内温湿度适宜、空气新鲜，定期清洁室内环境。

（2）根据患儿食欲状况，为其提供清淡、易消化且营养丰富的食物。需注意，患儿在患病期间常食欲减退，应避免强迫进食，可采用少食多餐的进食模式。患儿痊愈后，需适当增加高营养的食物，以弥补患病期间的营养损失。

（3）合理安排患儿的作息时间，保证充分的休息。

（二）实施对症照护

（1）及时清除患儿鼻腔内的分泌物及鼻痂，以保持呼吸道通畅。

（2）为患儿取半坐位或半卧位，经常为患儿翻身，并拍背排痰。

（3）监测患儿的体温，对发热的患儿给予物理降温或遵医嘱给予退热药物，同时鼓励其多饮水，以补充发热时丢失的水分。

（4）遵照医嘱为患儿服用药物，观察患儿用药后的反应，并及时向家长反馈。

（5）及时安抚患儿的情绪，避免因哭闹而增加耗氧量和心肺负担，造成病情反复或加重。

（三）密切观察病情

密切观察患儿的病情变化，若患儿出现高热、呼吸困难、发绀、烦躁不安及频繁呕吐

等症状，应及时送医治疗并通知家长。

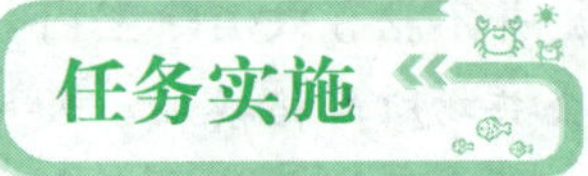

任务实施

案例分析：生病的莉莉

【活动背景】

2岁的莉莉上午有些咳嗽、精神不振，午饭后突然出现发热，体温达39℃，并伴有呼吸急促、鼻翼翕动、烦躁不安和呕吐等症状。张老师见状立即打电话告知莉莉妈妈情况，并将莉莉送往医院。

【活动内容】

请同学们以小组为单位，根据所学知识，结合上述活动背景，分析以下问题：

（1）莉莉可能患有哪种疾病？

（2）应该如何照护生病的莉莉？

（3）为避免托育机构的其他婴幼儿患这种疾病，张老师应做些什么？

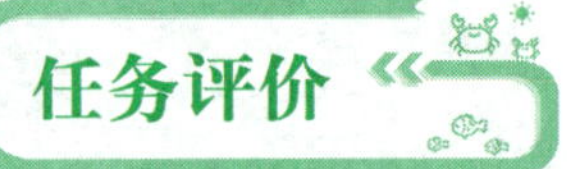

任务评价

任课教师可参考表2-4对任务实施的完成情况进行评价。

表2-4　任务实施评价表

评价标准	分值	得分	任课教师评价
小组成员积极参与讨论	20		
能够熟练运用所学知识，正确分析相关问题	80		
总分	100		

项目学习综合测试

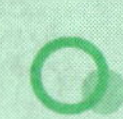

一、单项选择题

1. 下列婴幼儿中，不易患急性上呼吸道感染的是（　　）。

A. 长期被动吸烟的婴幼儿

B. 有良好饮食习惯、常进行户外活动的婴幼儿

C. 长期消化不良的婴幼儿

D. 营养不良的婴幼儿

2．婴幼儿急性上呼吸道感染的主要表现不包括（　　）。

A．呼气时伴有喘鸣声　　　　B．发热

C．鼻塞、流涕　　　　D．食欲减退

3．下列关于婴幼儿急性上呼吸道感染预防措施的表述，错误的是（　　）。

A．保证婴幼儿充分的休息，为其合理安排饮食

B．根据气温变化及时为婴幼儿增减衣物，避免其过冷或过热

C．避免婴幼儿与急性上呼吸道感染患者接触

D．即使空气质量较差，也应带婴幼儿去户外活动

4．为急性支气管炎患儿拍背时，应（　　）。

A．手掌空心、从上往下拍　　　　B．手掌空心、从下往上拍

C．手掌实心、从上往下拍　　　　D．手掌实心、从下往上拍

5．婴幼儿支气管哮喘的常见诱发因素不包括（　　）。

A．吸入性变应原　　　　B．强烈的情绪变化

C．适量的运动　　　　D．某些药物

6．下列关于支气管肺炎患儿照护要点的表述，错误的是（　　）。

A．患儿的居室应保持温湿度适宜、空气新鲜

B．为患儿提供清淡、易消化且营养丰富的食物

C．保证患儿充分的休息，避免其哭闹

D．为患儿取俯卧位，以促进其排痰

7．小玲，2 岁，受凉后出现发热、咳嗽和气促，体温 39.5℃，呼吸频率 50 次/min，并伴有发绀、鼻翼翕动和嗜睡。小玲可能患有（　　）。

A．急性上呼吸道感染　　　　B．支气管哮喘

C．支气管肺炎　　　　D．急性支气管炎

二、判断题

1．婴幼儿急性上呼吸道感染多由细菌感染引起。（　　）

2．婴幼儿患急性上呼吸道感染时全身症状较重。（　　）

3．对处于临床缓解期的支气管哮喘患儿，照护者应避免其接触变应原。（　　）

4．当支气管肺炎患儿出现发绀、烦躁不安、呼吸困难及频繁呕吐时，需立即将其送医治疗。（　　）

三、简答题

1．简述婴幼儿急性上呼吸道感染的预防措施。

2．简述急性支气管炎患儿的照护要点。

3．简述婴幼儿支气管哮喘的主要表现。

4．简述婴幼儿支气管肺炎的预防措施。

项目学习综合评价

每5人一组，各组成员结合课前、课中和课后的学习情况，以及任务实施和课后习题的完成情况，按照表2-5的评价标准对本项目的学习效果进行自评和互评，并请任课教师进行评价。

表2-5 项目学习综合评价表

考核内容	评价标准	分值	评价得分		
			自评	互评	师评
知识与技能评价	熟悉婴幼儿急性上呼吸道感染、急性支气管炎、支气管哮喘、支气管肺炎的概念、病因和主要表现	15			
	掌握婴幼儿急性上呼吸道感染、急性支气管炎、支气管哮喘和支气管肺炎的预防措施，以及急性上呼吸道感染、急性支气管炎、支气管哮喘和支气管肺炎患儿的照护要点	35			
	能够留意婴幼儿的日常表现，及时识别婴幼儿急性上呼吸道感染、急性支气管炎、支气管哮喘和支气管肺炎	5			
	能够主动采取措施，有效预防婴幼儿急性上呼吸道感染、急性支气管炎、支气管哮喘和支气管肺炎的发生	5			
	能够为急性上呼吸道感染、急性支气管炎、支气管哮喘和支气管肺炎患儿提供科学照护	5			
过程与方法评价	课前预习，查找婴幼儿常见呼吸系统疾病的相关资料	5			
	课上认真听讲，及时标记重点内容，积极参与课堂活动	5			
	课后积极复习，总结、归纳本项目所学知识点，完成项目学习综合测试	5			
综合素质评价	能够关注空气质量相关话题，具有环境保护意识，能够为营造婴幼儿的健康呼吸环境做出自己的贡献	10			
	具有婴幼儿照护职业精神，能够助力婴幼儿健康成长	10			
总分	自评×30%+互评×30%+师评×40%				

项目三

婴幼儿常见消化系统疾病的识别、预防与照护

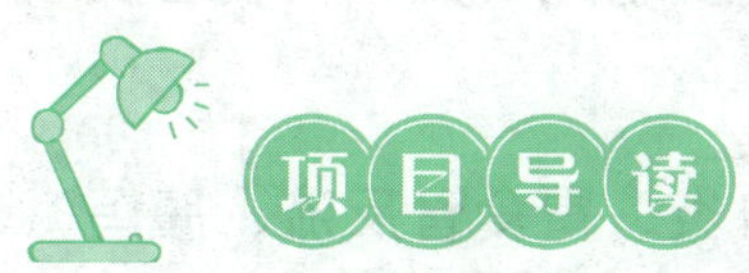

充足的营养摄入是婴幼儿健康成长的基础，但婴幼儿消化系统结构和功能尚未成熟、免疫防御能力差，因此婴幼儿易患消化系统疾病。此外，婴幼儿患消化系统疾病后，可出现免疫力低下和营养不良等问题，若不及时治疗，可影响其生长发育，甚至某些消化系统急症还会危及婴幼儿的生命。本项目主要讲述婴幼儿常见消化系统疾病中的口炎、胃食管反流、腹泻和肠套叠。通过学习本项目，照护者可以了解婴幼儿常见消化系统疾病的识别方法，掌握有效的预防措施和照护要点，确保婴幼儿的正常生长发育。

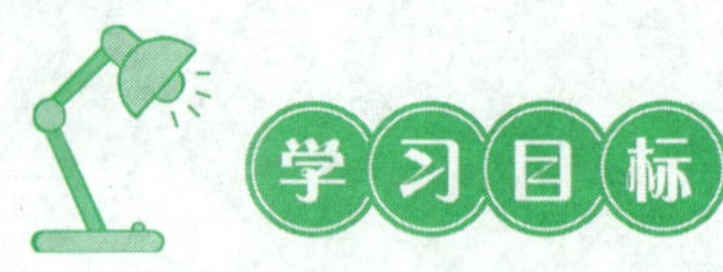

学习目标

知识目标

- 了解婴幼儿口炎、胃食管反流和肠套叠的概念、病因。
- 熟悉婴幼儿腹泻的病因，婴幼儿口炎、胃食管反流、肠套叠的主要表现和预防措施，以及口炎、胃食管反流和肠套叠患儿的照护要点。
- 掌握婴幼儿腹泻的主要表现和预防措施，以及腹泻患儿的照护要点。

技能目标

- 能够根据婴幼儿的日常表现，正确识别婴幼儿口炎、胃食管反流、腹泻和肠套叠。
- 能够主动采取措施，有效预防婴幼儿口炎、胃食管反流、腹泻和肠套叠的发生。
- 能够为口炎、胃食管反流、腹泻和肠套叠患儿提供科学照护。

素质目标

- 深刻认识婴幼儿消化系统健康的重要性，积极参与婴幼儿健康知识宣传活动，增强自己守护婴幼儿健康的内生驱动力。
- 自主学习婴幼儿消化系统健康的相关知识，树立为婴幼儿健康服务的意识，增强职业使命感。

任务一　识别、预防与照护婴幼儿口炎

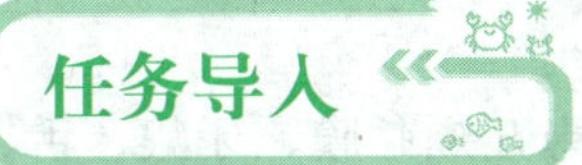

任务导入

晨检时，张老师发现2岁的晓亮口腔内散布着一些白色小斑点。为确认这些小斑点是否为食物残渣，张老师协助晓亮漱了口，但漱口后，张老师发现晓亮口腔中的白色小斑点依旧存在。随后，张老师电话联系了晓亮妈妈，晓亮妈妈表示晓亮今天早上并没有什么异常表现，最近也没有感冒或发热。

请思考：晓亮口腔内的白色小斑点可能是什么？针对晓亮的这一情况，张老师应如何处理？

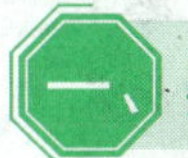

一、婴幼儿口炎的识别

口炎是指口腔黏膜因各种感染而出现的炎症，是婴幼儿常见的消化系统疾病之一。婴幼儿口炎大多由病毒、真菌和细菌引起，可单独发病，也可继发于急性感染、腹泻及营养不良等疾病。婴幼儿口炎因病因不同可分为多种类型，且不同类型特点不同，下面主要讲述婴幼儿口炎中常见的鹅口疮和单纯疱疹性口炎的识别。

（一）鹅口疮的识别

1. 病因

鹅口疮多由白念珠菌（真菌）感染所致，营养不良、腹泻和长期使用广谱抗生素或类固醇激素的婴幼儿易患此病。

2. 主要表现

鹅口疮患儿起病时，其唇、颊、舌或上腭的黏膜表面可出现散在的白色乳凝块样小点或小片，后可逐渐融合成大的片状白色假膜，此膜不易剥离，若强行剥离，可见局部口腔黏膜潮红、粗糙，并伴有溢血。轻症患儿口腔内的白色假膜呈散在分布，患处不痛，不流涎，一般不影响进食，且无全身症状。重症患儿口腔均被白色假膜覆盖，并伴有低热、拒食及吞咽困难等表现。若重症患儿的病情持续发展，白色假膜可蔓延到咽、喉、食管、气管和肺等处，严重时可危及生命。

（二）单纯疱疹性口炎的识别

1．病因

单纯疱疹性口炎由单纯疱疹病毒感染所致，多见于1～3岁婴幼儿，此病在公共场所容易传播，发病无明显的季节差异。

2．主要表现

起病时，患儿出现高热，体温可达38～40℃。1～2天后，患儿颊黏膜、牙龈、舌、唇内、唇红及口周皮肤出现单个或成簇的小疱疹，直径约2 mm，周围有红晕，随后迅速破溃形成溃疡，溃疡表面覆盖黄白色纤维素性分泌物，多个溃疡可融合成不规则的大溃疡，有时可累及软腭、舌和咽部。患儿患处疼痛剧烈，并可出现拒食、流涎、烦躁、咽喉肿痛，以及颌下淋巴结肿大、压痛等表现。单纯疱疹性口炎的病程为1～2周，患儿体温在3～5天后可恢复正常。

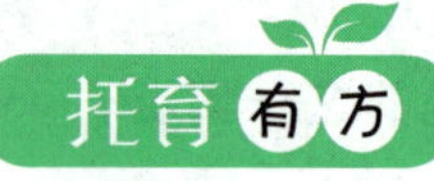

疱疹性咽峡炎

疱疹性咽峡炎是指由柯萨奇病毒A组和新型肠道病毒71型引起的上呼吸道感染性疾病，多发于夏秋季，常见于1～7岁儿童。疱疹性咽峡炎的主要表现如下：患儿骤起发热、咽痛，可伴有食欲减退、乏力，少数还伴有呕吐、腹痛和头痛等。初起时，患儿咽部充血，咽门、软腭及腭垂等处有散在灰白色疱疹，直径1～2 mm，周围有红晕；2～3天后，疱疹直径增大到4～5 mm，随后破溃形成溃疡，周围红晕范围扩大、颜色加深。

疱疹性咽峡炎与单纯疱疹性口炎的症状相似，但疱疹性咽峡炎的疱疹在口腔前部及牙龈处很少出现，因此在日常生活中可通过疱疹分布部位简单鉴别这两种疾病。

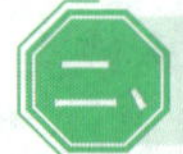

二、婴幼儿口炎的预防

（一）保持口腔健康

（1）重视婴幼儿口腔清洁，协助婴幼儿培养良好的口腔卫生习惯。对乳牙尚未萌出及少量乳牙萌出的婴幼儿，应在喝奶或进食后再喂少量清水，并使用清洁、柔软的纱布清洁口腔；对于多颗乳牙萌出的婴幼儿，应在进食后协助漱口，并于晨起、睡前协助刷牙。

（2）避免为婴幼儿提供过热、过硬和辛辣的食物，以免损伤口腔黏膜。

（二）加强卫生管理

（1）定期清洗、消毒婴幼儿使用的奶具、餐具及玩具等。

（2）定时开窗通风，定期清洁、消毒地面、桌椅及橱柜等。

（三）增强抵抗力

（1）确保婴幼儿营养摄入均衡，协助婴幼儿养成良好的饮食习惯，避免发生营养不良。

（2）组织适当的体育运动和户外活动，以增强婴幼儿的体质。

（3）合理安排作息时间，保证婴幼儿充分的休息。

（四）开展健康教育

（1）向家长科普婴幼儿口炎的相关知识，帮助家长掌握婴幼儿口炎的预防方法。

（2）嘱处于哺乳期的母亲注意个人卫生，勤换洗贴身衣物，喂乳前清洁乳头。

各抒己见

在日常生活中，很多老人会将食物嚼碎后再喂给婴幼儿。这种做法对吗？为什么？请同学们以小组为单位，查阅相关资料，并进行讨论。

三、口炎患儿的照护

（一）按时清洁口腔

用温开水、生理盐水或医嘱规定的漱口水为患儿清洁口腔，每日2～4次，时间以餐后1 h为宜。对鹅口疮患儿，可使用2%碳酸氢钠溶液；对单纯疱疹性口炎患儿，可使用3%过氧化氢溶液。需注意，清洁口腔时应动作熟练、轻柔，以免引起患儿不适。

（二）局部合理用药

遵医嘱为患儿的病变部位用药。例如，对鹅口疮患儿，可局部涂抹10万～20万U/mL制霉菌素溶液，每天2～3次；对单纯疱疹性口炎患儿，可局部喷洒西瓜霜喷剂和锡类散等。

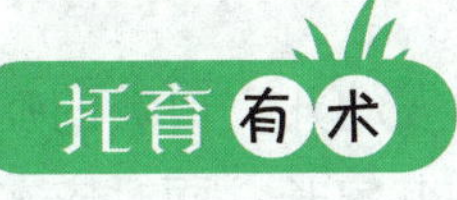

婴幼儿口腔用药法

［用物准备］

药物、水杯（内盛温开水）、消毒棉签、消毒棉球、围嘴（或毛巾）和消毒植物油（备用）。

[操作步骤]

（1）协助患儿取仰卧位，将围嘴（或毛巾）围在其颌下，以防沾湿衣物。

（2）嘱患儿张口，取消毒棉签蘸温开水，为其清洁口唇、颊部、硬腭、牙龈和舌面。对于不能主动配合的患儿，可用左手的拇指和示指轻捏其两颊，使其张口。

（3）将消毒棉球放在患儿颊黏膜腮腺管开口处（上颌第二磨牙对应处）或舌系带两侧，以隔断唾液；再取消毒棉签，吸干患儿口腔病变部位表面的液体。

（4）取消毒棉签蘸取药物，涂于患儿口腔病变部位。若使用的药物为喷剂，则将喷头对准病变部位轻轻喷洒即可。

（5）嘱患儿闭口，用围嘴（或毛巾）将患儿口角擦拭干净。若患儿口唇干裂，可为其涂消毒过的植物油。10 min 后，取出隔离唾液的消毒棉球。

[注意事项]

（1）清洁患儿口腔时勿触及其咽部，勿横向擦洗，以免引起患儿不适。

（2）消毒棉签蘸取的液体不宜太多，以免液体落入患儿气管引起呛咳。

（3）患儿涂药后不能立即漱口、饮水或进食，以免影响药效。

（4）操作时应有耐心，动作轻柔；应对患儿加强引导，使患儿主动配合。

（三）合理安排饮食

为患儿提供高热量、高蛋白、富含维生素的温凉流质或半流质饮食，避免其食用过硬、过热或辛辣等可刺激口腔黏膜的食物。

流质饮食和半流质饮食

（四）密切观察病情

密切观察患儿口腔病变部位的发展情况，以及患儿的进食、呼吸、体温和精神情况。若患儿出现口腔病变部位症状加重、吞咽困难、呼吸急促、高热及精神不佳等表现，应立即通知家长并送医治疗。例如，当鹅口疮患儿出现高热、烦躁、进食时啼哭或气促、吞咽困难，甚至呼吸困难等表现时，当单纯疱疹性口炎患儿出现头痛、疲乏不适、全身肌肉疼痛等表现时，均应立即通知家长并送医治疗。

（五）做好隔离与消毒

部分婴幼儿口炎具有传染性（如单纯疱疹性口炎），因此当发现婴幼儿有口炎的症状时，应做好识别，及时将患有具有传染性口炎的婴幼儿隔离，并告知其家长；同时应在托育机构内开展消毒工作，以免疾病传播。此外，照护者还应告知家长，待患儿痊愈、无传染性后，再入托。

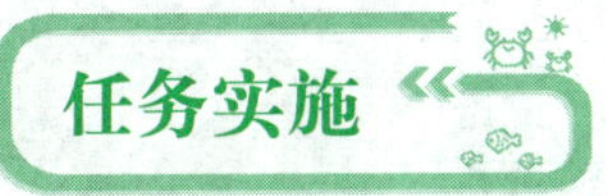

任务实施

案例分析：生病的南南和亮亮

【活动背景】

案例一：2 岁的南南 3 天前口腔内开始出现白色斑块，主要分布在舌头和颊黏膜上。张老师用消毒棉签轻轻擦拭南南口腔内的白色斑块，发现斑块不易擦去。不过，南南没有其他异常表现。

案例二：3 岁的亮亮平时非常喜欢早餐里的小饼干，但他今天对小饼干毫无兴致。而且，张老师发现亮亮今天总是流口水，整个人也没有精神，便询问亮亮的情况。亮亮表示，他吃饼干时会嘴巴疼，所以今天不想吃小饼干。张老师听后对亮亮进行了检查，发现亮亮的颊黏膜上长了一些小疱疹，并且亮亮有些发热。

【活动内容】

请同学们以小组为单位，根据所学知识，结合上述活动背景，分析以下问题：

（1）南南和亮亮可能患上了哪种疾病？

（2）导致南南和亮亮患病的原因是什么？

（3）张老师应对南南和亮亮采取哪些照护措施？

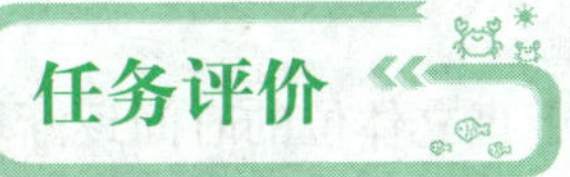

任务评价

任课教师可参考表 3-1 对任务实施的完成情况进行评价。

表 3-1　任务实施评价表

评价标准	分值	得分	任课教师评价
小组成员积极参与讨论	20		
能够熟练运用所学知识，正确分析相关问题	80		
总分	100		

任务二　识别、预防与照护婴幼儿胃食管反流

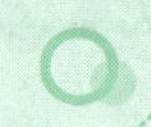

任务导入

5 月龄的牛牛进食后总是频繁吐奶，这让牛牛妈妈有些担心，便带牛牛前往医院进行检查。检查结果显示，牛牛身体无异常，于是医生又询问牛牛妈妈关于牛牛饮食习惯的问题。牛牛妈妈表示，牛牛的食欲很好，每 2 h 就要喝一次奶，考虑到小孩子生长发育快，不能缺营养，她每次会喂牛牛 250 mL 奶。

请思考：牛牛的吐奶与牛牛妈妈的喂养习惯有关系吗？为预防牛牛再次吐奶，牛牛妈妈应该怎么做？

一、婴幼儿胃食管反流的识别

胃食管反流是指胃内容物反流入食管的现象。随着婴幼儿处于直立体位的时间逐渐增长，固体饮食的摄入逐渐增多，大多数患儿到 2 岁时症状可自行缓解，但部分患儿的症状会持续到 4 岁以后。脑性瘫痪、唐氏综合征及其他原因导致发育迟缓的患儿，有较高的胃食管反流发生率。

（一）病因

正常情况下，食物从食管进入胃后，食管下端括约肌收缩，其收缩产生的力大于胃内的压力，可阻止食物反流。体位不当、喂食过多及接触二手烟等，可使婴幼儿胃内压力增大或食管下端括约肌收缩产生的力减小，从而造成食物反流。

胃食管反流分为生理性胃食管反流和病理性胃食管反流。生理性胃食管反流是由婴幼儿食管下段括约肌发育不成熟、神经肌肉协调能力差，导致食管下端括约肌收缩产生的力有时不足以抵抗胃内的压力。生理性胃食管反流可随着年龄的增长自行缓解。病理性胃食管反流是由食管下端括约肌功能障碍和（或）与其功能有关的组织结构出现异常，导致食管下端括约肌收缩产生的力低于胃内的压力。病理性胃食管反流常可引起一系列临床症状和并发症。

（二）主要表现

胃食管反流的主要表现为胃内容物反流入食管。对生理性胃食管反流的患儿，食物反流一般发生在日间餐时或餐后，反流后一般没有不适感；对病理性胃食管反流的患儿，食物反流一般发生于睡眠、空腹时，反流频率较高，严重者可出现喷射状呕吐，呕吐后可出现哭闹、身体蜷缩等。

当胃食管反流症状严重，需要治疗或引起并发症时，患儿可出现胃食管反流病，表现为呕吐症状严重（频率高、持续时间长、喷射状）、易激惹和拒食，早产儿和小婴儿还可出现反复的呼吸暂停和窒息。

（三）并发症

胃食管反流病患儿多并发反流性食管炎（表现为烦躁、拒食，严重时出现呕血或黑便）、吸入性肺炎、支气管哮喘、营养不良、中耳炎、鼻窦炎、反复口腔溃疡和龋病等。

小贴士

若发现婴幼儿出现不明原因的反复呕吐、反复发作的慢性呼吸道感染、难治性支气管哮喘、营养不良、易激惹、贫血，以及反复出现的呼吸暂停和窒息等表现，应考虑胃食管反流病的可能，并及时送医检查。

二、婴幼儿胃食管反流的预防

（一）强化饮食管理

（1）根据婴幼儿的体重、喂养耐受情况，决定进食量和进餐次数，避免过饱。

（2）进餐前后均应使婴幼儿保持安静，避免因哭闹、玩耍和打闹而诱发胃食管反流。

（3）婴幼儿进食后，可抱起拍背使其打嗝，或保持上身直立体位，避免立即仰卧。

（二）保障环境健康

由于二手烟易引发婴幼儿胃食管反流，因此应保证婴幼儿所处生活环境健康，避免接触二手烟。

三、胃食管反流患儿的照护

（一）采用合适体位

（1）保持患儿半坐位或坐位喂养。

（2）对于病情严重的患儿，将其床头抬高 15°～30°，并尽量采取左侧卧位休息，以减少呕吐的发生并避免误吸。

（二）调整饮食结构

（1）对 6 月龄以内的患儿，应继续母乳喂养，若为人工喂养儿，则可给予稍浓稠的配方奶；对 6 月龄～1 岁的患儿，应提供稠厚的食物，如水分较少的辅食、浓稠的奶等；对 1～3 岁的患儿，应提供高蛋白、低脂肪的饮食，避免食用酸、辣、生、冷和油炸等不易消化的刺激性食物。

（2）少量多次地为患儿提供食物，避免过饱，睡前 2 h 不为患儿提供食物。

（三）密切观察病情

密切观察患儿的病情。若患儿出现呕吐，应立即清除口腔内的奶汁、食物残渣或分泌物等，并协助其取左侧卧位休息；若患儿出现面色青紫、呛咳严重等疑似气道异物梗阻的表现，应及时帮助其排出，避免发生吸入性肺炎或窒息。此外，照护者应每日测量患儿的身高、体重，定期评估生长发育情况，若患儿出现生长发育迟滞、营养不良等表现，应告知家长并建议就医。

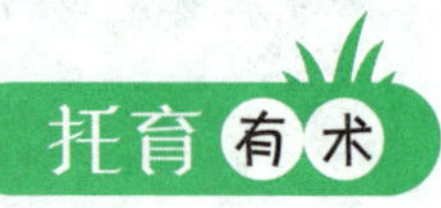

婴幼儿气道异物梗阻的主要表现与处理方法

气道异物梗阻是指个体不慎将异物吸入喉、气管或支气管后所产生的一系列呼吸道症状，若不及时解除可造成窒息等严重后果。

[主要表现]

气道部分阻塞的婴幼儿立即出现呛咳，但咳嗽停止时出现喘息声，呼吸困难，烦躁不安；气道完全阻塞的婴幼儿不能说话、咳嗽和呼吸，面部、口唇青紫，表情痛苦，并用手掐住自己的颈部。

[处理方法]

怀疑婴幼儿发生气道异物梗阻时，若咳嗽有力，应鼓励其连续自主咳嗽，以咳出异物。若咳嗽无力或呼吸困难明显，应立即采取解除气道梗阻措施，具体如下。

1．扣背/冲胸法

对于 1 岁以内的婴儿，可采用扣背/冲胸法。照护者从背后抱起婴幼儿，使其俯卧于左（右）侧手臂上，用手托住颈部及下颌部，并使头部低于躯干部，右（左）手手掌连续叩击婴儿背部两肩胛间 5 次，促使婴儿将气道异物排出，如图 3-1 所示。

如果击背 5 次后仍无异物排出，照护者可用右（左）手固定住婴儿的头颈部，慢慢将其翻转过来，注意头部要始终低于躯干，然后用左（右）手的示指和中指对婴儿的胸部进行 5 次冲击按压，如图 3-2 所示。按压结束后，检查婴儿口中有无异物排出。若有，用镊子取出；若无，以 5 次手掌扣背和 5 次胸部冲击为一组，重复操作，直至异物被清除。

2. 腹部冲击法

对于 1 岁以上的幼儿，可采用腹部冲击法。幼儿取立位，照护者站在幼儿身后，一足置于幼儿双足之间，双臂环抱幼儿腰部，让幼儿稍稍弯腰、头部前倾。照护者一手握拳，以拇指侧顶住幼儿剑突（位于胸骨体下端的薄骨片）与脐之间的腹部，另一手紧握该拳，快速向内、向上冲击腹部，反复冲击直至异物被排出，如图 3-3 所示。

婴幼儿气道异物梗阻时的处理方法

需注意，在婴幼儿严重窒息的情况下，照护者应立即联系急救中心。

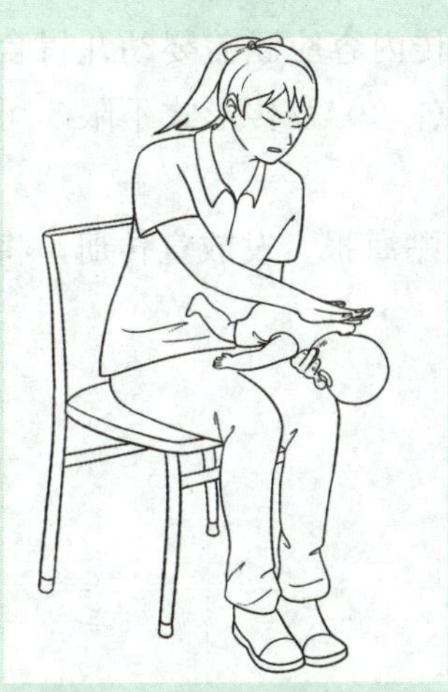

图 3-1　手掌叩背

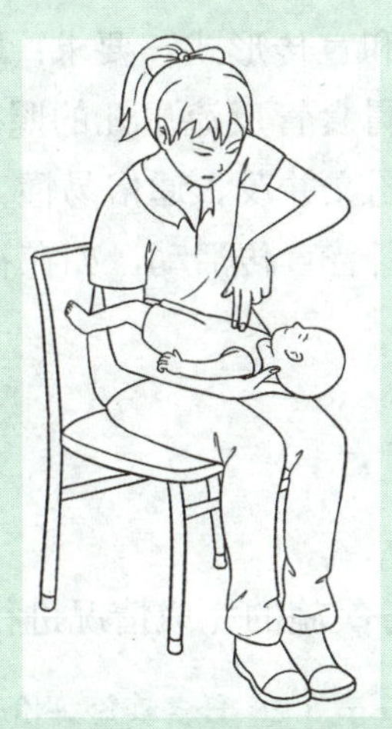

图 3-2　胸部冲击

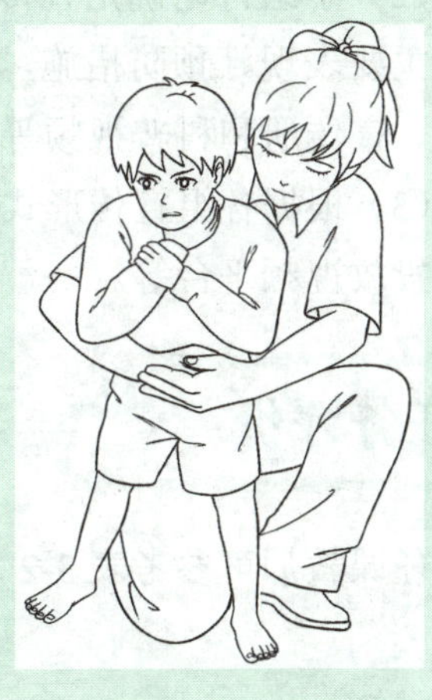

图 3-3　腹部冲击

（四）维持健康环境

避免患儿接触二手烟，防止呕吐症状加重。

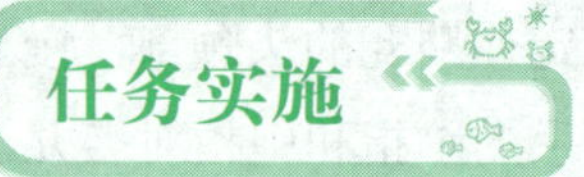

任务实施

婴幼儿胃食管反流科普宣传：婴幼儿胃食管反流，家长应该知道的那些事！

【活动背景】

胃食管反流的临床表现复杂且缺乏特异性，有时难以与其他引起呕吐的疾病相鉴别。同时，生理性胃食管反流和病理性胃食管反流也较难区分，长时间、高频率的胃食管反流会给婴幼儿的健康成长造成不利影响。因此，如何提高家长对婴幼儿胃食管反流的认识，了解相应的照护和预防措施，是婴幼儿托育从业者需要关心的话题。

【活动内容】

为加强家长对胃食管反流的认识，使其学会相应的照护和预防方法，请结合所学知识，并查阅相关资料，以“婴幼儿胃食管反流，家长应该知道的那些事！”为主题开展科普宣传活动，具体实施步骤如下：

（1）学生自由分组，每组 8～10 人。

（2）小组讨论确定宣传内容和宣传形式。要求：① 宣传内容应涵盖婴幼儿胃食管反流的主要表现、预防措施，以及胃食管反流患儿的照护要点；② 宣传形式不限，可制作海报、宣传册和科普视频等，需图文并茂、通俗易懂。

（3）根据各组宣传形式开展科普宣传活动，如在社区张贴海报、发放宣传册，将科普视频投放视频平台等。

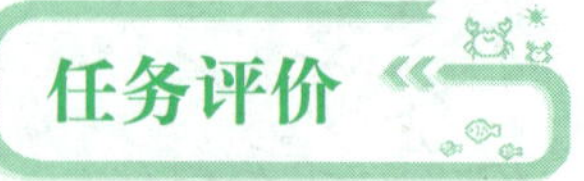

任务评价

任课教师可参考表 3-2 对任务实施的完成情况进行评价。

表 3-2　任务实施评价表

评价标准	分值	得分	任课教师评价
小组分工明确，成员积极参与活动	20		
作品内容涵盖全面，通俗易懂	50		
作品表现力好、完成度高、有创意	30		
总分	100		

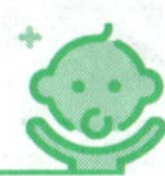

任务三 识别、预防与照护婴幼儿腹泻

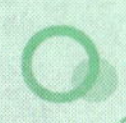

任务导入

3 岁的豆豆总说自己肚子疼，并且一上午拉了 3 次稀便。张老师见状，将豆豆带到保健室休息，随即拨通了豆豆妈妈的电话了解豆豆的情况。豆豆妈妈在电话中表示，昨晚豆豆和他爸爸去公园玩时吃了一个冰激凌，她怀疑这可能是导致豆豆腹泻的原因。

请思考：张老师应如何照护腹泻的豆豆？

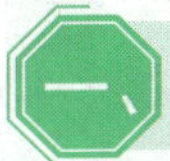

一、婴幼儿腹泻的识别

腹泻是指一组以大便次数增多和大便性状改变为特点的消化道综合征，6 月龄～2 岁的婴幼儿发病率高，其中 1 岁以内的约占半数。腹泻是造成婴幼儿营养不良和生长发育障碍的主要原因之一。

（一）病因

1. 感染性因素

感染性因素可分为肠道内感染因素和肠道外感染因素。

（1）肠道内感染因素：由病毒、细菌、真菌和寄生虫引起的肠道内感染，可使婴幼儿出现腹泻（称为感染性腹泻）。其中，以病毒和细菌引起的肠道内感染为多见，尤其是病毒引起的肠道内感染，寒冷季节时，80%的婴幼儿腹泻是由病毒引起的肠道内感染所致。

（2）肠道外的感染因素：中耳炎、上呼吸道感染、肺炎、尿路感染、皮肤感染或急性传染病等肠道外感染时，可使消化系统功能发生紊乱而使婴幼儿出现腹泻。

2. 非感染性因素

（1）饮食因素，如喂养不当、食物过敏、原发性或继发性乳糖不耐受等，都会引起婴幼儿腹泻。

（2）长期大量使用抗生素，可使正常菌群减少，有害菌群大量繁殖，造成婴幼儿肠道菌群失调，引起婴幼儿腹泻。

（3）天气骤变、腹部受凉、天气过热和肠道畸形等因素也会引起婴幼儿腹泻。

（二）主要表现

病毒是造成婴幼儿感染性腹泻发生的主要病原体，且不同病毒引起的感染性腹泻各具临床特点。此外，根据病程的长短，腹泻分为急性腹泻、迁延性腹泻和慢性腹泻，不同类型的腹泻其主要表现不同。

1．感染性腹泻的主要表现

（1）轮状病毒肠炎的主要表现

轮状病毒肠炎好发于秋冬季，以秋季流行为主。该病呈散发或小流行，经消化道传播（粪-口传播），也可通过呼吸道传播（气溶胶传播），潜伏期为1～3天，多发生于6月龄～2岁的婴幼儿。轮状病毒肠炎起病急，患儿常伴发热和上呼吸道感染症状，多数患儿无明显感染中毒症状。

患病初起1～2天患儿常出现呕吐，随后出现腹泻，大便次数增多，呈黄色水样或蛋花样便带少量黏液，无腥臭味，常并发脱水、酸中毒及电解质紊乱，还可出现惊厥、心肌损害、肺部炎症和肝胆损害等表现。轮状病毒肠炎为自限性疾病，数日后患儿呕吐逐渐停止、腹泻逐渐减轻，多数患儿病程为3～8天。

各抒己见

婴幼儿自限性疾病需要进行药物治疗吗？请查询相关资料，谈谈你的看法。

自限性疾病

（2）诺如病毒肠炎的主要表现

诺如病毒肠炎全年散发，暴发高峰多见于寒冷季节（11月至次年2月），潜伏期多为12～36 h。诺如病毒是导致托育机构急性暴发性胃肠炎的首要病原体。诺如病毒肠炎常起病急骤，患儿首发症状多为阵发性腹痛、恶心、呕吐和腹泻，并伴有畏寒、发热、头痛、乏力和肌痛等全身症状，以及鼻塞、流涕和咳嗽等呼吸道症状。呕吐、腹泻频繁的患儿可发生脱水和酸中毒等。本病也为自限性疾病，病程为12～72 h。

2．急性腹泻的主要表现

病程在2周以内的腹泻为急性腹泻，通常分为轻型急性腹泻、重型急性腹泻两种。

（1）轻型急性腹泻的主要表现

轻型急性腹泻常由饮食因素及肠道外感染引起。起病可急可缓，以胃肠道症状为主，患儿主要表现为食欲减退，偶有吐奶或呕吐；大便次数增多，但每次的大便量不多；大便稀薄或带水，呈黄色或黄绿色，有酸味。此外，患儿无脱水及全身感染中毒症状，多在数日内痊愈。

（2）重型急性腹泻的主要表现

重型急性腹泻多由肠道内感染引起，也可由轻型急性腹泻逐渐加重、转变而来。常起病急骤，患儿主要表现为食欲减退，常有呕吐，严重者可吐咖啡色液体；腹泻频繁，大便每日十余次，多为黄色水样便或蛋花样便，并含有少量黏液，少数患儿也可有少量血便。此外，患儿还有眼窝、前囟凹陷，尿少、泪少，皮肤黏膜干燥、弹性下降，心律失常等明显的脱水、电解质紊乱症状，以及发热或体温不升、嗜睡、面色苍白、精神烦躁或萎靡、意识模糊，甚至昏迷、休克等全身感染中毒症状。

托育有方

脱　水

脱水是指由机体水分摄入不足或丢失过多引起的体液总量（尤其是细胞外液量）减少的现象。机体脱水除丧失水分外，还有钠、钾和其他电解质的丢失。

脱水的程度常以丢失体液量占体重的百分比来表示。根据脱水的程度，脱水可分为三种类型：① 轻度脱水，是指脱水量相当于有3%～5%体重减少或体液丢失30～50 mL/kg的脱水类型；② 中度脱水，是指脱水量相当于有5%～10%体重减少或体液丢失50～100 mL/kg的脱水类型；③ 重度脱水，是指脱水量相当于有10%体重减少或体液丢失100～120 mL/kg的脱水类型。三种脱水类型的症状和体征有所不同，如表3-3所示。

表3-3　不同类型脱水的症状和体征

项目	轻度脱水	中度脱水	重度脱水
心率	正常	增快	增快
脉搏	正常	稍减弱	明显减弱
血压	正常	正常或稍低	降低
皮肤弹性	正常	差	极差
前囟、眼窝	稍凹陷	凹陷	明显凹陷
黏膜	稍干燥	干燥	明显干燥
精神状态	稍差	萎靡或烦躁	嗜睡、昏迷
肢端	尚温暖	稍凉	凉或发绀
尿量	正常	明显减少	无尿或严重少尿

3．迁延性腹泻和慢性腹泻的主要表现

迁延性腹泻是指病程为2周至2个月的腹泻，慢性腹泻是指病程为2个月以上的腹泻。这两种类型的腹泻均具有病程长、迁延不愈、病情易反复、大便性状及次数不稳定，

易造成患儿营养不良、免疫力低下等，以及严重时可导致患儿死亡的特点。急性腹泻迁延或治疗不当、肠道感染、食物过敏、免疫缺陷、药物因素和先天性畸形等均可引起迁延性腹泻和慢性腹泻，营养不良的婴幼儿易患这两种类型的腹泻。

托育有方

婴幼儿粪便的特点

1. 婴幼儿正常粪便的特点

（1）0～6月龄婴儿正常粪便的特点

新生儿：多数于出生12 h内开始排胎便，胎便性黏稠，色黑绿或深绿，无臭。新生儿若喂养充分，2～3日后逐渐排出正常新生儿大便。

母乳喂养儿：粪便为黄色或金黄色，均匀呈糊状或带少许黄色粪便颗粒，偶尔稍稀薄而略带绿色，不臭，有酸味。每日排便2～4次。

人工喂养（牛乳喂养）儿：粪便为淡黄色或灰黄色，呈均匀硬膏状，可混有白色凝块。因牛乳中蛋白质的含量较高，故粪便有明显的蛋白质分解产物的臭味。每日排便1～2次。

混合喂养儿：粪便与牛乳喂养婴儿的粪便相似，但质地更软、颜色更黄。每日排便1～3次。

（2）6月龄以上婴幼儿正常粪便的特点

6月龄婴儿开始添加辅食后，大便颜色会变暗，为棕色或深棕色，多呈较稠的糊状。随辅食数量和种类的增加，婴幼儿大便的颜色和性状会慢慢接近成人。每日排便次数也随辅食的逐渐增加而逐渐减少，约1岁后排便次数减至每日1次。

2. 婴幼儿异常粪便的特点

（1）颜色异常

大便颜色为灰白色，常提示胆道梗阻；大便颜色为黑色，常提示上消化道出血；大便表面有血丝且质地稍干，常提示肛裂或直肠出血；大便含血量过多，呈果酱样，同时伴有阵发性腹痛，常提示肠套叠；大便中含有黏液、脓血，常提示肠道感染。需注意，若牛乳喂养儿排绿色大便，常提示肠蠕动加快或有肠道炎症，是腹泻的先兆。

（2）气味异常

若粪便有臭味，常提示蛋白质消化不良；若粪便带酸味、多泡沫，常提示碳水化合物消化不良，肠内发酵旺盛；若粪便有腥臭味，常提示肠道细菌感染。

（3）质地异常

粪便外观呈奶油状，常提示脂肪消化不良；粪便中有奶瓣，多是未消化的脂肪与钙和镁合成的皂块，若量不多则无意义。

二、婴幼儿腹泻的预防

（一）强化饮食管理

（1）对于6月龄以内的婴儿，提倡纯母乳喂养。因为母乳营养丰富，易被消化吸收；同时，母乳内含有丰富的免疫活性物质，可增强免疫力，有效降低腹泻的发生风险。若无法纯母乳喂养（即人工喂养或混合喂养），照护者应根据婴儿具体情况选择合适的代乳品。

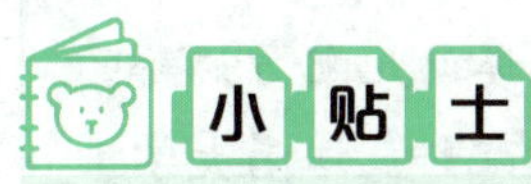

小贴士

动物乳中抗肠道感染的某些免疫活性物质较少，且长时间放置的奶粉和奶瓶易受环境污染，因此人工喂养儿更易患腹泻。

（2）对于6月龄以上的婴幼儿，逐步添加辅食，防止过食、偏食及饮食结构突然变动，并嘱家长不要在严寒或酷暑时节断乳，以免造成婴幼儿肠道功能紊乱而发生腹泻。

（3）为婴幼儿提供新鲜、干净的乳品或食物，定期清洗、消毒婴幼儿的奶瓶、餐具，并注意母乳的保存。

（二）重视婴幼儿个人卫生和环境卫生

（1）为婴幼儿勤换洗衣物，及时更换尿布，每次排便后用温开水为其冲洗臀部，保持皮肤清洁；饭后喂清水或协助婴幼儿漱口，睡前为婴幼儿清洁牙齿和口腔，保持口腔清洁。

（2）教育婴幼儿饭前便后洗手，不捡食不干净的食物，不喝不干净的水，以培养良好的卫生习惯。

（3）定期清洗、消毒婴幼儿的玩具和便器等物品，定期清洁、消毒室内的桌椅和地面，常开窗通风，保持环境卫生。

（三）增强婴幼儿抵抗力

（1）组织适当的体育锻炼，加强户外活动，以增强婴幼儿的体质。

（2）嘱家长按时为婴幼儿完成计划免疫，并建议家长在感染性腹泻流行期间为婴幼儿接种相关疫苗，以提升婴幼儿的免疫力。

（四）加强日常照护

注意天气变化，及时为婴幼儿增减衣物，并注意腹部保暖。

（五）开展健康教育

通过科普讲座、倡议信等形式向家长科普婴幼儿腹泻的相关知识，特别是长期滥用广谱抗生素对婴幼儿肠道的影响，以加强家长对婴幼儿腹泻的认识。

幼有善育

我国母乳结构脂肪生产关键技术获突破

婴幼儿的“口粮”除了母乳外便是婴幼儿配方奶粉，而脂肪是婴幼儿配方奶粉的重要成分，其中的母乳结构脂肪更是婴幼儿配方奶粉中脂肪的核心配料。江南大学王教授带领的团队联合多家公司，在母乳结构脂肪生产关键技术研究与应用上获重要突破。

王教授带领的团队采集了我国17省27市5 000多例母乳样品，以及丹麦、埃及两国的母乳样品，构建了迄今为止最大的母乳脂数据库，分析了400余种脂质成分，通过创建的多指标相似性评分模型和多级分类评价体系，对母乳和婴幼儿配方奶粉中的脂肪进行深入研究，挖掘出MLCT和UPU两类母乳功能脂肪标志物，并明确了其具有降低体脂和改善便秘的健康功效。

此外，王教授带领的团队还针对母乳结构脂肪生产关键技术开展科技攻关，成功突破了MLCT和UPU的核心制造技术，研发了具有自主知识产权的MLCT和UPU，其所制成的产品符合食品安全国家标准（GB 30604—2015）。这两项核心制造技术的成功突破破解了我国婴幼儿“口粮”核心制造技术“卡脖子”的难题。

资料来源：郑莉、于乐、孙嘉隆，《我国母乳结构脂肪生产关键技术研究与应用获突破》，《科技日报》2023年12月19日，有改动

三、腹泻患儿的照护

（一）调整饮食结构

（1）继续为患儿提供原来熟悉的易消化的饮食，但需少量多餐，食物由少量到多量、由稀薄到浓稠，随病情好转逐渐过渡到正常饮食。需注意，对疑似感染性腹泻的人工喂养儿，可暂时提供低（去）乳糖配方奶1～2周，待腹泻好转后再转为原有配方奶；对已添加辅食（超过6月龄）的患儿，避免给予生冷刺激性食物、粗纤维食物、高糖食物和高脂食物，以防肠道蠕动加快，腹泻加重。

婴幼儿腹泻时，进食量减少、肠道吸收减慢、营养需求量增加，如果饮食限制过严或者禁食过久可造成营养不良，导致病情迁延不愈，并影响生长发育，故腹泻患儿应继续饮食。

（2）患儿腹泻停止、恢复正常饮食后可每日加餐 1 次，持续 2 周。

（二）保证环境卫生，防止交叉感染

（1）房间定时开窗通风、消毒，保持室内洁净卫生。

（2）接触患儿前后均应洗手、消毒，并对患儿使用的奶瓶、餐具、便器和尿布等进行消毒、灭菌，防止交叉感染。

（3）对由诺如病毒、肠致病性大肠埃希菌和沙门菌等传染性强的病原体引起的腹泻患儿，应进行隔离，并对其呕吐物和粪便进行消毒处理。

（三）加强臀部皮肤照护

为了减轻排便次数增多对患儿臀部皮肤产生的刺激，照护者应在患儿每次大便后用温水冲洗其臀部，并用干净、柔软的布或纸擦干。若患儿臀部皮肤发红，可涂紫草油；若患儿臀部皮肤出现表皮破溃，可进行局部暴露晾晒，但应避免破溃局部接触粪便，以防感染。女患儿尿道口接近肛门，应注意会阴部的清洁，以防并发尿路感染。

（四）及时补充液体

多次腹泻的患儿常伴有脱水症状，应注意及时补充水分和电解质。照护者可在患儿每次稀便后喂服口服补液盐（III）或米汤加盐溶液（每 500 mL 米汤中加入细盐 1.75 g），以预防脱水。对 0～6 月龄患儿，可每次喂服 50 mL；对 6 月龄～2 岁患儿，可每次喂服 100 mL，2～3 岁患儿可每次喂服 150 mL。

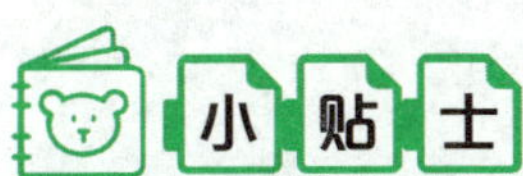

每袋口服补液盐（III，5.125 g）含有氯化钠 0.65 g、枸橼酸钠 0.725 g、氯化钾 0.375 g 和无水葡萄糖 3.375 g，加入 250 mL 温开水配制使用。口服补液盐（III）用于预防和治疗腹泻引起的轻、中度脱水，并可补充钠、钾和氯等电解质。

（五）规范使用药物

遵医嘱规范为患儿用药，观察并记录患儿用药后的反应。

（六）密切观察病情

密切观察患儿的病情，注意精神、面色、生命体征和大便性状等，记录患儿腹泻与呕吐的次数、量和性状。若患儿出现呕吐和（或）腹泻加重、精神萎靡、高热、脱水等严重表现，应立即通知家长并及时送医。

实例评析

在春天托育机构葵花班，有1名3岁的小朋友出现了上吐下泻的症状，随后又相继有3名小朋友也出现了同样的症状。班主任张老师考虑到现在是感染性腹泻的高发季，怀疑这4名小朋友可能是得了感染性腹泻，于是立即通知了4名小朋友的家长，告知了孩子的身体状况，并嘱家长带孩子去医院检查。同时，张老师将此情况上报给了机构负责人。

机构负责人听后，决定采取以下消毒隔离措施：① 让4名患病的小朋友在2楼保健室休息并由张老师照护，单独使用2楼保健室的卫生间，其他小朋友去1楼活动室并使用1楼卫生间；② 封锁4名患病小朋友呕吐时所在的活动室，消毒活动室中的呕吐物及被呕吐物污染的区域，并将呕吐物、患儿使用过的卫生纸和消毒人员使用过的一次性物品等一并放入黄色医疗废物专用袋；③ 对4名患病小朋友接触过的玩具、餐具和便器等进行清洗、消毒；④ 当4名患病小朋友去医院后，立即对保健室进行打扫、消毒，晾晒所有被褥；⑤ 等所有小朋友回家后，立即对所有房间打扫消毒，开窗通风，更换饮用水。随后几天，春天托育机构内都没有再出现相似病例，而4名患病小朋友最终被确诊为诺如病毒肠炎。

评析

感染性腹泻易在人群密集的场所流行，托育机构内若发现疑似感染性腹泻的患儿，应立即采取消毒隔离措施，谨防病原体传播。

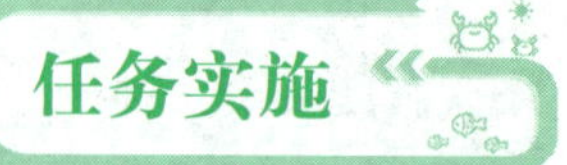

任务实施

情景模拟：照护腹泻的欢欢

【活动背景】

3岁的欢欢在托育机构吃完午饭后突然出现了多次腹泻，初为稀便，后转为蛋花水便，量多，含少量黏液，并伴有腹痛、发热和呕吐等症状。张老师见状，立即对欢欢展开照护，同时通过电话将欢欢的情况告知了欢欢的家长。

【活动内容】

请同学们以小组为单位，结合上述活动背景，进行情景模拟，具体实施步骤如下：

（1）学生自由分组，每组6～8人。

（2）根据所学知识，小组讨论关于欢欢的照护方案，并编写情景模拟剧本。

（3）小组成员根据剧本进行情景模拟，并请任课教师点评。

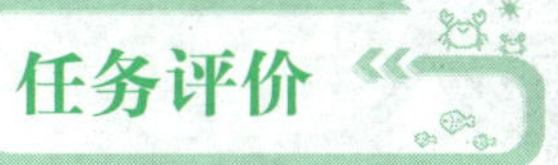

任务评价

任课教师可参考表3-4对任务实施的完成情况进行评价。

表3-4 任务实施评价表

评价标准	分值	得分	任课教师评价
小组分工明确，成员积极参与活动	20		
照护方案合理、正确	50		
模拟过程自然、流畅	30		
总分	100		

任务四 识别、预防与照护婴幼儿肠套叠

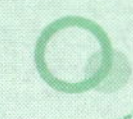

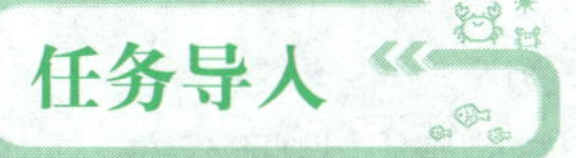

任务导入

2岁的鑫鑫户外活动时突然发生了阵发性的腹部剧烈疼痛和呕吐，张老师见状赶紧联系了鑫鑫家长，并和鑫鑫家长一起将鑫鑫送往了医院。经检查，鑫鑫发生了肠套叠。医生告诉鑫鑫家长，肠套叠是一种儿科急症，如果不及时治疗，可能会危及生命。

请思考：什么是肠套叠？鑫鑫发生肠套叠的原因可能有哪些？在鑫鑫家长到达托育机构前，张老师应如何照护鑫鑫？

一、婴幼儿肠套叠的识别

肠套叠是指部分肠管及肠系膜套入邻近肠腔所致的一种肠梗塞，如图3-4所示。肠套

叠是婴幼儿常见急腹症之一，多见于 2 岁以内的肥胖、健壮的婴幼儿，常伴随发生胃肠炎和上呼吸道感染。该病男婴幼儿的发病率高于女婴幼儿。

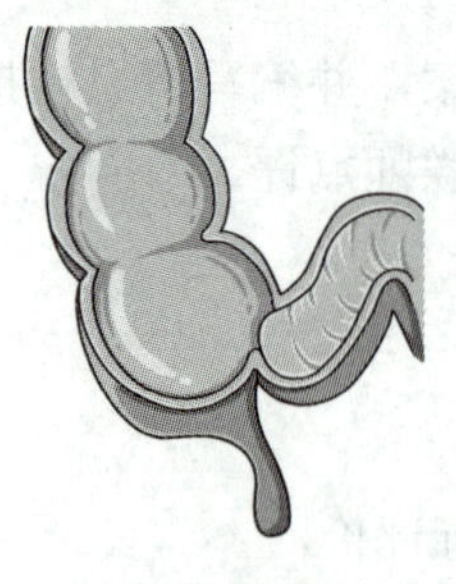
（a）正常肠管

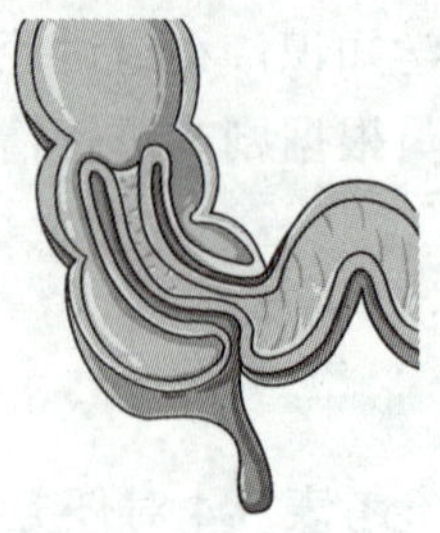
（b）肠套叠

图 3-4　正常肠管与肠套叠

（一）病因

肠套叠分为原发性肠套叠和继发性肠套叠两种，其中以原发性肠套叠较为常见。原发性肠套叠多由婴幼儿回盲部系膜尚未完全固定、活动度较大引起；继发性肠套叠多由肠管器质性病变引起，例如，肠息肉、肠肿瘤和肠重复畸形等，均可影响肠管的正常运动，从而引起肠套叠。

此外，有些促发因素，如饮食改变、病毒感染和腹泻等，可导致婴幼儿肠蠕动的节律发生紊乱，从而诱发肠套叠。

（二）主要表现

1. 阵发性腹痛

既往健康的婴幼儿突然发生阵发性的腹部剧烈绞痛。腹痛发作时患儿哭闹不安、屈膝缩腹、面色苍白，持续 10～20 min 后缓解，间歇 5～10 min 或更长时间后患儿又腹痛发作。阵发性腹痛系由肠系膜受牵拉和肠套叠鞘部（被套入的外层肠管）强烈收缩所致。

各抒己见

在本项目学习的各种疾病中，有哪些疾病会引起婴幼儿腹痛？这些疾病应如何鉴别？请以小组为单位，对上述问题展开讨论。

2. 呕吐

发病初期，患儿常出现反射性呕吐，呕吐物内含乳块或食物残渣，随病情进展呕吐物内可含胆汁；若患儿呕吐物为粪便样液体，则提示发生肠梗阻（肠内容物不能顺利通过肠管的病理状况）。

3．排果酱样黏液血便

发病初期，患儿大便正常，随后出现大便量减少或无便。多数患儿在发病 6～12 h 内排出果酱样黏液血便。

4．腹部有肿块

多数患儿在其腹部右侧肋缘下或脐周可触及肠套叠肿块，呈腊肠样，光滑，不太软，稍可移动。但当患儿并发肠坏死或腹膜炎时，会出现腹胀、腹水、腹肌紧张和压痛，此时患儿的腹部肿块不易触摸到。

5．全身症状

患儿在发病初期一般全身情况尚好，体温正常，仅有面色苍白、精神欠佳等表现。但随着疾病进展，患儿出现肠坏死或腹膜炎时，其全身情况恶化，常出现脉搏快而弱、脱水、高热、嗜睡、昏迷及休克等症状。

二、婴幼儿肠套叠的预防

（一）强化饮食管理

循序渐进地为婴儿添加辅食，避免饮食过量及饭后立即剧烈活动，以防止出现肠蠕动异常。

（二）加强日常照护

注意气温变化，及时为婴幼儿增减衣物，避免过冷或过热，预防因气温骤变引起婴幼儿肠蠕动异常。

（三）开展健康教育

积极开展婴幼儿肠套叠相关的宣讲会、家长课堂等，提高家长对婴幼儿肠套叠的认知水平和应对能力。

三、肠套叠患儿的照护

（一）肠套叠患儿起病时的照护

肠套叠是婴幼儿急症，照护者发现婴幼儿出现肠套叠的相关症状后，应立即通知患儿家长，向家长交代患儿发病的过程和目前症状。在家长到来前，应协助患儿取舒适卧位，稳定患儿情绪，不喂食患儿任何食物和水，密切观察并记录患儿的病情。但若患儿出现高热、嗜睡、脉搏快而弱和脱水等症状，应立即将患儿送医治疗。

肠套叠的治疗方法

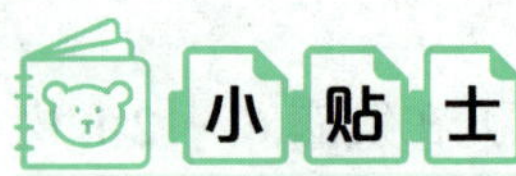

对原因未明的急性腹痛患儿，照护者要遵循“四禁”原则，即禁食、禁灌肠、禁服止痛药和禁服泻药，切忌主观臆断、疏忽大意，应严密观察、提高警惕，必要时立即送医。

（二）肠套叠恢复期患儿的照护

1. 提供合理的饮食

（1）初期给予患儿少量、稀薄、清淡及富含营养的流质食物，随后根据患儿的康复状况逐渐过渡到正常的食物。母乳喂养的患儿可继续吃母乳。

（2）为患儿少量多次地提供食物，以免过饱，影响肠道消化功能，不利于恢复。

2. 加强日常观察

观察、记录患儿的日常情况，并与患儿家长积极沟通交流。

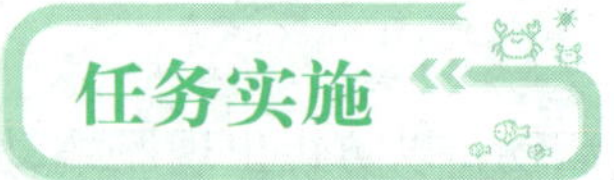

任务实施

案例分析：反复肚子疼的小布

【活动背景】

中午吃饭时，3 岁的小布与周围的小朋友打闹，突然间，小布出现呕吐症状，他用手捂着腹部，脸上露出痛苦的表情。张老师看到这一幕，立即将小布抱起，送往保健室休息。经过短暂的休息，小布的症状有所缓解，精神状态良好，无明显不适。于是，张老师就让小布继续在保健室中休息，自己返回教室去照看其他小朋友吃饭。

15 min 后，张老师去保健室看望小布，发现小布又开始肚子疼、呕吐，并手捂腹部、蜷缩屈膝、面色苍白。于是，张老师连忙协助小布侧卧，并清理了小布口中的呕吐物。为了缓解小布的不适，张老师给小布喂了些温开水，并用厚毛毯给小布保暖。为了安抚小布的情绪，张老师还拿出了小布最喜欢的玩具，同时给小布爸爸打电话通知了此事。在等待小布爸爸赶来的过程中，小布腹痛和呕吐反复出现，还排了一次果酱样的血便，精神也越来越差，并出现了发热。

小布爸爸接到小布后，立即将小布送往医院治疗。在小布爸爸带小布前往医院的过程中，张老师在电话中将小布的发病经过和症状变化告诉了小布爸爸，并给小布爸爸传送了小布的血便照片。

【活动内容】

请同学们以小组为单位，根据所学知识，结合上述活动背景，分析并回答以下问题：

（1）小布可能患有哪种疾病？

(2)张老师对小布采取的照护方法有哪些错误?正确的照护方法是什么?

(3)应如何对小布所患疾病进行预防?

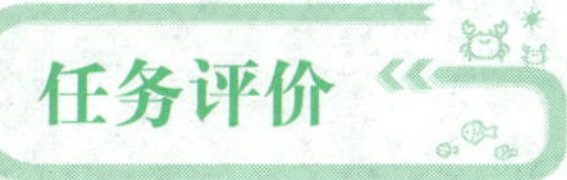

任务评价

任课教师可参考表 3-5 对任务实施的完成情况进行评价。

表 3-5 任务实施评价表

评价标准	分值	得分	任课教师评价
小组成员积极参与讨论	20		
能够熟练运用所学知识,正确分析相关问题	80		
总分	100		

项目学习综合测试

一、单项选择题

1. 下列关于婴幼儿鹅口疮的表述,错误的是(   )。
   A. 若产妇发生产道白念珠菌感染,则分娩后新生儿可能会患鹅口疮
   B. 鹅口疮表面白色假膜易擦去,擦去后见潮红、粗糙的口腔黏膜
   C. 定期清洁婴幼儿使用过的奶具、餐具和玩具等,可预防婴幼儿发生鹅口疮
   D. 婴幼儿患鹅口疮后,照护者可在其病变部位局部涂抹 10 万~20 万 U/mL 制霉菌素溶液,每天 2~3 次
2. 单纯疱疹性口炎由(   )感染所致。
   A. 诺如病毒
   B. 金黄色葡萄球菌
   C. 大肠杆菌
   D. 单纯疱疹病毒
3. 下列关于婴幼儿胃食管反流预防与照护的表述,错误的是(   )。
   A. 避免婴幼儿进餐前后哭闹、玩耍,避免其过饱,以预防胃食管反流的发生
   B. 避免胃食管反流患儿接触二手烟
   C. 胃食管反流患儿睡前可进食稠厚食物
   D. 胃食管反流患儿应以高能量、低脂肪饮食为主

4. 下列选项中，属于婴幼儿腹泻感染性因素的是（   ）。

A. 食物过敏

B. 腹部受凉

C. 病毒侵袭肠道

D. 肠道畸形

5. 下列关于腹泻患儿照护要点的表述，错误的是（   ）。

A. 多喂患儿温开水，以预防其脱水

B. 患儿腹泻停止、恢复正常饮食后每日加餐 1 次，持续 2 周

C. 患儿每次大便后，用温水为其冲洗臀部并擦干

D. 密切观察患儿的病情，记录患儿的病情发展

6. 婴幼儿肠套叠的主要表现不包括（   ）。

A. 阵发性腹痛

B. 抽搐

C. 腹部有包块

D. 排果酱样黏液血便

7. 下列关于婴幼儿单纯疱疹性口炎病因及主要表现的表述，错误的是（   ）。

A. 由单纯疱疹病毒感染所致

B. 起病时，患儿高热

C. 患儿高热 1～2 天后，颊黏膜、牙龈、舌、唇内、唇红及口周皮肤出现单个或成簇的小疱疹

D. 患儿患处不痛，不影响进食

8. 下列选项中，不属于婴幼儿胃食管反流病因的是（   ）。

A. 细菌感染

B. 体位不当

C. 喂食过多

D. 食管下端括约肌功能障碍

二、判断题

1. 鹅口疮为白念珠菌感染所致。（   ）

2. 单纯疱疹性口炎有较强的传染性，应注意避免交叉感染。（   ）

3. 轮状病毒肠炎的好发季节为夏季。（   ）

4. 照护者应避免婴幼儿腹部着凉、过量饮食，以及进餐后立即剧烈活动，以避免其肠蠕动异常，造成肠套叠。（   ）

5. 细菌和真菌是造成婴幼儿感染性腹泻发生的主要病原体。（   ）

6．长期大量使用抗生素，可使正常菌群减少，有害菌群大量繁殖，造成婴幼儿肠道菌群失调，引起婴幼儿腹泻。 （ ）

7．肠套叠患儿在发病初期一般全身情况尚好，体温正常，仅有面色苍白、精神欠佳等表现。 （ ）

8．照护者发现婴幼儿出现肠套叠的相关症状后，应立即通知患儿家长。在家长到来前，应协助患儿取舒适卧位，并喂温水以缓解不适。 （ ）

三、简答题

1．简述鹅口疮和单纯疱疹性口炎的主要表现。

2．简述病理性胃食管反流的病因。

3．简述腹泻患儿的照护方法。

4．简述婴幼儿肠套叠的主要表现。

项目学习综合评价

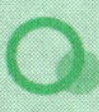

每5人一组，各组成员结合课前、课中和课后的学习情况，以及任务实施和课后习题的完成情况，按照表3-6的评价标准对本项目的学习效果进行自评和互评，并请任课教师进行评价。

表3-6 项目学习综合评价表

考核内容	评价标准	分值	评价得分		
			自评	互评	师评
知识与技能评价	了解婴幼儿胃食管反流、肠套叠的病因	5			
	熟悉婴幼儿口炎的病因、主要表现，婴幼儿胃食管反流的主要表现、预防与照护方法，婴幼儿腹泻的病因，婴幼儿肠套叠的预防与照护方法	10			
	掌握婴幼儿口炎的预防与照护方法，婴幼儿腹泻的主要表现、预防与照护方法，婴幼儿肠套叠的主要表现	20			
	能够留意婴幼儿的表现，及时识别婴幼儿口炎、胃食管反流、腹泻和肠套叠的症状	10			
	能够主动采取措施，有效预防婴幼儿口炎、胃食管反流、腹泻和肠套叠的发生	10			
	能够为口炎、胃食管反流、腹泻和肠套叠患儿提供科学照护	10			

续表

考核内容	评价标准	分值	评价得分		
			自评	互评	师评
过程与方法评价	课前预习，查找婴幼儿常见消化系统疾病的相关资料	5			
	课上认真听讲，及时标记重点内容，积极参与课堂活动	5			
	课后积极复习，总结、归纳本项目所学知识点，完成项目学习综合测试	5			
综合素质评价	能够深刻认识婴幼儿消化系统健康的重要性，能够积极参与婴幼儿健康知识宣传活动，具有较强的守护婴幼儿健康的内生驱动力	10			
	能够自主学习婴幼儿消化系统健康的相关知识，具有为婴幼儿健康服务的意识和职业使命感	10			
总分	自评×30%+互评×30%+师评×40%				

项目四

婴幼儿常见循环系统疾病的识别、预防与照护

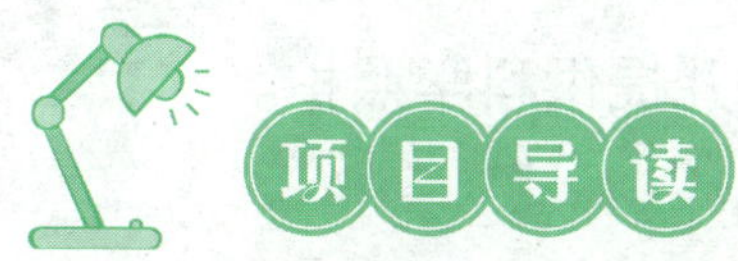

循环系统是人体的重要系统之一，一旦发生病变可对人体健康造成严重威胁。婴幼儿正处于生长发育的重要时期，若发生循环系统疾病，且得不到正确、有效的照护，则其今后的生活将受到严重影响。此外，婴幼儿若在胚胎期发生循环系统发育异常，出现心血管畸形，则其未来发展将更不容乐观。本项目主要讲述婴幼儿常见循环系统疾病中的先天性心脏病和病毒性心肌炎。通过学习本项目，照护者可以了解婴幼儿常见循环系统疾病的识别方法，掌握有效的预防措施和照护要点，保障婴幼儿健康成长及生活质量。

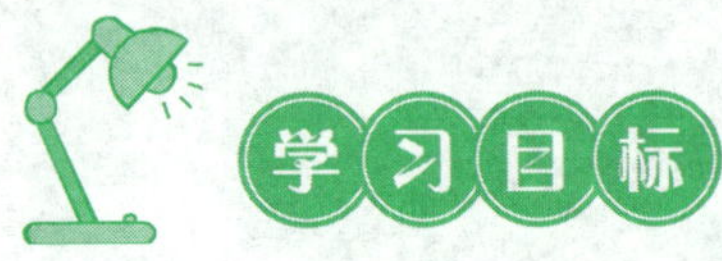

知识目标

- 了解婴幼儿先天性心脏病和病毒性心肌炎的概念、病因。
- 熟悉婴幼儿先天性心脏病和病毒性心肌炎的主要表现。
- 掌握婴幼儿病毒性心肌炎的预防措施，以及先天性心脏病和病毒性心肌炎患儿的照护要点。

技能目标

- 能够根据婴幼儿的日常表现，正确识别婴幼儿先天性心脏病和病毒性心肌炎。
- 能够主动采取措施，有效预防婴幼儿病毒性心肌炎的发生。
- 能够为先天性心脏病和病毒性心肌炎患儿提供科学照护。

素质目标

- 主动丰富婴幼儿循环系统健康知识，自觉提升婴幼儿健康照护能力。
- 关注婴幼儿健康资讯，参与婴幼儿循环系统健康宣传行动，为提高公众对婴幼儿循环系统健康的认识贡献自己的力量。

任务一　识别与照护婴幼儿先天性心脏病

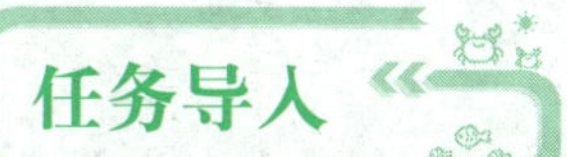

任务导入

莹莹，女，1 岁，发育迟缓，平时吃母乳后常间歇性喘息、出汗。近日，由于工作较忙，莹莹妈妈将莹莹送到单位附近的托育机构接受照护。在妈妈离开托育机构后，莹莹由于一时无法适应，便开始剧烈哭闹，并出现呼吸急促、颜面和口唇青紫的症状。王老师急忙给莹莹妈妈打去电话，并将莹莹送往医院。经检查，医生诊断莹莹患有先天性心脏病。

请思考：什么是先天性心脏病？先天性心脏病患儿主要有哪些临床表现？应如何对先天性心脏病患儿进行照护？

一、婴幼儿先天性心脏病的识别

先天性心脏病又称先天性心脏畸形，是指由胚胎期心血管系统发育异常，以及出生后应退化的组织未退化造成的先天性心血管畸形。

（一）病因

目前，先天性心脏病的病因尚不完全清楚，但普遍认为与遗传和环境因素有关。

1. 遗传因素

大多数先天性心脏病是由多基因突变引起的，少数是由单基因突变或染色体畸变引起的。

2. 环境因素

环境因素主要是指与孕妇有关的因素。孕妇在妊娠期特别是妊娠早期，患病毒感染性疾病（如风疹、流行性感冒、流行性腮腺炎和柯萨奇病毒感染等）、患代谢性疾病（如糖尿病、高钙血症和苯丙酮尿症等）、长期接触有害物质（如放射线和有机化学物质等）、服用某些药物（如抗癌药物和抗癫痫药物等）、缺乏叶酸或发生宫内缺氧等，都可能造成婴幼儿先天性心脏病的发生。

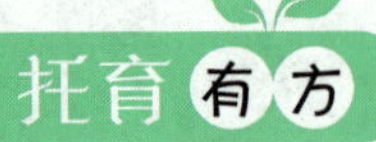

托育有方

先天性心脏病的分类

根据左、右心腔及大血管之间有无分流，先天性心脏病可分为以下三类。

1. 左向右分流型先天性心脏病

左向右分流型先天性心脏病是指在左、右心腔或主动脉与肺动脉之间存在异常通路，血液从左心向右心分流或从主动脉向肺动脉分流的一类先天性心脏病。正常情况下，这类患儿的皮肤黏膜不出现青紫；但当患儿剧烈哭泣、屏气或任何原因使右心或肺动脉压力增高并超过左心或主动脉时，血液可自右向左分流，使患儿的皮肤黏膜出现暂时性青紫。因此，左向右分流型先天性心脏病又称潜伏青紫型先天性心脏病，常见的类型有房间隔缺损（见图 4-1）、室间隔缺损（见图 4-2）和动脉导管未闭等。若这类先天性心脏病患儿青紫持续存在，则提示病情严重。

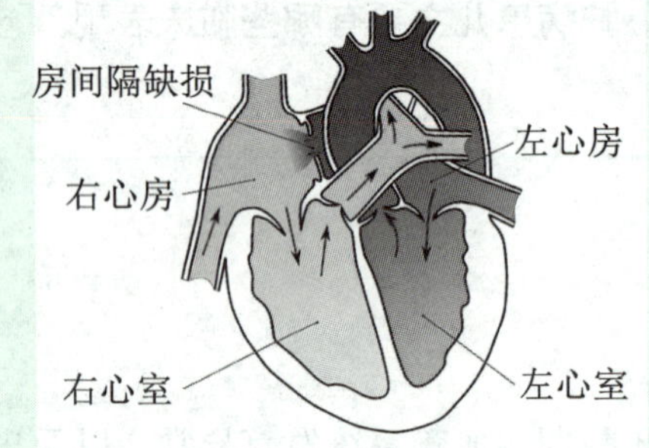

图 4-1　房间隔缺损

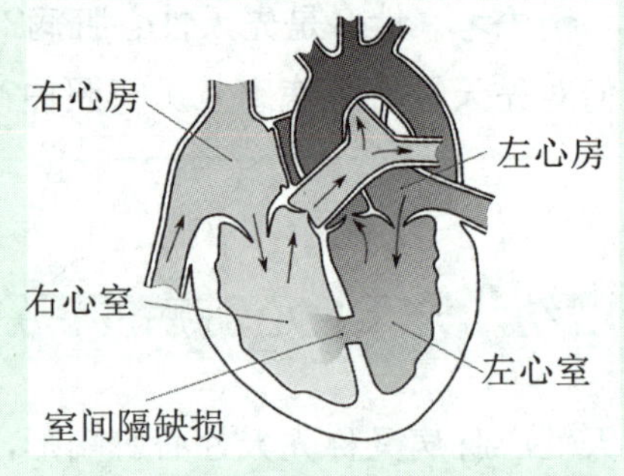

图 4-2　室间隔缺损

2. 右向左分流型先天性心脏病

右向左分流型先天性心脏病是指由于心脏结构异常或大血管连接异常，右心大量静脉血直接进入体循环的一类先天性心脏病，是先天性心脏病中最严重的一种类型。因这类患儿的皮肤黏膜会出现持续性青紫，故右向左分流型先天性心脏病又称青紫型先天性心脏病，常见的类型有法洛四联症（包括肺动脉流出道狭窄、室间隔膜部缺损、主动脉开口向右偏移和右心室肥大四种异常的先天性心脏和大血管畸形）、大动脉换位和三尖瓣闭锁等。

3. 无分流型先天性心脏病

无分流型先天性心脏病是指心脏左、右两侧或动、静脉之间无异常通路或分流的一类先天性心脏病。因患儿通常无皮肤黏膜青紫，故无分流型先天性心脏病又称无青紫型先天性心脏病，常见的类型有主动脉狭窄和肺动脉狭窄等。

（二）主要表现

先天性心脏病常见问题解答

先天性心脏病患儿的主要表现与其心血管畸形程度密切相关。轻症患儿无临床表现，活动和生长发育均不受影响。重症患儿多表现为面色苍白，喂养困难，活动后气促、乏力、多汗，哭闹、情绪激动时呼吸急促、烦躁不安、皮肤黏膜青紫或青紫加重，以及易并发反复呼吸道感染、充血性心力衰竭、感染性心内膜炎等。此外，重症患儿还可见发育迟缓、消瘦、心前区隆起和杵状指（见图 4-3）等现象。

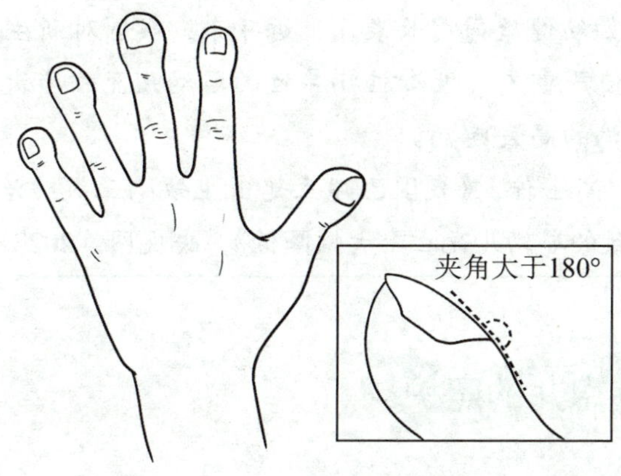

图 4-3　杵状指

小贴士

充血性心力衰竭是指心肌收缩能力减弱而不能搏出全部的静脉回流血液，或不能提供与身体组织代谢所需相称的血液供应，并由此产生的一系列症状和体征。充血性心力衰竭急性发作时主要表现为心率增快、呼吸困难、端坐呼吸、咳泡沫样痰和水肿等。

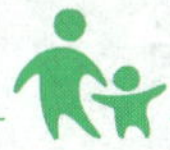
幼有所依

我国已建立起出生缺陷三级防治体系，先天性心脏病导致的婴幼儿死亡率大幅降低

每年 9 月 12 日是我国的“预防出生缺陷日”。2023 年 8 月 24 日，国家卫生健康委发布了《出生缺陷防治能力提升计划（2023—2027 年）》，提出要聚焦先天性心脏病、先天性听力障碍、唐氏综合征和地中海贫血等重点疾病，努力做到出生缺陷的早发现、早诊疗，进一步提高出生缺陷的防治能力。

出生缺陷是指在个体胎儿期或出生时发现的各种缺陷，包括器官的结构或功能异常、代谢异常及精神异常。出生缺陷病种繁多、病因复杂，而且多数病种的发病机制尚不明确，因此防治出生缺陷是公认的世界性难题。

目前，我国已建立起出生缺陷三级防治体系。其中，一级预防是指在婚前、孕前和孕早期进行健康教育、婚前保健、孕前优生检查和咨询指导，预防和减少出生缺陷的发生；二级预防是指在孕期开展产前筛查和产前诊断，减少死亡、严重残疾缺陷儿的出生；三级治疗是指对新生儿进行先天性疾病筛查和诊断，对出生缺陷患儿进行康复救治，预防和减少患儿残疾。

国家卫生健康委妇幼健康司司长表示，近年来，我国对新生儿先天性心脏病给予了积极预防与救治，使严重先天性心脏病导致的婴幼儿死亡率大幅降低，但目前先天性心脏病仍是出生缺陷的高发疾病。

资料来源：高士佳，《我国已建立起出生缺陷三级防治体系，先天性心脏病导致的婴幼儿死亡率大幅降低》，央视网，2023 年 9 月 12 日，有改动

二、先天性心脏病患儿的照护

（一）合理安排休息与活动

（1）合理安排患儿的休息时间，保障充足的睡眠，使患儿充分休息。

（2）根据患儿的病情，合理安排活动：对无症状的患儿，可不限制活动；对有症状的患儿，应以自觉不累为原则安排活动，避免剧烈运动；对症状严重的患儿，应卧床休息，并保持情绪稳定，避免剧烈哭闹。

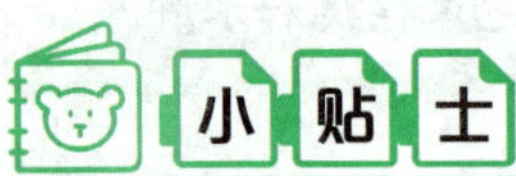

法洛四联症患儿会出现蹲踞现象，即患儿行走和游戏时常主动下蹲片刻。因为下蹲动作可以暂时缓解患儿的缺氧症状，所以当发现法洛四联症患儿蹲踞时，不可将其强行拉起。

（二）合理安排饮食

合理安排饮食，确保患儿摄入足够的能量、蛋白质和维生素，同时应注意饮食搭配，保证患儿大便通畅。例如，可根据患儿的喂养特点，提供谷薯类、肉类、蛋类、豆类、乳及乳制品、蔬菜和水果等，做到膳食多样化。需注意，对喂养困难的患儿应有耐心，使其少食多餐，并注意避免出现呛咳；对充血性心力衰竭的患儿应提供无盐或低盐饮食，以防

发生水钠潴留使病情加重。

（三）密切观察病情

密切观察患儿的病情变化，若患儿出现呼吸急促、烦躁不安，以及皮肤黏膜青紫或青紫加重等症状，应立即取膝胸卧位（见图 4-4），并送医治疗、通知家长；若患儿出现心率增快、呼吸困难、端坐呼吸、咳泡沫样痰和水肿等充血性心力衰竭表现，应立即取半卧位（上半身抬高 15°～30°），并送医治疗、通知家长。

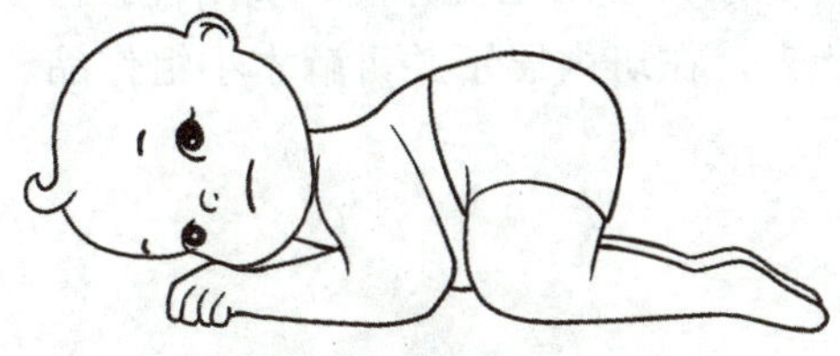

图 4-4　婴幼儿膝胸卧位

（四）积极预防感染

（1）根据气温变化及时为患儿增减衣物，以免过冷或过热。

（2）注意患儿个人卫生，室内每日清洁、消毒，定期开窗通风。

（3）避免带患儿去人多密集、通风不畅的场所，以免发生交叉感染。

（4）建议家长按时带患儿预防接种，以提高免疫力。

（五）开展健康教育

（1）向家长科普先天性心脏病的相关知识，以缓解心理压力；指导家长掌握先天性心脏病患儿的家庭照护方法，确保患儿得到科学照护。

（2）嘱家长带患儿按时复查，及时了解患儿病情，积极开展治疗。

（3）若患儿发生感染性疾病，应嘱家长及时带其治疗，以免加重先天性心脏病病情。

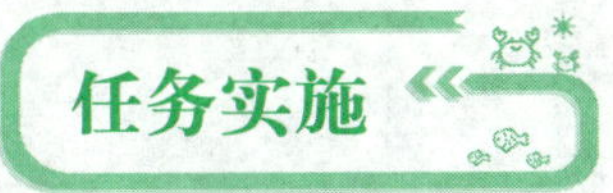

任务实施

设计宣传手册：学习婴幼儿先天性心脏病知识，共筑婴幼儿健康成长桥梁

【活动背景】

先天性心脏病目前仍是发病率最高的出生缺陷疾病，严重威胁婴幼儿的生命健康和生活质量。让孕产妇家庭了解先天性心脏病的防治知识，让先天性心脏病患儿家庭掌握科学的照护方法，提高大众对先天性心脏病的认识，是全社会共同的责任。

【活动内容】

请同学们以小组为单位，以“学习婴幼儿先天性心脏病知识，共筑婴幼儿健康成长桥梁”为主题，设计婴幼儿先天性心脏病防治健康教育宣传手册。具体实施步骤如下：

（1）学生自由分组，每组 6～8 人。

（2）根据所学知识，查询相关资料，组内讨论宣传手册内容。宣传手册需至少包括以下内容：① 婴幼儿先天性心脏病的病因、主要表现；② 婴幼儿先天性心脏病的预防措施；③ 先天性心脏病患儿的照护要点。

（3）组内合作制作宣传手册，要求图文并茂、实用性强。

（4）各小组选出 1 位代表，在班内展示并讲解本小组作品。

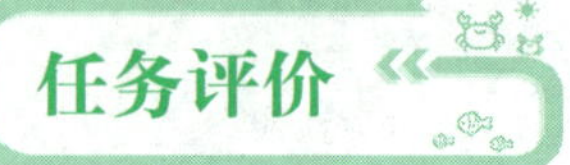

任务评价

任课教师可参考表 4-1 对任务实施的完成情况进行评价。

表 4-1　任务实施评价表

评价标准	分值	得分	任课教师评价
小组分工明确，成员积极参与活动	20		
作品完成度高，内容丰富，实用性强	50		
作品图片清晰，排版合理	20		
作品讲解清晰、流畅	10		
总分	100		

任务二　识别、预防与照护婴幼儿病毒性心肌炎

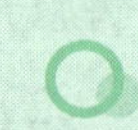

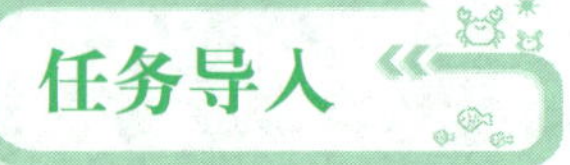

任务导入

妮妮，2 岁半，性格活泼，但在最近一次感冒痊愈后却变得文静起来。张老师发现，妮妮时常叹气，看起来也没有精神，不爱活动，连之前最爱的游戏也不想参加，还总是想让老师抱着。联系妮妮前不久患感冒，张老师建议妮妮妈妈带妮妮去医院进行专业检查，筛查病毒性心肌炎。

请思考：什么是病毒性心肌炎？病毒性心肌炎患儿有哪些表现？

一、婴幼儿病毒性心肌炎的识别

病毒性心肌炎是指由病毒感染引起的以心肌炎性病变为主要特征的循环系统疾病。

（一）病因

病毒性心肌炎由病毒感染所致，常见的病原体有柯萨奇病毒（B组和A组）、埃可病毒、脊髓灰质炎病毒、腺病毒、传染性肝炎病毒、流感和副流感病毒、麻疹病毒、单纯疱疹病毒和流行性腮腺炎病毒等。

（二）主要表现

病毒性心肌炎患儿的临床表现不一。轻症患儿可无症状，或仅有精神不振、乏力或食欲减退等表现，不易被识别。重症患儿主要表现为拒食、面色苍白、呕吐、叹气、烦躁不安、胸闷和胸痛等症状。少数重症患儿可发生心力衰竭和严重心律失常，表现为烦躁不安、呼吸困难、面色苍白、发绀、皮肤湿冷、多汗和脉搏细弱，还可能会发生晕厥，甚至猝死。需注意，新生儿患病毒性心肌炎时病情进展会很快，其主要表现为高热、反应低下、呼吸困难和发绀等。

病毒性心肌炎的检查手段

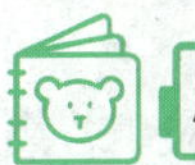

小贴士

婴幼儿病毒感染后可表现为多种疾病，如急性上呼吸道感染、轮状病毒性肠炎和手足口病等。若婴幼儿感染病毒后有乏力、精神不振、不爱活动和叹气等表现，则照护者一定要警惕其是否发生病毒性心肌炎，同时叮嘱家长及时带患儿到医院诊治。

二、婴幼儿病毒性心肌炎的预防

（一）增强抵抗力

（1）合理安排饮食，确保婴幼儿营养摄入均衡。

（2）组织适当的体育运动和户外活动，以增强婴幼儿的体质。

（3）合理安排作息时间，保证婴幼儿睡眠充足。

（4）建议家长按时带婴幼儿预防接种。

（二）加强卫生管理

（1）保持婴幼儿皮肤、口腔清洁，定期洗澡、定时刷牙、勤换衣物，协助婴幼儿培养良好的卫生习惯。

（2）室内定时开窗通风，定期清洗婴幼儿的餐具和玩具等用物，定期清洗、消毒、晾晒婴幼儿衣物和被褥，保持环境和用物卫生。

（三）积极预防感染性疾病

病毒感染高发期尽量避免带婴幼儿去人群密集、通风不畅的场所，避免婴幼儿与患病人群接触。

三、病毒性心肌炎患儿的照护

（一）保证充分休息

轻型病毒性心肌炎大多预后较好，但在急性期应保证患儿充分休息，至少完全卧床 8 周。在卧床休息期间，患儿可能会因无法玩耍、身体不适等出现情绪波动或剧烈哭闹，此时应及时安抚患儿，以免影响预后。例如，可通过讲故事、玩拼图等方式安抚患儿。

（二）规范使用药物

根据医嘱为患儿用药，记录患儿的用药种类、用药方式、用药时间和用药后反应。若患儿的用药依从性较差，则应采取奖励或做游戏等方式引导患儿用药，以确保有效治疗。

（三）密切观察病情变化

密切观察患儿的病情变化，若患儿出现嗜睡、无力、呼吸急促、面色苍白或口唇发绀等症状，应立即送往医院并通知家长，以免延误治疗，危及患儿生命。

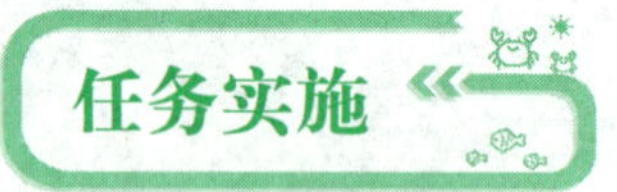

任务实施

情景模拟：照护妮妮

【活动背景】

经一系列专业的检查，妮妮最终被确诊为病毒性心肌炎，由于病情较轻，医生建议妮妮在家休养至完全康复。妮妮妈妈电话告知了张老师妮妮的情况，并向张老师请教了很多关于病毒性心肌炎患儿的照护要点。

【活动内容】

请同学们以小组为单位，结合上述活动背景，进行情景模拟，具体实施步骤如下：

（1）学生自由分组，每组 4～6 人。

（2）根据所学知识，小组讨论妮妮的照护方案，并编写情景模拟剧本。

（3）小组成员根据剧本进行情景模拟，并请任课教师进行点评。

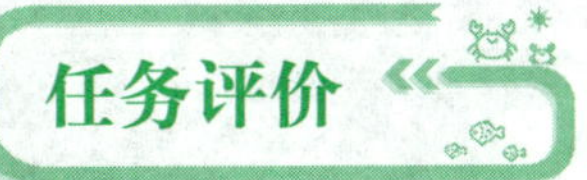

任务评价

任课教师可参考表 4-2 对任务实施的完成情况进行评价。

表 4-2　任务实施评价表

评价标准	分值	得分	任课教师评价
小组分工明确，成员积极参与活动	20		
照护方案合理、正确	50		
模拟操作熟练、流畅	30		
总分	100		

项目学习综合测试

一、单项选择题

1．重症先天性心脏病患儿的临床表现不包括（　　）。

A．面色苍白　　B．喂养困难　　C．心前区隆起　　D．心前区疼痛

2．先天性心脏病患儿出现呼吸急促、烦躁不安和皮肤黏膜青紫时，照护者应协助患儿取（　　）。

A．平卧位　　B．半卧位　　C．头低足高位　　D．膝胸卧位

3．病毒性心肌炎急性期患儿应至少完全卧床（　　）。

A．4 周　　B．6 周　　C．8 周　　D．12 周

4．下列关于病毒性心肌炎患儿照护要点的表述，错误的是（　　）。

A．及时安抚患儿情绪，避免剧烈哭闹

B．可通过跑步、跳绳和户外游戏等活动增强患儿的体质

C．遵医嘱为患儿规范用药，嘱家长带患儿按时复查

D．若患儿有嗜睡、呼吸急促、面色苍白或口唇发绀等表现，则应立即送医

二、判断题

1．对先天性心脏病轻症患儿，可不必限制其活动。（　　）

2．婴幼儿病毒性心肌炎的常见病原体有柯萨奇病毒、埃可病毒等。（　　）

三、简答题

1. 简述先天性心脏病患儿的照护要点。
2. 简述病毒性心肌炎患儿的照护要点。

项目学习综合评价

每5人一组，各组成员结合课前、课中和课后的学习情况，以及任务实施和课后习题的完成情况，按照表4-3的评价标准对本项目的学习效果进行自评和互评，并请任课教师进行评价。

表4-3 项目学习综合评价表

考核内容	评价标准	分值	评价得分		
			自评	互评	师评
知识与技能评价	了解婴幼儿先天性心脏病和病毒性心肌炎的概念、病因	10			
	熟悉婴幼儿先天性心脏病和病毒性心肌炎的主要表现	15			
	掌握婴幼儿病毒性心肌炎的预防措施，以及先天性心脏病和病毒性心肌炎患儿的照护要点	20			
	能够根据婴幼儿的日常表现,正确识别婴幼儿先天性心脏病和病毒性心肌炎	10			
	能够主动采取措施,有效预防婴幼儿病毒性心肌炎的发生	10			
	能够为先天性心脏病和病毒性心肌炎患儿提供科学照护	10			
过程与方法评价	课前预习,查找婴幼儿常见循环系统疾病的相关资料	5			
	课上认真听讲，及时标记重点内容，积极参与课堂活动	5			
	课后积极复习，总结、归纳本项目所学知识点，完成项目学习综合测试	5			
综合素质评价	具有丰富的婴幼儿循环系统健康知识和较强的婴幼儿健康照护能力	5			
	能够关注婴幼儿健康资讯，参与婴幼儿循环系统健康宣传行动，为提高公众对婴幼儿循环系统健康的认识贡献自己的力量	5			
总分	自评×30%+互评×30%+师评×40%				

项目五

婴幼儿常见泌尿系统疾病的识别、预防与照护

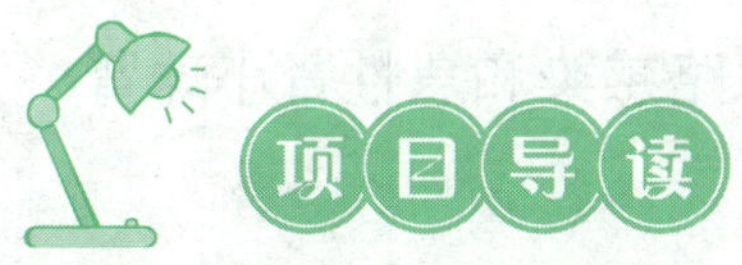

婴幼儿泌尿系统疾病的临床表现多不典型，且发病率较高，对婴幼儿的健康成长造成一定威胁，使得照护者常谈“泌尿”而色变。本项目主要讲述婴幼儿常见泌尿系统疾病中的尿路感染和急性肾小球感染。通过学习本项目，照护者可以了解婴幼儿常见泌尿系统疾病的识别方法，掌握有效的预防措施和照护要点，进一步提高对婴幼儿泌尿系统疾病的警惕性。

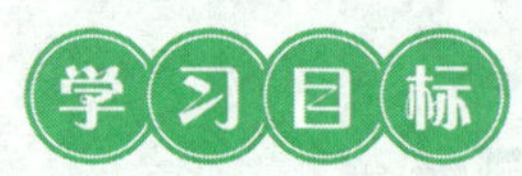

知识目标

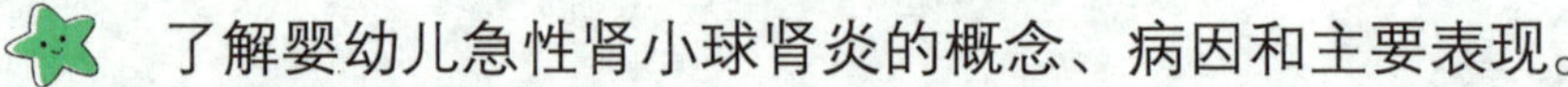

- 了解婴幼儿急性肾小球肾炎的概念、病因和主要表现。
- 熟悉婴幼儿尿路感染的概念和病因，婴幼儿急性肾小球肾炎的预防措施。
- 掌握婴幼儿尿路感染的主要表现、预防措施，以及尿路感染和急性肾小球肾炎患儿的照护要点。

技能目标

- 能够留意婴幼儿的日常表现，及时识别婴幼儿尿路感染和急性肾小球肾炎。
- 能够主动采取措施，有效预防婴幼儿尿路感染和急性肾小球肾炎的发生。
- 能够为尿路感染和急性肾小球肾炎患儿提供科学照护。

素质目标

- 能够具备爱心，用温柔和耐心去对待每一位婴幼儿，让他们感受到关爱与温暖。
- 增强自身的责任感和使命感，努力呵护“最柔软的群体”的健康成长。

任务一　识别、预防与照护婴幼儿尿路感染

任务导入

每年6月16日是我国的“泌尿健康日”。为了加强家长对婴幼儿泌尿系统疾病的关注和重视，春天托育机构在6月16日举行了婴幼儿泌尿健康宣传活动。在此宣传活动中，小葵花班的张老师以“婴幼儿尿路感染的识别、预防与照护”为主题进行了知识分享。

请思考：如果你是张老师，你会向家长分享关于婴幼儿尿路感染的哪些知识?

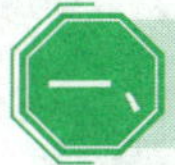

一、婴幼儿尿路感染的识别

尿路感染是指各种病原体在泌尿道内异常繁殖，并侵犯泌尿道黏膜或组织而引起的急性或慢性泌尿道疾病。

（一）病因

多种病原体（如细菌、真菌等）均可引起婴幼儿尿路感染，其中，细菌（以大肠埃希菌最为多见）为主要病原体。此外，一些潜在的因素会增加婴幼儿患尿路感染的风险，如尿路梗阻、膀胱输尿管反流、免疫功能低下（如长期使用免疫抑制剂等）、长期卧床、泌尿系统结构异常（如肾发育不良、肾盂及输尿管畸形和多囊肾等）和性别（女孩尿道短）等。

尿路感染的途径

（二）主要表现

1. 急性尿路感染的主要表现

婴幼儿急性尿路感染的临床症状多不典型，患儿常以全身症状为主，如发热、呕吐、嗜睡、喂养困难和发育迟缓，并伴有排尿时哭闹不安、尿液有臭味和顽固性尿布皮炎等，新生儿还常伴有黄疸。少数患儿仅以发热为唯一症状。随着年龄增长（一般2岁以后），患儿尿频、尿急、尿痛和腰部不适或疼痛等典型尿路感染表现逐渐变得明显。

2. 慢性尿路感染的主要表现

慢性尿路感染主要表现为病程迁延（多在6个月以上）或急性尿路感染反复发作，患儿常伴有贫血、消瘦和生长缓慢，严重者会出现高血压或肾功能不全。

二、婴幼儿尿路感染的预防

（一）培养良好的卫生习惯

（1）为婴幼儿勤换尿布（或纸尿裤），勤换洗贴身衣物，以保持个人卫生。

（2）建议家长尽量不给婴幼儿穿开裆裤，以免泌尿道被直接污染。

（3）为婴幼儿使用单独的洁具，并采用正确的方法定时为婴幼儿清洗尿道口。为女孩清洗尿道口时，应从尿道口向肛门单向擦洗，以防肛门处的细菌污染尿道口，并在清洗结束后擦干，以保持外阴干燥；为男孩清洗尿道口时，应先将包皮轻轻翻开，再彻底清洗。

（4）婴幼儿大便后，采用正确的方法为其擦拭，即从前向后轻轻擦拭，并向家长传授这一正确的擦拭方法。

实例评析

张老师发现2岁的妞妞从早上开始就精神不振，总是想让人抱着，中午吃饭的时候也没有胃口。午后，妞妞开始发烧，体温升至38℃。张老师立即将妞妞带至保健室，为妞妞进行物理降温并喂水，同时迅速给妞妞妈妈打去电话。

在照护妞妞的过程中，张老师回想起妞妞最近的尿量比较少，尿液的气味也比较重，同时纸尿裤上还会有一些异常的分泌物。结合妞妞今天的发热、精神不振和食欲减退等表现，张老师怀疑妞妞可能是患上了尿路感染。妞妞妈妈赶到托育机构后，张老师把自己的发现告诉了妞妞妈妈，并嘱妞妞妈妈带妞妞去医院做进一步检查。

最终，经过医院的检查，妞妞被诊断为尿路感染。事后，妞妞妈妈告诉张老师，近期因天气转凉，家里人就减少了给妞妞换纸尿裤的次数，且在妞妞每次大便之后只是简单擦拭，而没有彻底清洗她的臀部，可能是这些做法导致妞妞患上尿路感染。

评析

协助婴幼儿培养良好的卫生习惯是预防婴幼儿尿路感染的重要措施。即使天气寒冷，照护者也应保持婴幼儿身体干净、清洁。照护者可通过清洁前提高室内温度、为婴幼儿快速更换纸尿裤等措施来防止婴幼儿受凉。

（二）增强抵抗力

（1）合理安排饮食，确保婴幼儿营养摄入均衡。

（2）组织适当的体育运动和户外活动，以增强婴幼儿的体质。

（3）合理安排作息时间，保证婴幼儿充分的休息。

（4）提醒家长按时带婴幼儿预防接种，以增强免疫力。

（三）及时治疗相关疾病

嘱家长积极为婴幼儿治疗蛲虫病、包茎（男孩）、尿路梗阻、先天性肾脏和尿路畸形等疾病，以免这些疾病诱发婴幼儿尿路感染。

各抒己见

女孩尿路感染的发病率通常高于男孩，请结合所学知识，并查询相关资料，解释这种现象产生的原因。

三、尿路感染患儿的照护

（一）加强日常照护

（1）保持室内温湿度适宜、空气新鲜，以为患儿提供良好的休息环境，保证患儿充分休息。

（2）为患儿提供能量充足、富含蛋白质和维生素且易消化的饮食。需注意，对发热的患儿，应提供清淡饮食；对喂养困难的患儿，应注意安抚情绪，并采取合理措施（如言语激励、玩具奖励等）鼓励进食。

（3）鼓励患儿多饮水、勤排尿，以缩短病原体在膀胱内的停留时间，促进病原体和毒素的排出。

（4）注意患儿尿道口的清洁，小便后用温水冲洗局部。

（5）为患儿勤洗澡，勤换衣服、尿布或纸尿裤，勤清洗、晾晒被褥，保持个人卫生。

（二）实施对症照护

（1）监测患儿的体温变化，对发热的患儿，及时给予物理降温措施或遵医嘱给予退热药物。患儿退热后若大量出汗，应更换衣被，以保持皮肤清洁、干燥，并及时补充水分和电解质，以预防脱水。

（2）当患儿尿频、尿急和尿痛明显时，可用煮沸后适当冷却的湿热毛巾热敷外阴，但应注意避免烫伤患儿。

（3）遵照医嘱为患儿服用药物，观察患儿用药后的反应，并及时向家长反馈。

（三）密切观察病情

密切观察患儿的病情变化，若有异常表现，应及时送医治疗并通知家长。

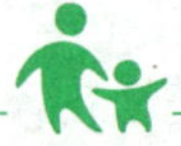

幼有所依

做好托育机构卫生评价工作，保障婴幼儿健康成长

为贯彻落实《国务院办公厅关于促进3岁以下婴幼儿照护服务发展的指导意见》，促进托育机构规范发展，满足人民群众对婴幼儿照护服务的需求，保障婴幼儿健康，国家卫生健康委结合工作实际，研究制定了《关于做好托育机构卫生评价工作的通知》（以下简称《通知》）。

《通知》主要包括两部分内容。一是明确托育机构备案相关卫生评价的基本要求。以保障婴幼儿健康为出发点，制定了《托育机构卫生评价基本标准（试行）》（以下简称《基本标准》），从环境卫生、设施设备、人员配备和卫生保健制度等四个方面提出了十四条基本要求。明确托育机构向所在地县级卫生健康部门备案时，应当符合《基本标准》各项要求。考虑到现阶段我国托育服务刚刚起步，托育机构普遍规模较小的现状，《基本标准》定位于既要满足群众对婴幼儿照护服务安全规范的诉求，确保婴幼儿健康，又要与托育机构现行发展水平相适应，进一步促进托育机构健康发展。

二是明确备案流程与管理要求。《通知》提出托育机构备案前应当按照《基本标准》进行自我评估，备案时提供自我评价合格的卫生评价报告，承诺符合《基本标准》各项要求，承诺不属实或违反承诺的，依法承担相关法律责任。同时加强事中、事后监管，要求县级卫生健康部门在备案时核验托育机构卫生评价报告的完整性，在提供备案回执后，按照《基本标准》从环境卫生、设施设备、人员配备和卫生保健制度等四个方面对托育机构进行现场核实勘验，加强监督管理，保障婴幼儿健康。

资料来源：《〈关于做好托育机构卫生工作的通知〉文件解读》，中华人民共和国国家卫生健康委员会官网，2022年8月4日，有改动

各抒己见

谈一谈婴幼儿尿路感染与托育机构的卫生状况有何关系。

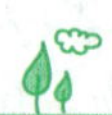

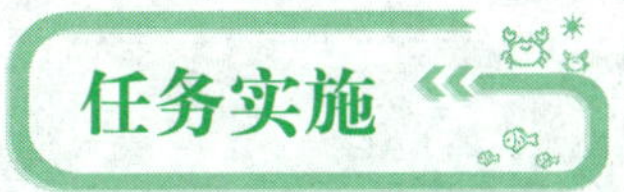

任务实施

情景模拟：照护乐乐

【活动背景】

乐乐，女孩，1岁半，由于发热、排尿时哭闹不安和尿液有异味等被父母送到医院检查，最终确诊为尿路感染。由于症状轻微，乐乐只需按时服药、定期复查，并接受悉心照护即可。随后，乐乐妈妈打电话告知张老师乐乐的情况。张老师表示可以等乐乐痊愈后再来托育机构，并向乐乐妈妈传授了尿路感染患儿的照护要点。

【活动内容】

请同学们以小组为单位，结合上述活动背景，进行情景模拟，具体实施步骤如下：

（1）学生自由分组，每组6~8人。

（2）根据所学知识，讨论乐乐的照护方案，并编写情景模拟剧本。

（3）小组成员根据剧本进行情景模拟，并请任课教师点评。

任务评价

任课教师可参考表5-1对任务实施的完成情况进行评价。

表5-1 任务实施评价表

评价标准	分值	得分	任课教师评价
小组分工明确，成员积极参与活动	20		
照护方案合理、正确	50		
情景模拟过程自然、流畅	30		
总分	100		

任务二　识别、预防与照护婴幼儿急性肾小球肾炎

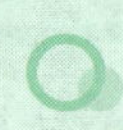

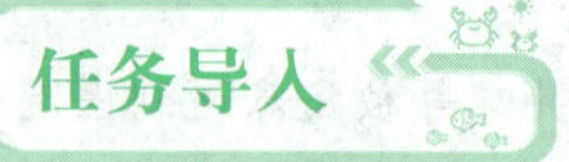

任务导入

2 岁的明明最近正处于感冒恢复期。早上起床时，明明妈妈发现明明眼皮肿，以为是明明昨天喝水过多导致的，就没有在意。下午，明明妈妈接到张老师的电话。张老师告知明明妈妈，明明今天的尿液呈洗肉水样，疑似血尿，而且午饭明明吃的也不多，还吐了一次，整个人没有精神，让明明妈妈尽快带明明去医院就诊。

请思考：明明可能患有何种疾病？如何才能预防此种疾病的发生？

一、婴幼儿急性肾小球肾炎的识别

急性肾小球肾炎是指一组以血尿、水肿、尿量减少和高血压等为主要临床表现的肾小球疾病，该病在发作前常有前驱感染性疾病的表现。根据病因的不同，急性肾小球肾炎可分为急性链球菌感染后肾小球肾炎和非链球菌感染后肾小球肾炎，本任务中提到的急性肾小球肾炎主要是指婴幼儿中常见的急性链球菌感染后肾小球肾炎。

（一）病因

婴幼儿急性肾小球肾炎多由链球菌感染所致。

（二）主要表现

1. 前驱感染

患儿在发病前 1～3 周多患有上呼吸道感染或皮肤感染，如急性咽炎、扁桃体炎、皮肤脓疱疮和猩红热（由 A 族 β 型溶血性链球菌引起的急性呼吸道传染病）等，但部分患儿可无前驱感染表现。一般情况下，上呼吸道感染与急性肾小球肾炎的发病间隔 1～2 周，而皮肤感染与急性肾小球肾炎的发病则间隔稍长，为 2～3 周。

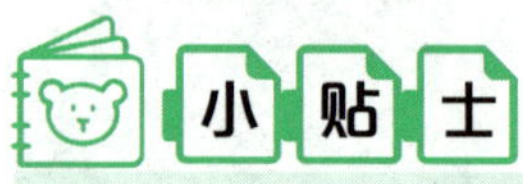

小贴士

婴幼儿急性肾小球肾炎前驱感染以上呼吸道感染最为常见，其次为皮肤感染。

2. 典型表现

（1）水肿、尿量减少

大多数患儿可出现水肿症状，初为晨起时双眼睑和颜面部水肿，2～3 天发展到下肢和全身水肿，一般为轻、中度非凹陷性水肿。患儿在水肿的同时还伴有尿量的减少。水肿可于发病后 2～3 周内，随患儿尿量的逐渐增多而消退。

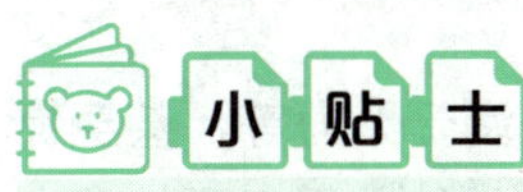

非凹陷性水肿是指按压水肿部位不产生明显凹陷的水肿形式。

（2）血尿

患儿几乎均会出现血尿症状。轻者表现为镜下血尿；重者表现为肉眼血尿，持续 1～2 周后可转为镜下血尿，镜下血尿可持续数月。

托育有方

血　尿

血尿是指尿液中红细胞的数量超过正常值的现象，可分为镜下血尿和肉眼血尿。镜下血尿是指尿液颜色正常，但尿沉渣镜检时每高倍视野红细胞平均数目＞3 个的尿液。肉眼血尿是指尿液颜色改变，尿沉渣镜检时发现大量红细胞的尿液。一般 1 000 mL 尿液中含 1 mL 血液即可呈现为肉眼血尿。

肉眼血尿的颜色与尿液的酸碱度有关。尿液为中性或弱碱性时，肉眼血尿的颜色鲜红或呈洗肉水样；尿液为酸性时，肉眼血尿的颜色为浓茶色或呈烟蒂水样。

导致血尿的原因有很多，如肾脏疾病、尿路疾病和全身性疾病等。因此，婴幼儿出现血尿表现后，应及时进行相关检查，以明确疾病类型，进行精准治疗。此外，刚出生的新生儿尿中的尿酸盐可使尿液呈红色，但数日后尿液颜色就可变淡，可通过尿沉渣镜检与血尿相鉴别。

（3）高血压

部分患儿会出现高血压，系因水钠潴留、血容量扩大所致，一般为轻度或中度血压增高，于发病 1～2 周后随尿量增多而降至正常。

（4）伴随症状

除上述表现外，患儿同时伴有低热、疲倦、乏力、头晕、食欲减退、恶心和呕吐等症状。

3. 严重表现

（1）循环充血

循环充血（循环系统中血量增多的现象）轻者表现为呼吸急促和肺部闻及湿啰音；严重者表现为呼吸困难、端坐呼吸，频繁咳嗽、咳粉红色泡沫样痰，心率增快，颈静脉充盈或怒张，以及肝颈静脉回流征阳性（按压右上腹部，颈静脉明显充盈的现象）。

（2）高血压脑病

高血压脑病常发生在急性肾小球肾炎发病的初期，患儿表现为剧烈头痛、烦躁不安、恶心、呕吐、视物模糊或一过性失明，甚至惊厥或昏迷。若能及时控制患儿的高血压，脑病症状可得到缓解。

（3）急性肾功能不全

患儿表现为少尿或无尿、头晕、头痛、恶心、呕吐、呼吸深快和疲乏无力等，甚至惊厥或昏迷。上述症状一般可持续3～5天，并随尿量增多迅速好转，若持续数周仍不改善，则提示预后严重。

小贴士

婴幼儿每日尿量<200 mL为少尿，每日尿量<50 mL为无尿；新生儿每小时尿量<1.0 mL/kg为少尿，每小时尿量<0.5 mL/kg为无尿。

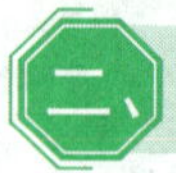

二、婴幼儿急性肾小球肾炎的预防

（一）增强抵抗力

（1）组织适当的体育运动，多带婴幼儿进行户外活动，以增强体质。

（2）为婴幼儿提供种类多样、营养丰富的食物，确保营养摄入均衡。协助婴幼儿养成良好的饮食习惯，避免挑食、偏食和暴食。

（3）协助婴幼儿培养规律作息的习惯，保证充分的休息。

（二）防治感染性疾病

（1）注意天气变化，适时为婴幼儿增减衣物，避免带婴幼儿去人群密集、通风不畅的场所，以预防呼吸道感染。

（2）保持婴幼儿个人卫生，为其勤换洗衣物、勤洗澡、勤晾晒被褥，以预防皮肤感染。

（3）若婴幼儿出现感染性疾病，特别是链球菌感染，应建议家长为其积极、彻底治疗，并在感染1～2周后检查尿常规，以便及时发现异常情况。

三、急性肾小球肾炎患儿的照护

（一）加强日常照护

（1）在发病后的2～3周内，患儿应卧床休息，待水肿消退、血压降至正常及肉眼血尿消失后，可逐渐增加活动量；在发病后的 3 个月内，患儿应避免重体力运动。当尿液检查完全正常后，患儿可恢复正常活动。

（2）患儿应以低盐（以每天 60 mg/kg 为宜）饮食为主，并以碳水化合物作为主要的能量摄入来源。对合并氮质血症（血液中的尿素氮、肌酐等非蛋白氮超过正常范围）的患儿，应适当限制蛋白质的摄入，可选择优质蛋白（如大豆、瘦肉等）。此外，对水肿严重且伴有少尿的患儿，应严格限制水的摄入。

（二）密切观察病情

（1）密切观察患儿的病情变化，注意其意识、呼吸、脉搏和血压等的情况，若患儿出现严重循环充血、高血压脑病或急性肾功能不全的症状，应立即送医治疗并通知家长。

（2）测量并记录患儿的每日体重和 24 h 的液体出入量，以了解患儿的每日体液平衡状况。

急性肾小球肾炎的用药

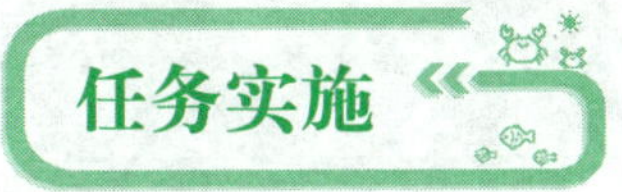

制作婴幼儿急性肾小球肾炎学习课件

【活动背景】

急性肾小球肾炎多继发于呼吸道感染和皮肤感染。春天托育机构的教师们对呼吸道感染和皮肤感染的认识较多，但对急性肾小球肾炎的认识较少。为了提高教师们对婴幼儿急性肾小球肾炎的认识，使教师们熟练掌握婴幼儿急性肾小球肾炎的预防措施与照护要点，春天托育机构计划开展针对婴幼儿急性肾小球肾炎的教师学习活动。

【活动内容】

假如你是上述教师学习活动的组织者，请制作一份关于婴幼儿急性肾小球肾炎的学习课件，具体操作步骤如下：

（1）学生自由分组，每组 5～8 人。

（2）小组内每位同学制作一份关于婴幼儿急性肾小球肾炎的学习课件。要求：内容全面、图文并茂、版式新颖。

（3）制作完成后，小组成员轮流在组内进行讲解。其余小组成员认真倾听，并提出合理的修改意见。

（4）小组成员根据修改意见对学习课件进行修改，修改完成后交由任课教师审阅。

任务评价

任课教师可参考表 5-2 对任务实施的完成情况进行评价。

表 5-2 任务实施评价表

评价标准	分值	得分	任课教师评价
学习课件内容正确、丰富，实用性强	60		
学习课件图片精美、清晰	20		
学习课件排版结构合理，样式美观	20		
总分	100		

项目学习综合测试

一、单项选择题

1. 引起婴幼儿尿路感染的主要病原体是（　　）。
   A. 金黄色葡萄球菌
   B. 变形杆菌
   C. 铜绿假单胞菌
   D. 大肠埃希菌
2. 婴幼儿急性肾小球肾炎的典型表现是（　　）。
   A. 水肿、蛋白尿、高血压和高脂血症
   B. 高血压、血尿、蛋白尿和低蛋白血症
   C. 水肿、尿量减少、血尿和高血压
   D. 尿量减少、水肿、蛋白尿和高脂血症
3. 下列关于尿路感染患儿照护的表述，错误的是（　　）。
   A. 为患儿提供良好的休息环境，保证患儿充分休息
   B. 注意患儿尿道口的清洁，小便后用温水冲洗局部
   C. 若患儿尿频、尿急和尿痛明显，可用冰袋冷敷其外阴
   D. 密切观察患儿的病情变化，若有异常及时送医治疗并通知家长
4. 下列关于婴幼儿急性肾小球肾炎预防与照护的表述，错误的是（　　）。
   A. 保证婴幼儿充分活动、均衡营养、充分休息，以增强抵抗力，预防急性肾小球肾炎的发生

B．若婴幼儿出现链球菌感染，应在在感染 1～2 周后检查尿常规，以便排查急性肾小球肾炎

C．急性肾小球肾炎患儿患病后的 2～3 周内，应卧床休息

D．患儿应以高盐饮食为主，并以蛋白质作为主要的能量摄入来源

二、判断题

1．婴幼儿急性尿路感染的临床表现以局部症状为主。（　　）

2．让急性尿路感染的患儿多饮水、多排尿，可帮助其尽快恢复。（　　）

3．引发婴幼儿急性肾小球肾炎的病原体主要是链球菌。（　　）

4．急性肾小球肾炎患儿几乎均会出现血尿症状，但部分轻症患儿的尿液颜色并无异常。（　　）

三、简答题

1．如何预防婴幼儿尿路感染的发生？

2．简述急性肾小球肾炎患儿的照护要点。

项目学习综合评价

每 5 人一组，各组成员结合课前、课中和课后的学习情况，以及任务实施和课后习题的完成情况，按照表 5-3 的评价标准对本项目的学习效果进行自评和互评，并请任课教师进行评价。

表 5-3　项目学习综合评价表

考核内容	评价标准	分值	评价得分		
			自评	互评	师评
知识与技能评价	了解婴幼儿急性肾小球肾炎的概念、病因和主要表现	5			
	熟悉婴幼儿尿路感染的概念和病因，婴幼儿急性肾小球肾炎的预防措施	10			
	掌握婴幼儿尿路感染的主要表现、预防措施，以及尿路感染和急性肾小球肾炎患儿的照护要点	20			
	能够留意婴幼儿的日常表现，及时识别婴幼儿尿路感染和急性肾小球肾炎	10			
	能够主动采取措施，有效预防婴幼儿尿路感染和急性肾小球肾炎的发生	10			
	能够为尿路感染和急性肾小球肾炎患儿提供科学照护	10			

续表

考核内容	评价标准	分值	评价得分		
			自评	互评	师评
过程与方法评价	课前预习，查找婴幼儿常见泌尿系统疾病的相关资料	5			
	课上认真听讲，及时标记重点内容，积极参与课堂活动	5			
	课后积极复习，总结、归纳本项目所学知识点，完成项目学习综合测试	5			
综合素质评价	具有爱心，能够用温柔和耐心去对待每一位婴幼儿，让他们感受到关爱与温暖	10			
	具有较强的责任感和使命感，能够努力呵护“最柔软的群体”的健康成长	10			
总分	自评×30%+互评×30%+师评×40%				

项目六

婴幼儿常见神经系统疾病的识别、预防与照护

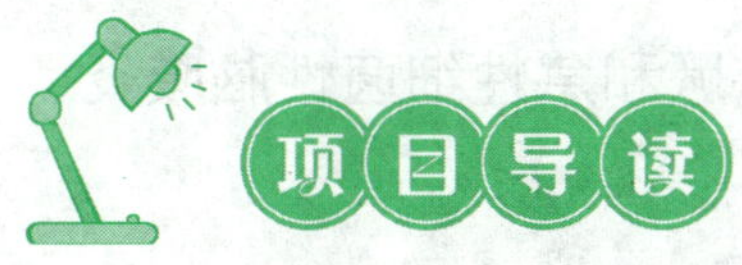

婴幼儿神经系统疾病是一类较为复杂的疾病，这类疾病可能会影响婴幼儿的认知、运动和情感发育，及时识别、预防这类疾病对婴幼儿的健康成长至关重要。此外，对这类疾病患儿的妥善照护，对改善其预后和生活质量具有决定性的作用。本项目主要讲述婴幼儿常见神经系统疾病中的惊厥和急性细菌性脑膜炎。通过学习本项目，照护者可以了解婴幼儿常见神经系统疾病的识别方法，掌握有效的预防措施和照护要点，为婴幼儿的健康成长保驾护航。

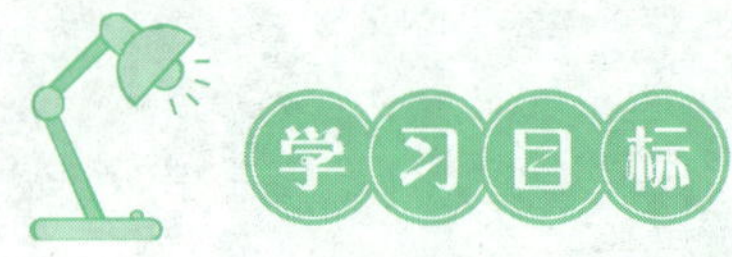

知识目标

- 了解婴幼儿惊厥的概念和病因，婴幼儿急性细菌性脑膜炎的概念、病因、并发症和后遗症。
- 熟悉婴幼儿惊厥和急性细菌性脑膜炎的预防措施。
- 掌握婴幼儿惊厥和急性细菌性脑膜炎的主要表现，以及惊厥和急性细菌性脑膜炎患儿的照护要点。

技能目标

- 能够根据婴幼儿的日常表现，正确识别婴幼儿惊厥和急性细菌性脑膜炎。
- 能够主动采取措施，有效预防婴幼儿惊厥和急性细菌性脑膜炎的发生。
- 能够为惊厥和急性细菌性脑膜炎患儿提供科学照护。

素质目标

- 具有沉稳、冷静的处事风格，能够从容不迫地应对婴幼儿神经系统急症。
- 具备敏锐的观察力，时刻关注婴幼儿健康成长的相关问题。

任务一　识别、预防与照护婴幼儿惊厥

任务导入

清清，1 岁半，无明显诱因出现发热，且体温迅速升高至 40℃，紧接着出现牙关紧闭、口吐白沫、肢体抽动和意识不清的症状。持续约 3 min 后，症状自行缓解，随后清清进入嗜睡状态。

请思考：清清怎么了？若你是一名托育机构的老师，你应该如何对清清进行照护？

一、婴幼儿惊厥的识别

惊厥是指由大脑皮质功能紊乱引起的一种运动障碍，主要表现为突然发生的全身性或局部性的肌群强直性或阵挛性抽动，常伴有不同程度的意识改变，是婴幼儿常见的急危重症之一。

（一）病因

1．感染性病因

（1）颅内感染性疾病：如脑膜炎、脑炎和脑脓肿等，其中以化脓性脑膜炎和病毒性脑炎较为常见。

（2）颅外感染性疾病：如急性胃肠炎、细菌性痢疾、脓毒症、中耳炎、破伤风、百日咳和重症肺炎等。

2．非感染性病因

（1）颅内非感染性疾病：如颅脑占位性病变（如颅内肿瘤、囊肿和血肿等）、颅脑损伤、先天发育异常（如小头畸形和脑血管畸形等）和缺氧缺血性脑病等。

（2）颅外非感染性疾病：如水电解质紊乱、酸碱平衡失调、肝肾衰竭、急性中毒和遗传代谢性疾病（如苯丙酮尿症等）等。

各抒己见

请同学们以小组为单位，查询相关资料，讨论婴幼儿为什么易发生惊厥。

婴幼儿容易发生惊厥的原因

（二）主要表现

惊厥大多数为急性发作，典型表现为意识突然丧失，双眼上翻、凝视或斜视，牙关紧闭，口吐白沫，口周发绀，肌肉强直或阵挛，以及大小便失禁等。惊厥发作的持续时间不一（一般时间较短），发作结束后，患儿出现精神萎靡、嗜睡，甚至昏迷。

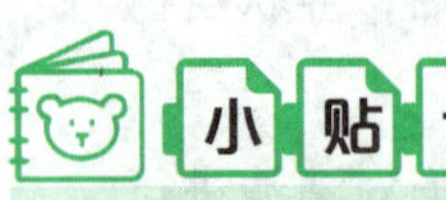

短暂的惊厥发作通常不会对婴幼儿的大脑产生明显的影响，但若短时间内发生多次惊厥发作，则会对婴幼儿的早期发育产生明显的影响。此外，长时间、持续地惊厥发作会引起脑组织损伤。

需注意，新生儿及婴儿惊厥发作时症状常不典型，多表现为面部、肢体的局部或多部位抽动，或突发瞪眼、咀嚼、流涎和呼吸暂停等症状，也有的仅表现为眼角、口角抽动，双侧肢体交替抽动或单侧肢体抽动等。

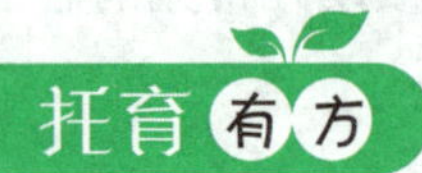

热性惊厥

热性惊厥是指一次热性病程（肛温>38.5℃或腋温>38℃）中出现的惊厥发作，通常发生于发热后的24 h内。但在热性惊厥前有中枢神经系统感染、非热性惊厥史及中枢神经系统发育异常的惊厥发作，均不能诊断为热性惊厥。

热性惊厥有显著的遗传易感性和环境促发性。其中，病毒和细菌感染是热性惊厥的重要环境促发因素，且以病毒感染更为多见。

根据临床特点，热性惊厥可分为单纯型热性惊厥和复杂型热性惊厥两种类型。单纯型热性惊厥表现为全面性发作，持续时间<15 min，一次热性病程中仅发作1次；复杂型热性惊厥表现为局灶性发作，持续时间>15 min，一次热性病程中发作次数≥2次。其中，单纯型热性惊厥较为多见。

热性惊厥的复发率与年龄相关，首次发作年龄越小，复发率越高。此外，其他的复发危险因素还包括首次发作前发热时间短（<1 h）、有热性惊厥家族史，以及在低热时就出现惊厥发作等。热性惊厥患儿具有的复发危险因素越多，其热性惊厥的复发率越高。目前，尚无证据表明退热治疗能有效预防热性惊厥的复发，因此，应对热性惊厥的复发，应从预防婴幼儿细菌或病毒感染入手。

热性惊厥总体预后良好，发病年龄多为6月龄～5岁，目前尚无证据表明热性惊厥会导致脑损伤，即使是复杂型热性惊厥的患儿，其远期认知功能和行为与同龄正常婴幼儿相比也无显著差异。

二、婴幼儿惊厥的预防

（1）协助婴幼儿培养良好的生活与卫生习惯，组织合适的体育活动，合理安排饮食，建议家长按时带婴幼儿预防接种，以增强婴幼儿的抵抗力，预防颅内、外感染性疾病的发生。

（2）积极开展健康教育宣传，向家长科普惊厥的相关知识，嘱家长若婴幼儿患有可能造成惊厥的疾病，应及时就医，并接受规范治疗。

三、惊厥患儿的照护

（一）实施初级紧急救助

患儿惊厥发作时，照护者应立即实施初级紧急救助并通知患儿家长，初级紧急救助的具体措施及注意事项如下：

（1）立即将患儿平放在平坦的床面、桌面或地板上，周围不要有尖锐的物品，以免患儿发生二次损伤。

（2）解开患儿的衣领，保持呼吸道通畅。

（3）尽量让患儿头偏向一侧或保持右侧卧位，同时清理患儿口鼻处的分泌物，避免因误吸而发生窒息。

（4）患儿惊厥发作时，不要限制肢体抽动，以免造成肢体损伤；不要向患儿口中塞任何物品，包括筷子、勺子和手指等，以免造成患儿自身或他人的损伤；不要喂食患儿任何物品，包括水、药物和食物等，以免因误吸而发生窒息。

实例评析

晓亮的爷爷抱着满嘴是血的晓亮急匆匆地踏入了医院儿科急诊室。看到满脸鲜血的晓亮，儿科急诊室的张医生吓了一跳，赶忙对晓亮进行检查和处理。经过详细地检查和询问病情后，张医生了解了事情的原委。原来，3 岁的晓亮今天一直有点低烧，半个小时前突然开始抽搐、两眼上翻、牙关紧闭、口吐白沫，晓亮的爷爷见状，就慌忙掐晓亮的人中。此外，因为害怕晓亮“抽风”时咬到舌头，晓亮的爷爷尝试将筷子塞到晓亮的口中，没想到由于晓亮牙关紧闭，晓亮的爷爷在塞筷子的过程中不慎将晓亮的两颗门牙撬落，导致晓亮满脸鲜血。

评析

婴幼儿在惊厥发作时，照护者不应向其口中塞任何东西。此外，也不应掐人中。因为，目前尚未有证据能够表明掐人中可终止惊厥发作。照护者应学习科学、正确的照护措施，坚决摒弃缺乏科学依据的“土办法”，以免给患儿带来不必要的伤害。

（二）转运患儿

婴幼儿惊厥发作的时间一般较短，在患儿惊厥发作停止后，照护者应立即送患儿去附近医院，以明确病因、及时治疗。需注意，若患儿此前出现过惊厥持续状态（惊厥发作持续 30 min 以上，或反复多次发作持续 30 min 以上且发作间歇期意识不恢复），或本次惊厥发作持续时间较长（超过 5 min），则应立即送患儿去附近医院或拨打急救电话。此外，在运送患儿时，应注意不要用被子过度包裹患儿，以避免堵塞口鼻而导致呼吸不畅。

在患儿惊厥发作时，照护者尽量不要一直抱着患儿，以免患儿跌落受伤。

（三）密切观察病情

密切观察并记录患儿惊厥发作时的意识状态、面色变化、症状表现和持续时间等，并及时向医生或家长反映上述情况，以便为患儿后续的病情评估和治疗提供有力支持。

（四）规范使用药物

对于惊厥发作后需要药物治疗的患儿，遵医嘱规范使用药物，并记录用药的时间、用药后的反应等，以防惊厥复发。

（五）开展心理照护

患儿惊厥发作后，可能会出现恐惧、焦虑等不良情绪，照护者应密切观察患儿的心理状况，及时给予安慰。

幼有善育

幼童高烧惊厥，女教师驾车紧急送医

2023 年 9 月 8 日早上，苏州吴江城南某小区内发生惊险一幕：一名 2 岁女童突然倒地抽搐，且口吐白沫、意识不清，情况十分危急。幸运的是，吴江汾湖实验幼儿园教师周婧在上班途中及时发现这一情况，她迅速反应，立即驾车将女童送往医院救治。

原来，当日上午 8 时许，周婧像往常一样去上班，刚刚启动车子驶出车位，就发现路边有一个孩子倒在地上，旁边父母正在给孩子做人工呼吸。出于教师的本能，周婧主动上前查看情况。此时，孩子正躺在地上昏迷不醒，情况不容乐观。

时间就是生命，周婧当即决定驾车将孩子送往医院。当时正值交通早高峰，且周婧所在的地点距离医院又相对较远。面对紧急情况，周婧立即拨打电话向交警部门说明情况，并在较短时间内完成报备流程。随后，在保证安全驾驶的前提下，她迅速驾车驶向附近医院。

在一声声急促的鸣笛声中，周婧仅用 10 min 就将孩子安全送到医院。中午，周婧通过小区业主群与女童的父母取得联系，在得知孩子已病情稳定并无大碍后，她心中悬着的石头终于落了地。

资料来源：陈海静，《幼童高烧惊厥，女教师驾车紧急送医》，现代快报网，2023 年 9 月 22 日，有改动

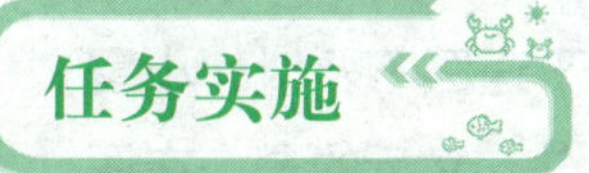

任务实施

情景模拟：紧急救护抽搐的丽丽

【活动背景】

音乐课上，1 岁的丽丽突然倒在地上，并出现翻白眼、脸色发紫、口吐白沫、胳膊和腿不停抖动的症状。音乐老师见状，立即对丽丽实施紧急救护。

【活动内容】

请同学们以小组为单位，结合上述活动背景，进行情景模拟，具体操作步骤如下：

（1）学生自由分组，每组 4～6 人。

（2）根据所学知识，讨论丽丽的紧急救护方案，并编写情景模拟剧本。

（3）小组成员根据剧本进行情景模拟，并请任课教师点评。

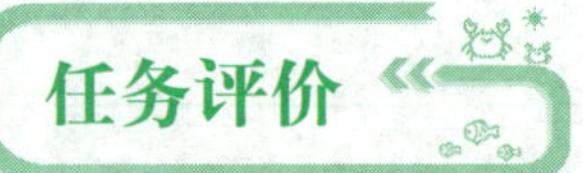

任务评价

任课教师可参考表 6-1 对任务实施的完成情况进行评价。

表 6-1　任务实施评价表

评价标准	分值	得分	任课教师评价
小组分工明确，成员积极参与活动	20		
紧急救护方案合理、正确	50		
情景模拟过程自然、流畅	30		
总分	100		

任务二　识别、预防与照护婴幼儿急性细菌性脑膜炎

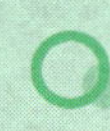

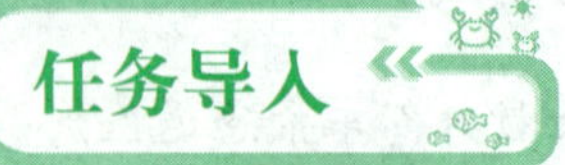

任务导入

2 岁的小雪在呕吐、腹泻持续 3 天后，突然出现高热、惊厥，随后被紧急送往医院。经过检查，小雪被确诊为急性细菌性脑膜炎。但由于送医不及时，小雪到医院时病情已十分严重，出现了多种并发症，生命危在旦夕。幸运的是，在医护人员的全力救治下，小雪最终脱离了生命危险。然而，遗憾的是，这次的疾病给她留下了智力与听力上的永久性障碍。小雪的父母看到曾经聪明、活泼的小雪变成如今模样，后悔不已。

请思考：什么是急性细菌性脑膜炎？婴幼儿急性细菌性脑膜炎有哪些表现？

一、婴幼儿急性细菌性脑膜炎的识别

急性细菌性脑膜炎是指由各种细菌引起的中枢神经系统急性感染性疾病，由于致病菌大多为化脓性细菌，因此又称急性化脓性脑膜炎。本病在婴幼儿中的发病率较高，病死率约为 10%。

（一）病因

致病菌通过呼吸道、皮肤、胃肠道黏膜和脐部（新生儿）入侵机体，随后经血液循环到达脑膜而引发急性细菌性脑膜炎。此外，乳突、鼻窦和中耳等邻近部位的感染波及脑膜，或致病菌直接接触脑膜，也可引发本病。

急性细菌性脑膜炎常见的致病菌有脑膜炎球菌（由脑膜炎球菌引起的细菌性脑膜炎称为流行性脑脊髓膜炎，属于传染病范畴，详见项目九任务三）、肺炎链球菌、流感嗜血杆菌、大肠埃希菌和B组溶血性链球菌等。

急性细菌性脑膜炎一年四季均可发生，但肺炎链球菌引起的急性细菌性脑膜炎在冬春季较为多见，流感嗜血杆菌引起的急性细菌性脑膜炎在秋季较为多见。

（二）主要表现

急性细菌性脑膜炎的典型表现为发热、头痛、颅内压增高和脑膜刺激征（脑膜受累时引起的一组症状和体征）等，但婴幼儿急性细菌性脑膜炎的症状一般较隐匿或不典型。

疾病初期，患儿常出现呕吐、腹泻、食欲减退和轻微咳嗽，随后出现发热、易激惹、烦躁不安和面色苍白，继而出现嗜睡、头向后仰、感觉过敏（机体感觉阈值降低，对外界一般刺激感受能力异常增高的现象）、哭声尖锐、眼神发呆、双目凝视，以及剧烈头痛并用手打头或摇头，严重时可出现惊厥。此外，对年龄较小的患儿，由于其前囟未闭合，骨缝可以裂开，因此颅内压增高症状出现较晚且不典型，其颅内压增高时多表现为前囟隆起、颅缝增宽和头围增大等，脑膜刺激征也常出现较晚或缺失。

新生儿患急性细菌性脑膜炎时，症状则更加不典型，常表现为肌张力低下、活动减少、哭声微弱、吮吸能力差、拒食、呕吐、黄疸、发绀和呼吸不规则等症状，发热或有或无，甚至体温不升，还可出现颅内压增高症状（前囟隆起、颅缝增宽和头围增大等），但出现时间较晚。

婴幼儿急性细菌性脑膜炎的诊断流程

各抒己见

请同学们查找相关资料，回答下列问题：

（1）婴幼儿前囟、后囟的闭合时间。

（2）婴幼儿囟门的生理作用。

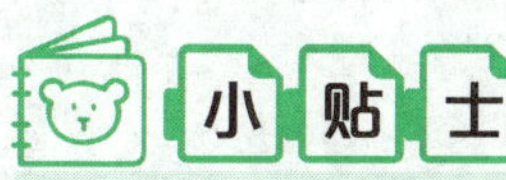

急性细菌性脑膜炎的典型表现可简单概括为感染中毒及急性脑功能障碍症状、颅内压增高症状和脑膜刺激征。其中，感染中毒及急性脑功能障碍症状包括发热、烦躁

不安和进行性加重的意识障碍，可伴有惊厥；颅内压增高症状包括剧烈头痛和喷射性呕吐，而对于前囟未闭合、骨缝可以裂开的患儿，其颅内压增高症状包括前囟隆起、颅缝增宽和头围增大；脑膜刺激征包括颈项强直、凯尔尼格征阳性和布鲁津斯基征阳性。

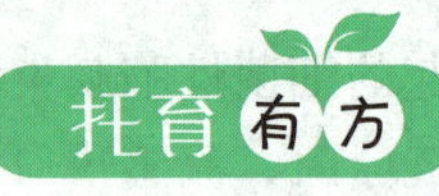

托育有方

脑膜刺激征的检查方法

1. 屈颈试验

屈颈试验用于检查患儿是否颈项强直，其操作方法如下：照护者协助患儿仰卧，一手托患儿枕部，另一手固定患儿胸部，将患儿颈部向胸前屈曲。若患儿颈部无抵抗，则为正常表现；若患儿有不同程度的颈部抵抗、被动屈颈受限，则为颈项强直。

2. 凯尔尼格征检查

凯尔尼格征检查的操作方法如下：照护者协助患儿仰卧，使患儿的一侧髋关节和膝关节均屈曲成直角，一手扶住患儿的膝关节以固定大腿，另一手握住患儿的踝关节上抬小腿，如图 6-1 所示。患儿可以伸直小腿（大腿和小腿之间的夹角达 180°），为凯尔尼格征阴性；患儿伸直受限并出现疼痛，且大腿和小腿之间的夹角<135°，为凯尔尼格征阳性。

3. 布鲁津斯基征检查

布鲁津斯基征检查操作方法如下：照护者协助患儿仰卧，一手托患儿枕部，另一手固定患儿胸部，将患儿颈部向胸前屈曲，如图 6-2 所示。若患儿的膝关节没有屈曲动作，则为布鲁津斯基征阴性；若患儿的膝关节有屈曲动作，则为布鲁津斯基征阳性。

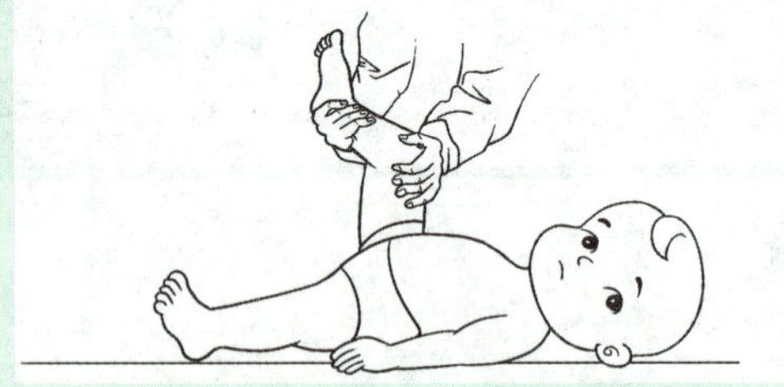

图 6-1 凯尔尼格征检查

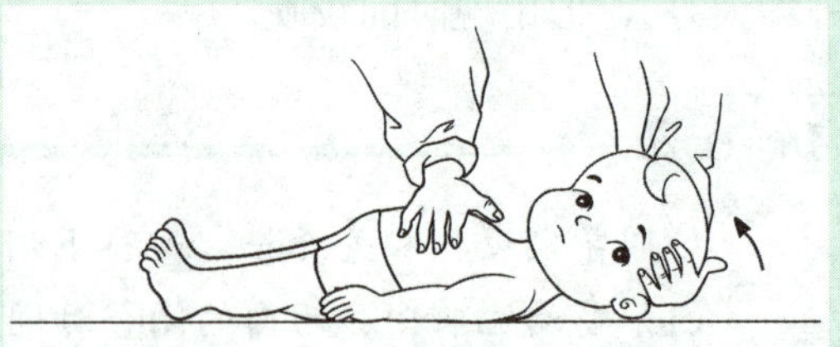

图 6-2 布鲁津斯基征检查

（三）并发症和后遗症

患儿若得不到及时诊治，可出现硬脑膜下积液、脑室管膜炎和脑积水等并发症，这些并发症会对患儿的预后产生不利影响。患儿若预后不良，可能会遗留神经性耳聋、智力障碍、脑性瘫痪、癫痫、视力障碍和行为异常等多种神经系统功能障碍后遗症。

二、婴幼儿急性细菌性脑膜炎的预防

（一）增强抵抗力

（1）合理安排饮食，确保婴幼儿营养摄入均衡。

（2）组织适当的体育运动和户外活动，以增强婴幼儿的体质。

（3）合理安排作息时间，保证婴幼儿充分的休息。

（4）建议家长按时带婴幼儿接种肺炎链球菌、流感嗜血杆菌疫苗，以增强免疫力。

（二）加强卫生管理

（1）室内定时通风、消毒，定期清洗婴幼儿的餐具、玩具等各种用具，定期清洁、消毒桌椅、橱柜和地面，以保持良好的卫生条件。

（2）为婴幼儿勤洗澡、勤换衣物、勤晾晒被褥，以保持皮肤清洁。

（3）加强婴幼儿的饮食卫生管理，为其提供新鲜、干净的食物。

（三）积极预防感染性疾病

根据气温变化为婴幼儿增减衣物，避免过冷或过热；避免婴幼儿与呼吸道感染患者接触。

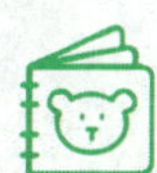

小贴士

急性细菌性脑膜炎，尤其是肺炎链球菌引起的急性细菌性脑膜炎，大多由上呼吸道感染发展而来，因此，照护者必须重视婴幼儿上呼吸道感染的预防和治疗，以有效预防婴幼儿急性细菌性脑膜炎的发生。

（四）开展健康教育

向家长宣传婴幼儿急性细菌性脑膜炎的相关知识，提高家长对婴幼儿急性细菌性脑膜炎的认知水平和应对能力。

三、急性细菌性脑膜炎患儿的照护

婴幼儿急性细菌性脑膜炎的治疗方法

急性细菌性脑膜炎病情凶险，若不及时治疗，可引发严重的并发症和后遗症，甚至引起死亡。照护者若发现婴幼儿有急性细菌性脑膜炎表现，应立即送医治疗并通知家长，以免延误治疗时机。在患儿的治疗期和恢复期，照护者可采取以下照护措施，以促进患儿康复。

（一）加强日常照护

（1）为患儿提供高热量、高蛋白和高维生素的清淡流质或半流质饮食，并注意食物搭配，以增加患儿食欲。同时，应根据患儿的病情变化和营养需要，及时调整饮食计划。

（2）保持室内安静、空气新鲜、温湿度适宜，以为患儿创造良好的休息环境。

（3）为患儿实施口腔和皮肤的清洁护理，及时清理患儿的大小便，使患儿保持良好的个人卫生状况。

（4）对长期卧床或昏迷的患儿，定时为其翻身并按摩皮肤受压部位，同时保持臀部干燥，以预防压力性损伤的发生。

（二）实施对症照护

（1）密切监测患儿的体温变化。对于发热的患儿，应给予适当的物理降温措施或遵医嘱给予退热药物；对于体温不升的患儿，应采取适当的保暖措施，如使用热水袋，但应注意避免低温烫伤。

（2）对于频繁呕吐的患儿，应使其侧卧或头偏向一侧仰卧，并及时清除呕吐物，以免误吸造成窒息。

（3）设立床挡，以防患儿烦躁不安或惊厥发作时坠床。

（4）根据医嘱为患儿规范使用药物，并记录用药时间及其用药后的反应。

（三）密切观察病情

（1）密切观察患儿意识、面色、瞳孔和前囟等的变化情况，若患儿出现烦躁不安、意识障碍、前囟隆起、瞳孔异常（如双侧瞳孔大小不等、瞳孔散大等）和惊厥等症状，则提示疾病发展或出现并发症，应立即告知医生进行急救。

（2）观察患儿的智力、行为和听力等情况，若有异常及时告知家长，并嘱家长及时带患儿接受相关检查和治疗。

（四）开展心理照护

关注患儿的情绪变化，及时给予关心、安慰和鼓励，帮助消除恐惧，增强战胜疾病的信心。同时，对患儿家长也要多给予关心和支持，疏导悲伤、焦虑等不良情绪。

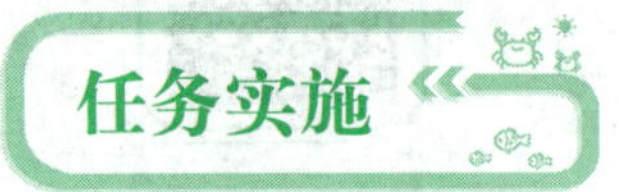

案例分析：不对劲的晨晨

【活动背景】

3 岁的晨晨由于容易过敏，许多疫苗都没有按时接种，因此张老师对晨晨格外关注。

今天，晨晨有点不对劲，不仅没有和小朋友一起做游戏，连平时爱看的动画片也无法吸引他的注意。张老师见状，首先为晨晨测了体温，发现晨晨的体温已升至38℃。张老师立即给晨晨妈妈打去电话，但晨晨妈妈表示要至少1 h后才能赶到。

在等待晨晨妈妈到来的过程中，张老师用湿毛巾为晨晨冷敷额头，并不断监测晨晨的体温，但晨晨的体温非但没有下降的趋势，反而迅速升到39℃。随着体温的升高，晨晨的情绪也变得越来越烦躁，他不断用手拍打着自己的头部，尖声哭闹，还不时呕吐。张老师见此情况，立即拨打了急救电话。

【活动内容】

请同学们以小组为单位，根据所学知识，结合上述活动背景，分析以下问题：

（1）晨晨可能患有哪种疾病？

（2）张老师的做法正确吗？在等待救护车到来的过程中，张老师还应注意晨晨的哪些情况？分别应如何处理？

（3）晨晨的发病与缺少部分疫苗的接种有关系吗？

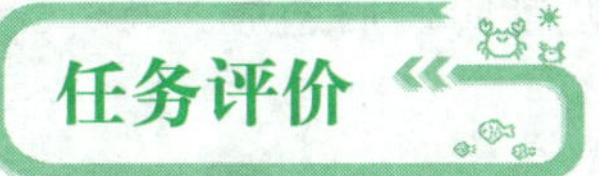

任务评价

任课教师可参考表6-2对任务实施的完成情况进行评价。

表6-2　任务实施评价表

评价标准	分值	得分	任课教师评价
小组成员积极参与讨论	20		
能够熟练运用所学知识，正确分析相关问题	80		
总分	100		

项目学习综合测试

一、单项选择题

1．下列选项中，不属于婴幼儿惊厥典型表现的是（　　）。

A．意识突然丧失　　B．牙关紧闭

C．高热　　D．肌肉强直或痉挛

2．当婴幼儿发生惊厥时，照护者应（　　）。

A．立即将患儿平放在平坦的床上，解开衣领

B．控制患儿的肢体活动，避免其受伤

C．立即向患儿口中塞入筷子和勺子等物品，以免患儿咬伤舌部

D．立即抱起患儿送往医院

3．下列关于急性细菌性脑膜炎患儿的照护要点的表述，错误的是（　　）。

A．为患儿提供高热量、高蛋白和高维生素的清淡流质或半流质饮食

B．对频繁呕吐的患儿，应使其保持仰卧位

C．观察患儿的智力发育、行为发育和听力等情况，若有异常及时告知家长

D．对患儿和患儿家长积极开展心理照护，帮助他们增强战胜疾病的信心

二、判断题

1．颅内肿瘤、囊肿和血肿等可引起婴幼儿惊厥。（　　）

2．新生儿及婴儿惊厥发作时的症状较为典型，表现为意识突然丧失，双眼上翻、凝视或斜视，牙关紧闭，口吐白沫，口周发绀，肌肉强直或阵挛，以及大小便失禁等。（　　）

3．婴幼儿患急性细菌性脑膜炎时，会较早出现典型的脑膜刺激征。（　　）

4．一般而言，由流感嗜血杆菌引起的急性细菌性脑膜炎在冬春季多见。（　　）

5．急性细菌性脑膜炎患儿若预后不良，可出现多种神经系统功能障碍后遗症。（　　）

三、简答题

1．简述惊厥患儿的照护要点。

2．简述婴幼儿急性细菌性脑膜炎的主要表现。

项目学习综合评价

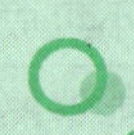

每 5 人一组，各组成员结合课前、课中和课后的学习情况，以及任务实施和课后习题的完成情况，按照表 6-3 的评价标准对本项目的学习效果进行自评和互评，并请任课教师进行评价。

表 6-3　项目学习综合评价表

考核内容	评价标准	分值	评价得分		
			自评	互评	师评
知识与技能评价	了解婴幼儿惊厥的概念和病因，婴幼儿急性细菌性脑膜炎的概念、病因、并发症和后遗症	10			
	熟悉婴幼儿惊厥和急性细菌性脑膜炎的预防措施	15			
	掌握婴幼儿惊厥和急性细菌性脑膜炎的主要表现，以及惊厥和急性细菌性脑膜炎患儿的照护要点	20			

续表

考核内容	评价标准	分值	评价得分		
			自评	互评	师评
知识与技能评价	能够根据婴幼儿的日常表现，正确识别婴幼儿惊厥和急性细菌性脑膜炎	10			
	能够主动采取措施，有效预防婴幼儿惊厥和急性细菌性脑膜炎的发生	10			
	能够为惊厥和急性细菌性脑膜炎患儿提供科学照护	10			
过程与方法评价	课前预习，查找婴幼儿常见神经系统疾病的相关资料	5			
	课上认真听讲，及时标记重点内容，积极参与课堂活动	5			
	课后积极复习，总结、归纳本项目所学知识点，完成项目学习综合测试	5			
综合素质评价	具有沉稳、冷静的处事风格，能够从容不迫地应对婴幼儿神经系统急症	5			
	具备敏锐的观察力，能够时刻关注婴幼儿健康成长的相关问题	5			
总分	自评×30%+互评×30%+师评×40%				

项目七

婴幼儿常见五官疾病的识别、预防与照护

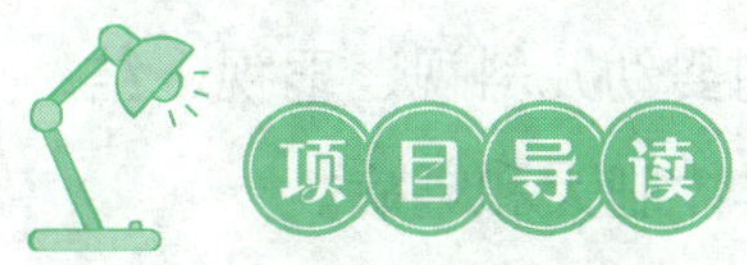

眼、耳、鼻和口是婴幼儿认识世界的工具。通过眼睛，婴幼儿可以观察多彩的世界；通过耳朵，婴幼儿可以聆听美妙的声音；通过鼻子，婴幼儿可以嗅探周围的气息；通过口腔，婴幼儿可以品尝食物的味道。若上述部位出现问题，则将会对婴幼儿的身体健康和日常生活产生重大影响。本项目主要讲述婴幼儿常见五官疾病中的斜视、弱视、结膜炎、急性化脓性中耳炎、鼻炎、腺样体肥大和龋病。通过学习本项目，照护者可以了解婴幼儿常见五官疾病的识别方法，掌握有效的预防措施和照护要点，帮助婴幼儿更好地认识世界、感受世界。

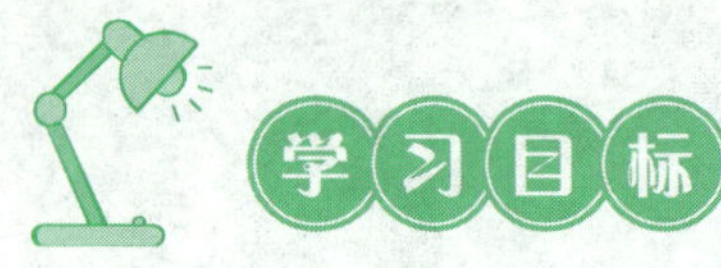

知识目标

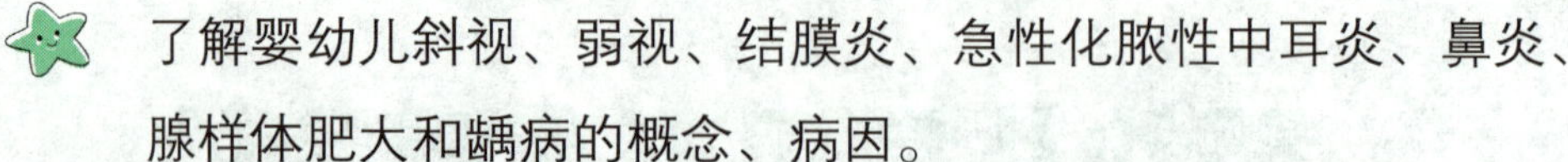

- 了解婴幼儿斜视、弱视、结膜炎、急性化脓性中耳炎、鼻炎、腺样体肥大和龋病的概念、病因。

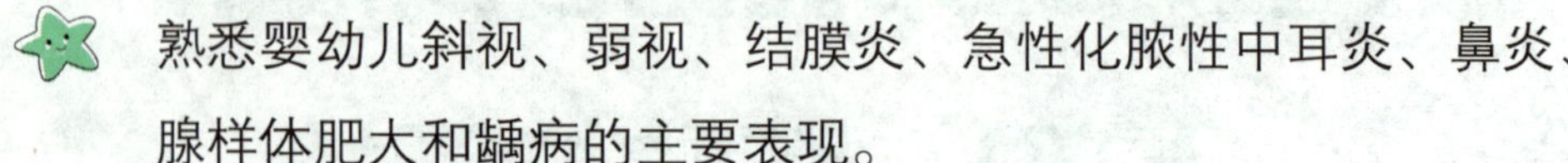

- 熟悉婴幼儿斜视、弱视、结膜炎、急性化脓性中耳炎、鼻炎、腺样体肥大和龋病的主要表现。
- 掌握婴幼儿斜视、弱视、结膜炎、急性化脓性中耳炎、鼻炎、腺样体肥大和龋病的预防措施，以及斜视、弱视、结膜炎、急性化脓性中耳炎、鼻炎、腺样体肥大和龋病患儿的照护要点。

技能目标

- 能够根据婴幼儿的日常表现，正确识别婴幼儿斜视、弱视、结膜炎、急性化脓性中耳炎、鼻炎、腺样体肥大和龋病。
- 能够主动采取措施，有效预防婴幼儿斜视、弱视、结膜炎、急性化脓性中耳炎、鼻炎、腺样体肥大和龋病的发生。
- 能够为斜视、弱视、结膜炎、急性化脓性中耳炎、鼻炎、腺样体肥大和龋病患儿提供科学照护。

素质目标

- 强化健康责任理念，积极参与婴幼儿健康服务活动，重视婴幼儿眼、耳、鼻和口的健康发展。

任务一　识别、预防与照护婴幼儿常见眼部疾病

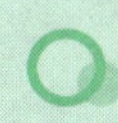

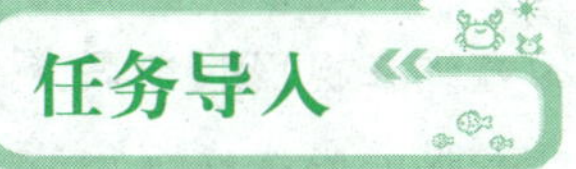

任务导入

案例一：最近，李老师发现2岁半的小艾在看画册时，总歪着头眯眼看，有时甚至直接趴到画册上，而且小艾在注视一个物体时，两只眼睛好像不对称。李老师怀疑小艾的视力出现了问题，于是立即将这一情况告知了小艾妈妈，并建议她带小艾去医院做一次视力检查。

案例二：晨检时，张老师发现3岁的昕昕双眼发红，眼角还有黄色的分泌物。张老师随即带昕昕前往保健室进行初步检查，并将昕昕的情况告知了昕昕妈妈。昕昕妈妈听后表示，昨天昕昕爸爸也出现了类似的症状，因此她推测可能是昕昕爸爸将疾病传染给了昕昕，并承诺会尽快接昕昕去医院进行检查和治疗。

请思考：小艾和昕昕的眼睛可能出现了什么问题？为预防其他小朋友出现相同的情况，李老师和张老师分别应该做些什么？

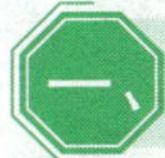

一、婴幼儿斜视的识别、预防与照护

（一）婴幼儿斜视的识别

斜视是指双眼注视目标时，一眼视轴偏斜的异常眼位。斜视不仅会影响外观，还可能会导致弱视及双眼单视功能不同程度的丧失。

1. 病因

（1）眼部解剖结构发育异常：先天或后天发生的眼外肌、眼球筋膜及韧带的解剖结构发育异常可引起斜视。

（2）眼部神经异常：支配眼的部分神经功能不足可引起斜视。

（3）屈光不正：远视、近视和散光均可引起斜视。

（4）遗传相关性：若家族中有人患有斜视，则婴幼儿患斜视的概率会增大。

托育有方

屈光不正

入眼的光线经过眼的屈光系统后，能够准确地聚焦在视网膜上，形成清晰的物像，称为正视；眼球前后径过长或眼屈光系统的屈光率过大，入眼的光线在视网膜前聚焦成像，称为近视；眼球前后径过短或眼屈光系统的屈光率过小，入眼的光线在视网膜后聚焦成像，称为远视；角膜曲度不均，入眼的光线不能在视网膜上聚焦成像，称为散光。近视、远视和散光统称为屈光不正。

新生儿眼球小，眼球前后径短，入眼的光线在眼球内聚焦形成的物像通常落在视网膜后，具有远视的特点，这种远视称为生理性远视。生理性远视是一种远视储备，是对抗近视的缓冲区。随着年龄增长，婴幼儿的眼球逐渐增大，眼球前后径逐渐变长，远视逐渐趋于正视，这个过程称为正视化过程，如图 7-1 所示。正视化过程越慢，婴幼儿日后出现近视的概率越小；反之，正视化过程越快，婴幼儿日后出现近视的概率越大。因此，照护者应行动起来，从小培养婴幼儿健康的用眼行为，为婴幼儿营造良好的用眼环境，以减缓婴幼儿远视储备消耗，降低近视风险。

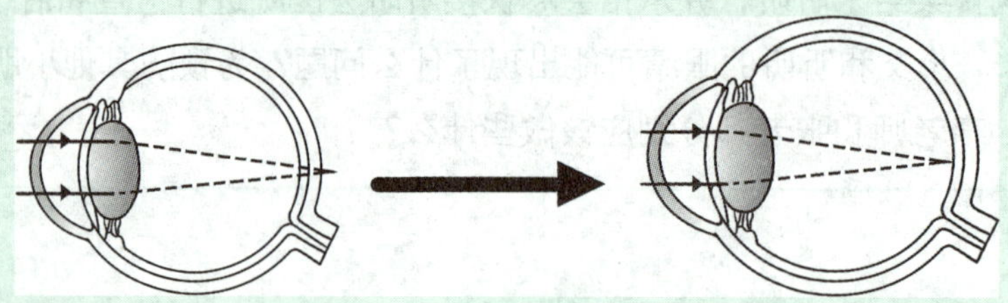

图 7-1　正视化过程

2. 主要表现

斜视患儿表现为双眼注视目标时，一只眼的视线偏向目标之外，如图 7-2 所示。斜视程度较轻时，患儿无其他异常表现。斜视程度较重时，患儿会出现久视后眼睛酸痛、畏光，并出现复视（将单一物体看成两个物像），进而可引发头晕和恶心等症状。为了缓解视觉上的不适，患儿常不自觉地闭上一只眼睛或采取偏头侧脸的特殊姿势来视物。

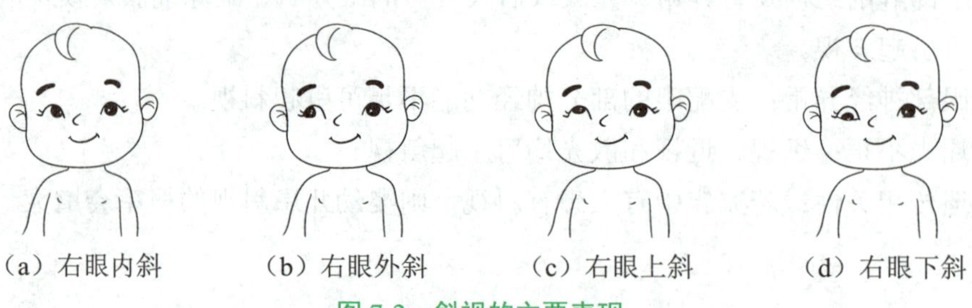

图 7-2　斜视的主要表现

（二）婴幼儿斜视的预防

1．强化眼部锻炼，保证眼球和视力的正常发育

对于婴儿，可通过将红球、黑白卡或彩色卡向不同方向移动，来锻炼追视能力和眼肌协调能力；对于幼儿，可通过组织合适的游戏（如接抛球和搭积木等），并提供充足的户外运动机会，来使眼球接受适当的日光照射，从而确保眼球和视力的正常发育。

2．培养健康用眼行为，建设良好视觉环境

（1）纠正婴幼儿的不良用眼习惯，嘱其不要在躺卧、走路或吃饭等情况下看书。此外，2 岁以下的婴幼儿不建议观看或使用电子屏幕，2 岁以上的婴幼儿观看或使用电子屏幕的时间每天累计不超过 1 h，且每次观看或使用电子屏幕的时间不超过 20 min。

（2）为婴幼儿提供良好的室内照明和采光环境，提供图片、字迹清楚的图书；个性化地调整书桌和座椅的高度，以适应婴幼儿的生长发育变化；定期更改桌椅的摆放位置。若婴幼儿床周边悬挂玩具，则应定期更换玩具的位置，以防婴幼儿长期注视同一方向。

各抒己见

以小组为单位，到书城、书店等场所实地调查婴幼儿图书的质量。调查结束后，班内就各自的调查结果讨论以下问题：

（1）婴幼儿图书质量的现状。

（2）婴幼儿图书质量对婴幼儿视力发育的影响。

3．关注婴幼儿眼部情况，定期进行眼部检查

（1）密切关注婴幼儿眼部的发育和变化情况，注意婴幼儿的用眼行为，以及时发现异常。

（2）嘱家长定期带婴幼儿进行眼部检查，以便及时了解婴幼儿的眼部情况。

（三）斜视患儿的照护

1．加强日常及眼部照护

（1）大多数斜视患儿在判断物体的远近及空间深度上存在障碍，容易磕碰或跌倒，因此应密切关注患儿的动向，避免发生意外。

（2）做好患儿的手卫生和用眼卫生，为患儿勤洗手，避免用脏手揉眼。同时，还应限制患儿看书及使用电子产品的时间，多带患儿进行户外活动。

2．开展心理照护

（1）斜视影响外观，斜视患儿可能会因外观异常被同龄人嘲笑，进而产生焦虑、自卑等负面心理。照护者应注意观察斜视患儿的心理状况，及时采取措施减轻其心理负担，并给予鼓励。

（2）引导斜视患儿周边的同龄人正确认识斜视，及时制止他们的嘲笑行为。

3．及时治疗，定期复查

（1）若发现婴幼儿存在斜视，应嘱家长及时带其去医院检查，以便尽早矫正斜视，避免影响视力发育。

（2）对于正在接受斜视矫正治疗的婴幼儿，应嘱其家长定期复诊，不可自行停止治疗，以免影响治疗效果。

幼有所依

儿童眼健康新规来了！0～6 岁儿童可享 13 次眼保健和视力检查服务

国家卫生健康委于 2021 年 6 月 17 日印发《0～6 岁儿童眼保健及视力检查服务规范（试行）》（以下简称《服务规范》），明确为 0～6 岁儿童提供 13 次眼保健和视力检查服务。

儿童在 0～6 岁这段时期发生的眼部疾病及视力不良，若未及时得到诊治，可能会影响儿童的眼球发育，进而导致儿童视觉发育迟缓，即使戴镜矫治也无法恢复。同时，一些严重的眼部疾病甚至会导致儿童失明。因此，0～6 岁是开展儿童眼保健及视力检查的重要时期。国家卫生健康委有关专家表示，0～6 岁是儿童眼球结构和视觉功能发育的关键时期，6 岁前的视觉发育状况影响儿童一生的视觉质量。

《服务规范》明确，根据不同年龄段正常儿童眼及视觉发育特点，结合 0～6 岁儿童健康管理服务时间和频次，为 0～6 岁儿童提供 13 次眼保健和视力检查服务。国家卫生健康委有关专家表示，儿童视觉从出生开始逐步发育，不同年龄段需要筛查、诊断和干预的眼病不同，每个年龄段眼保健的重点也不同。《服务规范》聚焦新生儿期、婴儿期、幼儿期和学龄前期，明确要求不同的时期开展不同的检查。

《服务规范》指出，0～6 岁儿童眼保健及视力检查服务主要由具备相应服务能力的乡镇卫生院、社区卫生服务中心等基层医疗卫生机构或县级妇幼保健机构及其他具备条件的县级医疗机构提供。

此外，《服务规范》还强调开展健康教育，明确要求指导家长树立近视防控意识，从小、从早抓好预防。要求引导家长重视保护 0～6 岁儿童远视储备量，强调远视储备量不足可能会发展为近视。国家卫生健康委有关专家表示，对于 6 岁之前的儿童，防控近视的重点是形成良好的用眼习惯，积极参加户外活动和体育运动，防止远视储备量过早、过快消耗。

资料来源：施歌，《儿童眼健康新规来了！0～6 岁儿童可享 13 次眼保健和视力检查服务》，新华网，2021 年 6 月 24 日，有改动

二、婴幼儿弱视的识别、预防与照护

（一）婴幼儿弱视的识别

弱视是指在视觉发育期间，由各种异常视觉经验引起的单眼或双眼最佳矫正视力低于相应年龄正常婴幼儿，且眼部无任何器质性病变的眼部疾病。

1. 病因

斜视、屈光参差、高度屈光不正和形觉剥夺（失用性弱视）均可导致婴幼儿出现弱视。此外，新生儿视网膜出血和先天性全色盲等可导致婴幼儿患先天性弱视。

（1）斜视：由于斜视会引起复视，造成视物不清，因此，大脑视觉中枢会主动抑制由斜视眼传入的视觉冲动，使斜视眼的黄斑（视网膜在接近眼球后极部分的一浅黄色区域）的功能长期被抑制，进而形成弱视。

（2）屈光参差：当双眼的屈光度相差较大（双眼球镜屈光度数相差≥1.5 D或柱镜屈光度数相差≥1.0 D）时，大脑视觉中枢会抑制屈光度较大的一眼的视觉冲动传入，进而造成该眼弱视。

（3）高度屈光不正：高度屈光不正使婴幼儿在看远处物体或看近处物体时，即使经过调节也无法在视网膜上形成清晰的物像，导致视网膜受到的有效视觉刺激不足，视觉发育受到抑制，从而引起弱视。

（4）形觉剥夺：在婴幼儿视觉发育期间，若眼屈光系统完全或部分不透明，或者双眼或单眼遮盖过久，如发生先天性或后天性白内障、角膜浑浊、感染性或非感染性眼内炎、玻璃体积血及上睑下垂等眼部疾病，均可导致视网膜受到的有效视觉刺激不足，视觉发育受到抑制，进而形成弱视。

2. 主要表现

弱视刚开始发生时不易被察觉，一般在定期的视力检查中才会被发现。在患儿视力低下严重时，可有明显表现。例如，较小的婴儿表现为对物体的追视能力和分辨能力不强，定视能力较弱，手眼协调能力较同龄人弱，两眼依次被遮盖看物体时表现不同；较大的婴幼儿表现为看东西时距离很近，精细动作不协调（如自己扣纽扣不准确、画画歪七扭八等），对颜色的分辨能力较同龄人弱，看书串行，常采用不正确的姿势看物体（如歪头、使用单侧眼或斜眼看物体等），并常伴有斜视。此外，由于视物不清，弱视患儿在活动时更易发生磕碰或跌倒。

部分因形觉剥夺出现弱视的患儿常伴有眼部形态的异常表现，如眼球浑浊、上睑下垂严重遮盖瞳孔等。

（二）婴幼儿弱视的预防

（1）组织适当的户外运动，使婴幼儿眼球接受适当的日光照射。

（2）为婴幼儿提供营养丰富、种类多样和富含维生素 A 的饮食，并协助婴幼儿培养不挑食、不偏食的良好饮食习惯。

（3）弱视的治疗效果与开始治疗的年龄相关，越早治疗，治疗效果越好。因此，应嘱家长定期带婴幼儿进行视力检查，以及早发现弱视。

婴幼儿视觉功能尚未发育成熟，易受外界不良因素的影响，但若及时诊治，视觉功能也易恢复，且预后较好。

（4）保持室内光线充足，避免婴幼儿在昏暗的环境中看书、画画等；为婴幼儿提供图片、字迹清晰的图书，以免影响婴幼儿的视觉发育。

（三）弱视患儿的照护

（1）根据患儿的年龄组织适当的精细作业活动，如可组织年龄较小的患儿做图形填色，组织年龄较大的患儿串珠子等，以提高患儿的视力。

（2）在弱视的治疗过程中，常需戴眼镜并采用遮盖疗法，由于这些治疗方法会给患儿带来生活上的不便和外观上的改变，因此患儿可能会有一定的心理压力，从而降低治疗的依从性。照护者应注意患儿的心理变化，及时发现其负面情绪，并进行积极疏导，以使其积极治疗。同时，照护者还应对患儿周边的同龄人进行有效的引导，避免他们歧视和嘲笑患儿。此外，照护者也应积极与患儿家长沟通，嘱家长多鼓励患儿，不要给患儿太大的压力。

（3）嘱家长定期带患儿复查，且不可随意停止治疗，以免影响治疗效果。

实例评析

3 岁的小华在定期视力检查中被诊断出患有弱视和斜视。医生为小华配了眼镜和一只眼的眼罩。“新形象”让小华很难过，她担心同学们会因此嘲笑她，便不想去托育机构上学，更不想戴眼镜和眼罩。小华的妈妈把小华的情况告诉了张老师，张老师了解情况后，决定在课堂上利用一个森林小熊戴眼镜的故事，来引导小朋友们了解小华的情况。

在课堂上，张老师讲到，森林里有一家熊熊托育园，一天，小熊花花因为眼睛看不清东西戴上了眼镜，并且其中一只眼睛还戴上了眼罩，成了一只特别的“独眼”小熊。其他的小熊看到花花这副样子纷纷嘲笑它，这让小熊花花感到非常难过。这时，

最善良、最正直的小熊帅帅站了出来，它告诉大家花花只是眼睛生病了，正在积极努力治疗，戴眼镜和眼罩的花花是最勇敢的小熊。听到帅帅的话，那些嘲笑花花的小熊们认识到了自己的错误，感到十分羞愧，于是大家决定一起帮助花花。在大家的帮助下，小熊花花的眼睛逐渐好了起来，最终摘下了眼镜和眼罩。

讲完故事后，张老师问：“如果我们的同学中有人戴上了小眼镜和小眼罩，大家应该怎么做呢？”小朋友们纷纷表示，他们要做最善良、最正直的小朋友，帮助同学尽快康复。

第二天，小华怀着忐忑的心情戴着眼镜和眼罩来到了托育机构，但出乎她的意料，大家不仅没有嘲笑她，反而不断地鼓励她，称赞积极治疗的小华是最勇敢、最棒的。此外，张老师也在不断地赞扬小华的勇敢。在大家的鼓励下，小华再也不害怕戴眼镜和眼罩了，并开始积极地接受治疗。再次复查时，小华的视力得到了明显的改善，医生也夸奖小华做得棒。

评析

婴幼儿虽小，但也有自己的审美观，也会因他人的嘲笑和奚落而产生负面情绪。因此，照护者应密切关注婴幼儿患病后的心理变化，及时消除其负面情绪；同时还应做好对患儿家长、同学等周边人的引导，避免患儿被嘲笑和歧视。

三、婴幼儿结膜炎的识别、预防与照护

（一）婴幼儿结膜炎的识别

结膜炎是指结膜组织发生的炎症。结膜暴露于外界环境，易受各种理化因素和微生物的直接刺激。在正常情况下，结膜具有一定的抗感染能力，但若其抗感染能力减弱或外界致病因素增强，结膜就会发生炎症。

1．病因

结膜炎的病因可分为感染性因素和非感染性因素两类。感染性因素包括病毒、细菌和衣原体感染，偶见真菌、立克次体和寄生虫等感染，感染性结膜炎多具有传染性；非感染性因素包括物理因素（如风沙、烟尘和紫外线等）刺激、化学因素（如药物和有毒气体等）刺激和变应原（如灰尘和花粉等）刺激等。需注意，婴幼儿最常发生的是细菌性结膜炎，其病原体多通过接触进行传播。

2．主要表现

结膜充血、眼部分泌物增多是结膜炎的典型表现，此外，患儿还伴有眼部发痒、有异物感和灼痛感、流泪和畏光等症状。值得注意的是，因接触变应原而患结膜炎的患儿，眼部发痒和有异物感的症状更严重。

（二）婴幼儿结膜炎的预防

（1）协助婴幼儿培养良好的眼卫生习惯，勤洗手，避免用手揉眼。

（2）为婴幼儿准备专用的毛巾、手帕，并定期进行清洗、消毒。

（3）为婴幼儿提供营养全面的饮食，组织适当的体育运动，并保证婴幼儿获得充足的休息，以增强婴幼儿的抵抗力。

（4）避免婴幼儿的眼睛受到物理因素和化学因素的刺激，避免有过敏史的婴幼儿接触灰尘和花粉等变应原。

（5）通过举办宣讲会、开设家长课堂等，积极宣传结膜炎的相关知识，提高家长对结膜炎的认知水平和应对能力。

（三）结膜炎患儿的照护

（1）若怀疑婴幼儿患有结膜炎，应立即通知家长，并嘱家长带患儿尽快就医。

（2）密切关注患儿的眼部状况，及时为患儿拭去眼部分泌物。需注意，使用单独的消毒棉签向同一方向擦拭，不能来回擦拭，也不能两眼共用一根消毒棉签，以免造成交叉感染。此外，若眼部的分泌物较硬，可先用温水或生理盐水将其湿润后，再用消毒棉签擦拭。

（3）用毛巾冷敷患儿的眼部，以缓解眼部的不适感。

（4）对于患感染性结膜炎的患儿，应采取一定的隔离措施，并清洗、消毒其接触过的玩具、用具等。若为单侧眼感染的患儿，则应避免健侧眼接触患侧眼使用过的毛巾、消毒棉签等，同时避免患儿揉眼，以防发生双眼交叉感染。此外，照护者照护结膜炎患儿后，应立即洗手、消毒，以免传染健康婴幼儿。

（5）遵医嘱为患儿规范使用眼部药物，观察并记录患儿用药后的反应。

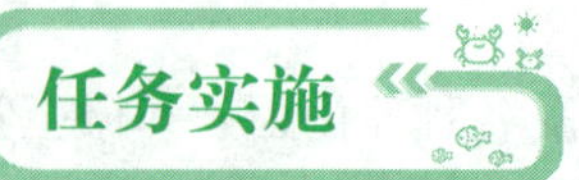

任务实施

举办婴幼儿常见眼部疾病科普海报展：重视婴幼儿眼健康，守望婴幼儿光明未来

【活动背景】

婴幼儿时期是眼球和视觉发育的关键时期，婴幼儿患眼部疾病后若不能得到及时治疗，不仅会影响眼球和视觉的正常发育，还可能会造成不可挽回的视力损伤甚至失明，从而给个人、家庭乃至整个社会带来沉重的负担。

【活动内容】

请同学们以小组为单位，以“重视婴幼儿眼健康，守望婴幼儿光明未来”为主题，举办婴幼儿常见眼部疾病科普海报展，具体实施步骤如下：

（1）学生自由分组，每组 3～5 人。

（2）根据所学知识，查询相关资料，组内讨论海报内容。海报需至少包括以下内容：

① 婴幼儿常见眼部疾病的病因、主要表现；② 婴幼儿常见眼部疾病的预防措施；③ 眼部疾病患儿的照护措施；④ 婴幼儿科学用眼指导。

（3）组内合作制作海报，要求图文结合、设计新颖、美观大方。

（4）班内举办“重视婴幼儿眼健康，守望婴幼儿光明未来”主题海报展，每组派 1 名同学对各自小组作品进行讲解。其他小组和任课教师仔细聆听，并提出修改建议。

（5）小组成员根据修改意见修改海报，制作成电子版后发布到相应平台。

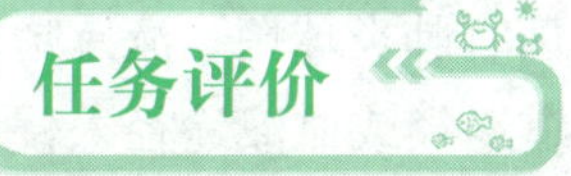

任务评价

任课教师可参考表 7-1 对任务实施的完成情况进行评价。

表 7-1　任务实施评价表

评价标准	分值	得分	任课教师评价
小组成员积极参与活动	10		
海报内容符合要求，内容丰富、实用性强	50		
海报设计新颖、富有创意，图片清晰	20		
海报讲解清晰、流畅	20		
总分	100		

任务二　识别、预防与照护婴幼儿急性化脓性中耳炎

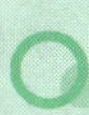

任务导入

3 岁的小鸣在托育机构午睡时突然尖叫大哭，并不停地揪扯自己的耳朵，说耳朵疼。张老师见状，连忙带小鸣去保健室做进一步检查。经过检查发现，小鸣的鼓膜有些充血，结合小鸣 2 天前曾患感冒的情况，张老师怀疑小鸣可能患有急性化脓性中耳炎。随即，张老师拨打了小鸣爸爸的电话，通知他尽快带小鸣去医院做进一步的诊断和治疗。

请思考：婴幼儿急性化脓性中耳炎的主要表现是什么？应如何预防该疾病的发生？

一、婴幼儿急性化脓性中耳炎的识别

急性化脓性中耳炎是指发生于中耳黏膜的急性化脓性炎症，在婴幼儿中较为常见，多继发于上呼吸道感染。

（一）病因

急性化脓性中耳炎主要由致病菌入侵中耳引起，常见的致病菌有肺炎球菌、流感嗜血杆菌和金黄色葡萄球菌等，这些致病菌可通过咽鼓管途径、外耳道途径或血液途径入侵中耳而引起感染。其中，最常见的入侵途径为咽鼓管途径。婴幼儿的咽鼓管具有管腔短、内径宽和鼓室口位置低的特点，因此，咽部细菌易通过咽鼓管逆行进入中耳引起炎症反应。

（二）主要表现

急性化脓性中耳炎以耳痛、听力减退、耳鸣，以及鼓膜充血或流脓为主要表现，并伴有一定的全身症状。

1. 耳痛

患儿耳部剧烈疼痛，吞咽及咳嗽时加剧，并可向同侧牙齿或头面部放射，常因此表现出哭闹不安、易激惹、抓扯耳部和摇头等。鼓膜穿孔后，患儿的耳痛症状可减轻。

2. 听力减退、耳鸣

患儿听力减退、耳鸣，表现为对声音反应迟钝、注意力下降。

3. 鼓膜充血或流脓

早期仅部分鼓膜充血，中耳内可有一定的分泌物，继之鼓膜弥漫性充血、肿胀、向外膨出。若病情得不到及时控制，患儿会发生鼓膜穿孔。鼓膜穿孔后，中耳内的分泌物会从穿孔处流出，开始为脓血样分泌物，后逐渐变为黏稠的脓性分泌物。

4. 全身症状

患儿的全身症状一般较重，表现为发热、畏寒、乏力和食欲减退等，并伴有呕吐、腹泻等消化道症状。患儿鼓膜穿孔后，体温可很快恢复正常，全身症状也明显减轻。

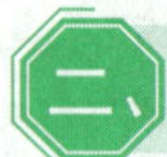

二、婴幼儿急性化脓性中耳炎的预防

（1）错误的擤鼻方法会使鼻咽部的分泌物经咽鼓管进入中耳，从而引发急性化脓性中耳炎。因此，照护者应协助并教导婴幼儿正确擤鼻，即单侧交替擤鼻，且不宜用力过大。

（2）对年龄较小的婴儿，应采用斜抱的方式喂奶，并在喂奶结束后竖抱，轻拍背部；对年龄较大的婴幼儿，应坐立喝奶。这些措施能有效预防婴幼儿发生呛奶，从而避免奶液从咽鼓管进入中耳，引发急性化脓性中耳炎。

（3）为婴幼儿洗澡、洗头时，应避免污水进入外耳道，以免引起感染。若有污水进入婴幼儿的外耳道，应立即将进水侧的耳朵朝下，并用消毒棉签吸出污水。

（4）合理安排饮食，确保婴幼儿营养摄入均衡；组织适当的体育运动和户外活动；合理安排作息，保证婴幼儿充分的休息；嘱家长按时带婴幼儿预防接种，以增强婴幼儿的抵抗力。

（5）注意气温变化，及时为婴幼儿增减衣物，同时保持婴幼儿鼻腔和口腔的清洁、卫生，以预防婴幼儿发生呼吸道感染。若婴幼儿已患有上呼吸道感染，应嘱其家长尽早治疗，以避免诱发急性化脓性中耳炎。

三、急性化脓性中耳炎患儿的照护

（1）发现婴幼儿出现急性化脓性中耳炎的症状，应立即告诉其家长，并嘱家长带患儿进行积极、彻底的治疗，以免因疾病迁延而造成患儿听力损伤。

（2）患儿由于耳部疼痛剧烈，常哭闹不已，照护者应及时安抚患儿的情绪。

（3）遵医嘱为患儿规范使用药物，观察并记录患儿用药后的反应。

（4）密切观察患儿的病情变化，若患儿出现高热，应及时给予物理降温措施或遵医嘱给予退热药物；若患儿耳道流出液体分泌物，应用消毒棉签及时清理，并使该侧耳朵向下，以利于分泌物流出。

（5）加强日常照护，为患儿提供营养丰富、清淡和易消化的食物，让患儿多卧床休息，多饮水。

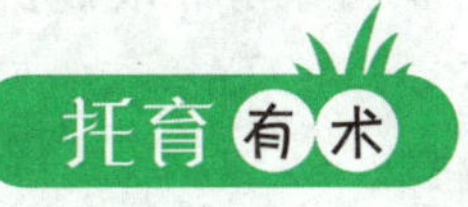

婴幼儿外耳道滴药法

［用物准备］

滴耳液、消毒棉球。

［操作步骤］

（1）洗净双手，核对药物的名称和使用剂量。

（2）将滴耳液在手中握数分钟，使滴耳液的温度接近人体温度。

（3）协助患儿取坐位或侧卧位，患侧耳朝上。

（4）一手向后下方牵拉患儿耳郭，将外耳道拉直，另一手持药瓶将滴耳液顺外耳道后壁滴入耳中，如图 7-3 所示。

（5）用手按压患儿耳屏数次，并让患儿保持体位 10 min。

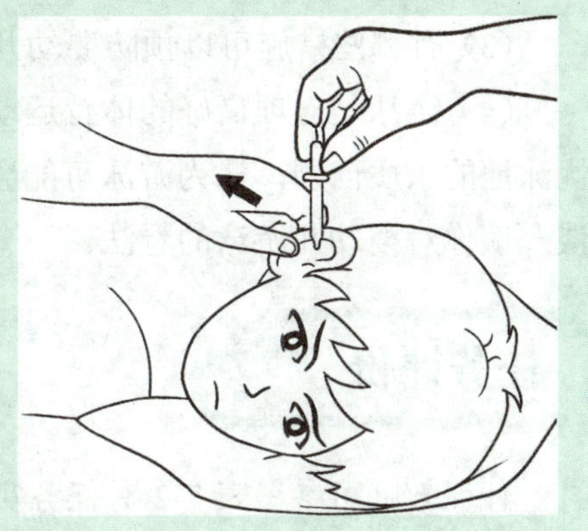

图 7-3　婴幼儿外耳道滴药法

（6）使患儿的患侧耳朝下，用消毒棉球擦去流出的滴耳液。

[注意事项]

（1）滴药前，需先将患儿外耳道内的脓液擦拭干净。

（2）滴耳液的温度应与人体体温相近，以免引起患儿不适。

（3）药瓶瓶口不能触及患儿耳部，以免污染滴耳液。

（4）操作应迅速、轻柔。若操作时患儿剧烈哭闹、不配合，可在患儿入睡后操作。此外，对年龄较小的婴儿，可先将其包在毛毯中，再进行操作。

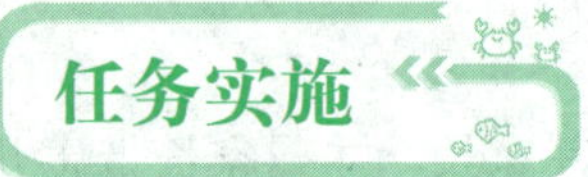

任务实施

案例分析：耳朵疼的丁丁

【活动背景】

丁丁，2岁，喜欢玩水。入夏以后，丁丁妈妈就经常带丁丁去游泳。这次游泳时，丁丁呛了水，随即大哭起来。丁丁妈妈见状，立即将丁丁带上岸，并用棉球吸出丁丁鼻子里的水，随后带丁丁回了家。2天后，丁丁突然出现发热，体温达到39℃，还不停地挠耳朵，丁丁妈妈赶紧为丁丁服用了退热药。第二天，丁丁退烧了，但是到了晚上，他还是会不停地挠耳朵，哭诉自己耳朵疼。又过了2天，丁丁妈妈发现，丁丁的右侧耳朵有脓液流出，于是立即带丁丁去医院进行检查。

【活动内容】

请同学们以小组为单位，根据所学知识，结合上述活动背景，分析以下问题：

（1）丁丁可能患有哪种疾病？导致丁丁患病的原因是什么？

（2）丁丁妈妈应如何照护生病的丁丁？

（3）有哪些措施可以预防婴幼儿发生此种疾病？

（4）游泳是一项良好的体育运动，有人认为婴幼儿可以通过游泳增强体质；也有人担忧泳池的水质问题，认为游泳可能会增加婴幼儿接触致病菌的风险，从而引发多种疾病。谈一谈你对婴幼儿游泳的看法。

任务评价

任课教师可参考表7-2对任务实施的完成情况进行评价。

表 7-2　任务实施评价表

评价标准	分值	得分	任课教师评价
小组成员积极参与讨论	20		
能够熟练运用所学知识，正确分析相关问题	80		
总分	100		

任务三　识别、预防与照护婴幼儿常见鼻部疾病

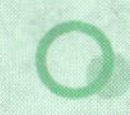

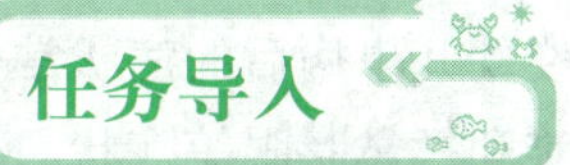

任务导入

婴幼儿托育与管理专业的小丽寒假回家后，细心观察到 3 岁侄子小辉的面部较之前发生了一些变化：上颌有些突出，嘴唇也变得较厚。这些特征让她不禁联想到课上学过的腺样体面容特征。于是，小丽向小辉妈妈询问了小辉的日常情况。

小辉妈妈回忆说，小辉半年前患过鼻炎，并且病情反复、久治不愈。自那以后，小辉经常睡觉时打鼾、张口呼吸。最近，小辉睡觉打鼾的情况似乎更为严重。听完小辉妈妈的叙述后，小丽更加确信自己的判断，认为小辉可能患有腺样体肥大。因此，她建议小辉妈妈尽快带小辉去医院检查，以便得到及时的治疗和干预。

请思考：婴幼儿鼻炎有哪些表现？什么是腺样体面容和腺样体肥大？腺样体面容与婴幼儿鼻炎有什么联系？

一、婴幼儿鼻炎的识别、预防与照护

（一）婴幼儿鼻炎的识别

鼻炎是指鼻腔黏膜和黏膜下组织的炎症。婴幼儿各器官的形态发育和生理功能尚不完善，且自身抵抗力及对外界的适应力又较低，因此易发生鼻炎。根据病因，鼻炎可分为感染性鼻炎和变应性鼻炎两类。

1. 病因

（1）感染性鼻炎的病因

急性感染性鼻炎由病毒感染引起，可合并细菌感染。急性感染性鼻炎若迁延不愈，可

发展为慢性感染性鼻炎。

（2）变应性鼻炎的病因

变应性鼻炎由机体接触变应原引起，与遗传、环境等因素密切相关，常见的变应原有尘螨、动物皮屑和毛发、花粉、某些食物（如牛奶、鱼和虾等）和药物（如阿司匹林等）等。

2. 主要表现

（1）感染性鼻炎的主要表现

急性感染性鼻炎早期有鼻部卡他症状，即打喷嚏、鼻塞、流清涕或脓涕、咽痛等症状。此外，患儿还常伴有高热、食欲减退和乏力，严重时可出现胃肠道症状。慢性感染性鼻炎以鼻塞为主要症状，并可引发患儿张口呼吸、气粗和夜间睡眠打鼾等症状，以及注意力不集中、易烦躁和易激惹等异常行为。

（2）变应性鼻炎的主要表现

变应性鼻炎的典型症状为鼻塞、流清涕、鼻痒和打喷嚏，但婴幼儿患病后的症状常不典型，主要表现为鼻塞，可伴有张口呼吸、打鼾、喘息、喂养困难和揉鼻眨眼等症状。有的患儿还可能会出现眼部发痒和结膜充血等眼部症状。

（二）婴幼儿鼻炎的预防

1. 增强抵抗力

（1）为婴幼儿提供种类丰富、搭配合理的饮食，确保婴幼儿营养摄入均衡。

（2）组织适当的体育运动和户外活动，以增强婴幼儿的体质。需注意，当花粉大量播散或空气质量较差时，应避免带婴幼儿外出活动。

（3）合理安排作息时间，保证婴幼儿充分的休息。

（4）建议家长按时带婴幼儿预防接种，以提高婴幼儿的免疫力。

2. 加强日常照护

（1）根据气温变化为婴幼儿增减衣物，避免带婴幼儿去人群密集、通风不畅的场所。

（2）为婴幼儿建立变应原档案，避免变应性鼻炎患儿接触变应原。

（3）保持室内环境干净、清洁，空气新鲜，温湿度适宜；定期清洗及晾晒衣被、毛绒玩具，以去除尘螨；避免在婴幼儿活动区域放置鲜花、饲养宠物等。

（4）教导婴幼儿打喷嚏时遮盖口鼻，并在之后立即洗手，以协助其培养良好的卫生习惯。

3. 开展健康教育

积极开展婴幼儿鼻炎科普宣传活动，提高家长对婴幼儿鼻炎的认知水平和应对能力。

（三）鼻炎患儿的照护

给鼻子洗个澡

（1）及时为患儿拭去鼻腔内的分泌物，并协助患儿正确擤鼻。长期擤鼻可能会造成患儿鼻部皮肤红肿，可局部涂抹润肤剂。

（2）对变应性鼻炎患儿，应使其远离变应原。

（3）密切观察患儿的病情变化，实施对症照护。例如，对发热的患儿，给予物理降温措施或遵医嘱使用退热药物，并定时测量体温；对乏力、不适的患儿，让其多休息，并营造舒适、安静的休息环境；等等。

（4）遵医嘱为患儿正确用药，并记录患儿用药后的反应。

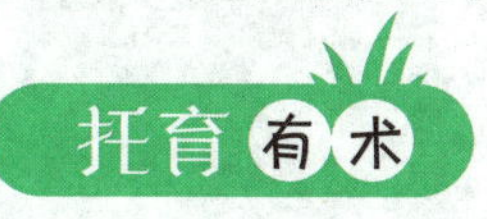

婴幼儿鼻部用药法

1．婴幼儿鼻腔滴药法

［用物准备］

滴鼻液、消毒棉签、毛巾或小枕。

［操作步骤］

（1）洗净双手，核对药物名称和使用剂量。

（2）协助患儿轻轻擤出鼻涕，或用消毒棉签擦净患儿鼻涕，以利于滴鼻液更好地与鼻黏膜接触。

（3）协助患儿取仰卧位，并在肩下垫多层毛巾或小枕，以使头部尽量后仰。

（4）一手固定患儿头部，另一手持药瓶在患儿每侧鼻腔滴入适量的滴鼻液。

（5）轻轻按压患儿鼻翼，使滴鼻液均匀分布在鼻黏膜上。

（6）使患儿保持体位 3～5 min 后坐起，用消毒棉签擦去外溢的滴鼻液。

［注意事项］

（1）滴药时，药瓶瓶口勿触及患儿鼻孔，以免污染滴鼻液。

（2）操作应迅速、轻柔。若操作时患儿剧烈哭闹、不配合，可在患儿入睡后操作。此外，对年龄较小的婴儿，可先将其包在毛毯中，再进行操作。

2．婴幼儿鼻腔喷药法

［用物准备］

鼻喷雾剂、消毒棉签。

［操作步骤］

（1）洗净双手，核对药物名称和使用剂量。

（2）协助患儿轻轻擤出鼻涕，或用消毒棉签擦净患儿鼻涕，以利于药液更好地与鼻黏膜接触。

（3）协助患儿取坐位或仰卧位。

（4）照护者一手示指和中指放在药瓶喷嘴两侧，拇指托住瓶底，摇晃药瓶，打开防尘盖，将喷嘴小心地插入患儿的一侧鼻孔，喷嘴朝向鼻腔外侧（即眼外眦方向），示指和中指按压喷嘴两侧喷药，如图 7-4 所示。同法喷患儿另一侧鼻孔。

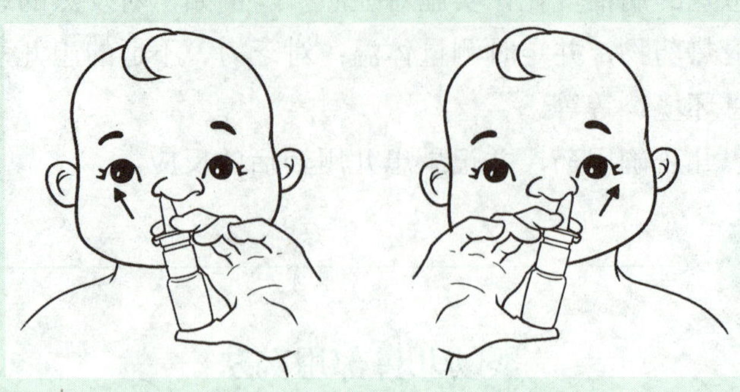

图 7-4　婴幼儿鼻腔喷药法

（5）将患儿头后仰，使药液均匀地分布在患儿鼻腔黏膜上，以充分发挥药效。

[注意事项]

同鼻腔滴药法。

二、婴幼儿腺样体肥大的识别、预防与照护

（一）婴幼儿腺样体肥大的识别

腺样体即咽扁桃体，是位于鼻咽部的顶部与后壁交界处的淋巴组织，如图 7-5（a）所示。正常生理情况下，腺样体在个体 2～6 岁时增殖旺盛，10 岁以后逐渐萎缩，到成人时期基本消失。腺样体若在增殖旺盛时期受到炎症反复刺激，则会发生病理性增生，并可引起相应症状，称为腺样体肥大，如图 7-5（b）所示。

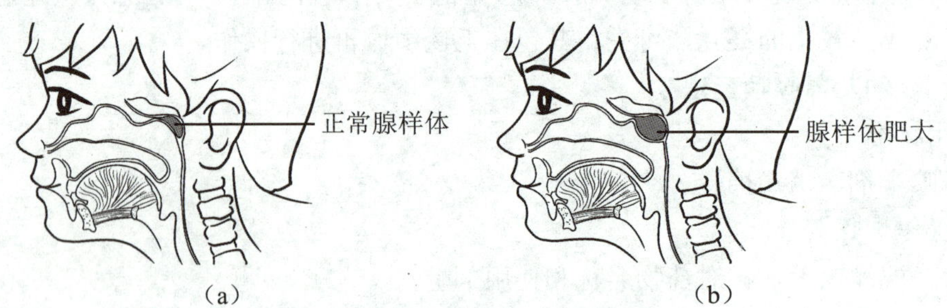

图 7-5　正常腺样体和腺样体肥大

1. 病因

由细菌或病毒感染导致的腺样体炎症反复发作，或鼻腔、鼻窦和扁桃体等邻近部位的炎症波及鼻咽部，均可以刺激腺样体发生病理性增生，造成腺样体肥大。

2. 主要表现

（1）局部症状

耳部症状：腺样体肥大可导致咽鼓管咽口阻塞，从而引发中耳炎，造成患儿听力减退和耳鸣。

鼻部症状：腺样体肥大常并发鼻炎和鼻窦炎，患儿常出现鼻塞和流涕等症状，并伴有说话时带闭塞性鼻音、睡眠时打鼾和张口呼吸等表现。严重时，患儿还可出现阻塞性睡眠呼吸暂停低通气综合征（睡觉时上气道反复塌陷、阻塞引起呼吸暂停和口鼻中气流强度降低，并引发一系列临床表现的一类睡眠呼吸紊乱疾病）。

腺样体面容：患儿长期张口呼吸，导致面部发育异常，表现为上颌骨变长、腭骨高拱、牙列不齐、上切牙突出、唇厚和表情缺乏等腺样体面容，如图 7-6 所示。

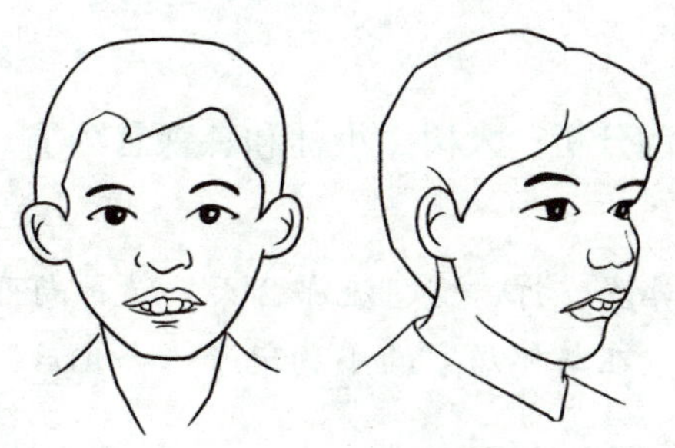

图 7-6　腺样体面容

（2）全身症状

患儿的全身症状主要表现为发育迟缓、反应迟钝、注意力不集中、夜惊（突然从睡眠中觉醒，并伴有因强烈恐惧而产生的惊吓、尖叫等异常行为）、磨牙和遗尿等。

（二）婴幼儿腺样体肥大的预防

（1）合理安排饮食，组织适当的体育活动，合理安排作息时间，建议家长带婴幼儿按时预防接种，以提升婴幼儿的抵抗力。

（2）注意气温变化，及时为婴幼儿增减衣物；避免带婴幼儿去人多密集、通风不畅的场所；保证婴幼儿的个人卫生和环境卫生，以预防婴幼儿患上呼吸道感染。

（3）若婴幼儿患有鼻炎、鼻窦炎、扁桃体炎或腺样体炎，应嘱家长及时为其治疗，以免造成腺样体病理性增生。

（4）开展腺样体肥大相关科普会或宣讲会等活动，提高家长对腺样体肥大的认识水平和应对能力。

（三）腺样体肥大患儿的照护

（1）对于确诊腺样体肥大的患儿，应加强日常病情观察，遵医嘱为患儿规范用药，并及时与家长交流患儿的病情变化。

（2）加强对患儿的日常照护，如避免受凉、加强饮食营养和增加户外活动等，避免患儿反复上呼吸道感染而加重腺样体肥大病情。

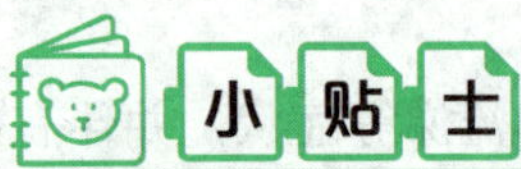

随着年龄的增长，婴幼儿的腺样体将逐渐萎缩，腺样体肥大会得到缓解，甚至症状完全消失。

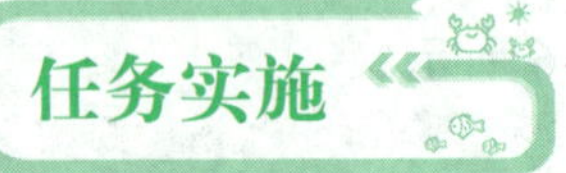

案例分析：大树、小林和森森怎么了？

【活动背景】

案例一：大树，3 岁，鼻塞、打喷嚏、流涕 2 天，精神尚可，食欲一般。

案例二：小林，1 岁半，在与邻居家的小狗玩了一会儿后，出现鼻塞、结膜轻度充血的症状，并不停地揉鼻眨眼。

案例三：森森，3 岁，经常鼻塞、流涕，说话时有鼻音，晚上睡觉时总是打呼噜，而且呼吸声很重，有时甚至会突然惊醒。

【活动内容】

请同学们以小组为单位，根据所学知识，结合上述活动背景，分析以下问题：

（1）大树可能患有哪种疾病？应如何对其进行照护？

（2）小林可能患有哪种疾病？病因是什么？应如何避免小林再次患病？

（3）森森可能患有哪种疾病？若不及时处理，森森还有可能出现哪些症状？

（4）在婴幼儿群体中，鼻部疾病常处于高发状态。针对这种现状，婴幼儿托育机构应采取哪些措施进行预防？

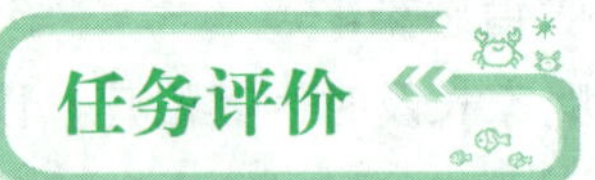

任课教师可参考表 7-3 对任务实施的完成情况进行评价。

表 7-3　任务实施评价表

评价标准	分值	得分	任课教师评价
小组成员积极参与讨论	20		
能够熟练运用所学知识，正确分析相关问题	80		
总分	100		

任务四　识别、预防与照护婴幼儿龋病

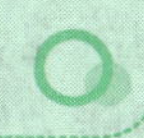

任务导入

2 岁半的乐乐平时特别喜欢吃甜食，并且每晚睡前都会喝奶，但他却不喜欢刷牙，每次妈妈试图帮他刷牙时，他都会哭闹不止。一天，张老师在和乐乐交流时，无意中发现乐乐的好多颗牙齿上都有黄色的小斑块，她怀疑乐乐可能得了龋病。放学后，张老师特意将这个情况告诉了乐乐妈妈，并建议她尽快带乐乐去医院进行口腔检查和治疗。

请思考：什么是龋病？龋病的主要表现是什么？照护者应如何预防婴幼儿患龋病？

一、婴幼儿龋病的识别

龋病是指由细菌作用导致的牙体硬组织慢性进行性破坏的一种疾病。龋病严重者，其牙冠部分甚至会被全部破坏，并伴发牙髓炎、根尖周炎等多种严重口腔疾病。婴幼儿患龋病可影响咀嚼和消化功能，进而影响口腔健康及生长发育。

（一）病因

龋病的发生是口腔环境、饮食、宿主自身和时间四个因素共同作用的结果。

1. 口腔环境因素

人的口腔中有多种细菌，正常情况下各种细菌处于一种平衡状态，但若出现口腔环境变差等情况，这种平衡状态就会被打破，导致某一种或多种细菌增殖，并黏附于牙齿表面，形成牙菌斑（沉积在牙表面的软而未钙化的细菌生物膜），进而诱发龋病。

2. 饮食因素

口腔内的许多细菌具有分解糖并产酸的能力，若婴幼儿常吃含糖分较多的食物，且刷牙、漱口等清洁措施不到位，这些细菌就会分解残留的糖分，产生大量的乳酸，进而损害牙体硬组织，引发龋病。

3. 宿主自身因素

不同的个体对龋病的易感程度不同，这与其自身牙齿的形态、结构和排列情况，唾液的流速、流量和成分，以及全身状况等因素有关。例如，乳牙牙本质松脆，牙釉质薄，耐酸能力较差，钙化程度较低，因此婴幼儿相较于成人更易发生龋病；牙釉质发育不良的婴幼儿，其牙齿耐酸能力差，牙齿排列不整齐的婴幼儿更易形成牙菌斑，这些婴幼儿相较于牙釉质发育较好、牙齿排列整齐的婴幼儿更易发生龋病。

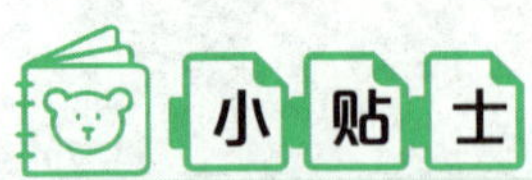

婴幼儿的饮食中若缺乏某些维生素和矿物质（如维生素 B_1、钙、磷和氟等），则易导致婴幼儿的牙釉质发育不良。

4. 时间因素

龋病的发生是一个缓慢的过程，即从细菌黏附于牙齿表面形成牙菌斑，到细菌产酸引起牙体硬组织脱矿，再到发生龋病，都需要一定的时间。

（二）主要表现

健康的牙齿表面应该是完整、光滑、有光泽的，婴幼儿患龋病后，其牙齿的牙体硬组织会在颜色、外形上发生改变。根据病变严重程度，龋病分为浅龋、中龋和深龋三个阶段，如图 7-7 所示。

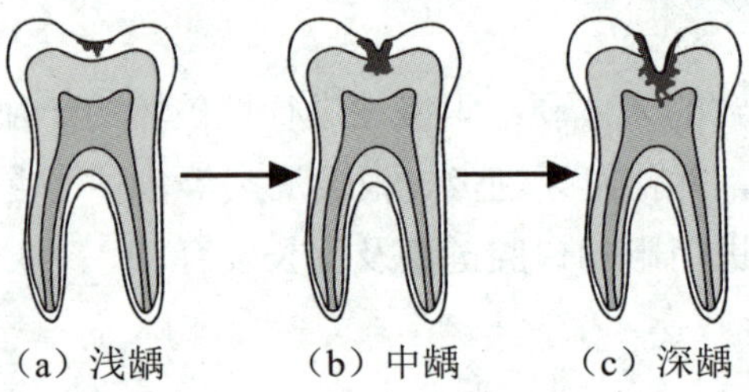

图 7-7　龋病的发展过程

1. 浅龋的主要表现

浅龋的病变只局限于牙釉质，主要表现为牙釉质出现无光泽的白色斑点或斑块，继而斑点或斑块变为黄褐色或黑色，一般无龋洞。在这个阶段，患儿没有自觉症状。

2. 中龋的主要表现

中龋的病变已累及牙本质浅层，主要表现为牙体缺损形成龋洞，龋洞处的牙本质呈黄褐色或深褐色。在这个阶段，患儿的牙齿对冷、热、酸和甜刺激会较为敏感，遭受这些刺激时会酸痛，刺激去除后，牙齿的酸痛感会随之消失。

3. 深龋的主要表现

深龋的病变已累及牙本质深层，接近牙髓，或已影响牙髓，主要表现为龋洞进一步加

深扩大，牙体缺损明显。在这个阶段，患儿的牙齿对冷、热、酸和甜刺激会更加敏感，且刺激去除后，牙齿酸痛会持续一段时间后才逐渐消失。当病变深达牙髓时，可引发牙髓炎、根尖周炎甚至颌骨炎症等一系列并发症，患儿此时可出现自发性牙痛、牙龈或面部肿胀等症状。

需注意，龋洞不会自行愈合，若不及时采取干预和治疗措施，最终可导致牙齿的完全丧失。

奶瓶龋

奶瓶龋是指由不正当使用奶瓶进行人工喂养或不正确的母乳喂养习惯造成的乳牙龋病。婴幼儿长期使用奶瓶喝奶，且喝完后又不及时清洁口腔，或长期含着奶瓶或乳头入睡，会使其口腔内的细菌大量繁殖，这些细菌会分解口腔中残留的奶水并产酸，久而久之，其牙体硬组织会脱矿溶解，形成牙齿缺损，最终转变为黑色的残根或牙渣，这就是奶瓶龋的形成过程。奶瓶龋的主要表现为环形龋，即在乳前牙的唇面、邻面，围绕牙冠颈部出现龋病的症状，如图 7-8 所示。

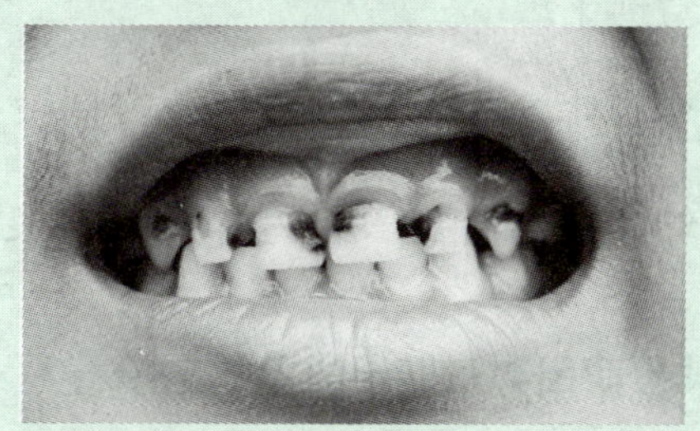

图 7-8　奶瓶龋

二、婴幼儿龋病的预防

（一）建立规范的饮食习惯

（1）夜间喂养不利于婴幼儿口腔清洁，可增加婴幼儿患龋病的概率，应建议家长根据婴幼儿的年龄来决定夜间喂养的次数。例如，对 3 月龄内的婴儿，建议家长夜间喂养 2 次；对 4～6 月龄的婴儿，建议家长夜间喂养 1 次；对 6 月龄以上的婴幼儿，建议家长不再夜间喂养。

（2）鼓励婴幼儿在 1 岁后使用杯子喝水，并尽量减少使用奶瓶；在 1 岁半后，停止使用奶瓶。此外，应避免将牛奶、果汁或其他甜饮料放入奶瓶让婴幼儿饮用，避免婴幼儿含着乳头或奶嘴入睡，避免将奶瓶当作婴幼儿的安抚奶嘴。

（3）照护者不应通过口腔接触奶嘴来感受奶液的温度，不应与婴幼儿口对口亲吻，更不可将自己咀嚼过的食物喂给婴幼儿，以避免致龋菌通过唾液传播给婴幼儿。此外，应确保婴幼儿使用单独的喂养器具，并定期清洗、消毒。

（二）选择合适的食物

（1）对 6 月龄以内的婴儿，建议家长坚持母乳喂养；对 7 月龄～1 岁的婴儿，建议家长继续母乳喂养的同时，逐步添加辅食（建议保持原味，并保持合理的喂食间隔时间）；对 1 岁以上的幼儿，可给予含纤维素较多的食物，如蔬菜、水果和粗粮等，以利用这些食物对牙面产生的摩擦、清洁作用，减少食物残渣在牙齿上的堆积。

（2）尽量减少婴幼儿每日食用含糖食物的总量和次数，避免在食用的奶、粥或其他液体里加糖。

（3）对 1 岁以内的婴儿，避免提供果汁；对 1～3 岁的幼儿，严格限制其果汁的食用量，将一天内食用的果汁量控制在 120 mL 以内。此外，禁止为婴幼儿提供碳酸饮料。

（4）教导婴幼儿少吃零食，睡前不吃零食，并避免为婴幼儿提供过甜、过黏的零食。

（5）为婴幼儿提供钙和维生素 D 含量丰富的食物，并组织适当的户外运动，让婴幼儿多晒太阳，以保证牙齿的正常钙化。

（三）培养良好的口腔卫生习惯

采用正确的方法维护婴幼儿口腔卫生，引导婴幼儿培养良好的口腔卫生习惯，可有效预防婴幼儿患龋病。

1. 乳牙萌出前及少量乳牙萌出时口腔卫生习惯的培养

刚出生的婴儿唾液分泌量少，口腔易受外界病菌的侵袭，因此婴儿出生后即需要为其清洁口腔。为婴儿清洁口腔前，照护者需先认真洗手，然后在手指上包绕干净、柔软的纱布，蘸温水后轻轻擦拭婴儿的牙床、腭部和舌背，每天至少 1 次，可选择在婴儿睡前进行。婴儿喂食后，若不方便清洁口腔，可喂温开水，以稀释口腔中残留的奶液。婴儿 6 月龄左右萌出乳牙后，可继续用上述方法清洁牙齿和口腔。

照护者在清洁婴儿口腔时，应同时观察口腔内的情况，及时发现异常。

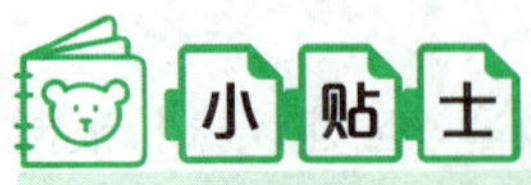

定时为婴儿清洁口腔，可使其熟悉口腔清洁动作，未来更易接受刷牙。

2. 多颗乳牙萌出后口腔卫生习惯的培养

婴幼儿多颗乳牙萌出后，照护者应开始为其刷牙，每天早、晚各 1 次，每次不少于 2 min。照护者可用纱布、指套牙刷或小头牙刷为婴幼儿刷牙，可采用圆弧刷牙法，确保清洁上下颌牙齿的所有牙面，特别是接近牙龈缘的部位。当婴幼儿乳牙萌出建立邻接关系（两颗乳牙彼此相邻接，产生邻接面）后，照护者需要使用牙线为婴幼儿清理牙齿邻接面，每天至少清理1次。

为婴幼儿刷牙时，应使用婴幼儿专用含氟牙膏，且每次使用量为米粒大小（15～20 mg）。需注意，婴幼儿应有专属的牙刷和漱口杯，不可与他人共用，避免发生交叉传染。

婴幼儿2岁左右应开始学习自己刷牙，但由于手部精细运动能力尚未形成，不能真正将牙齿刷干净，所以照护者需协助其刷牙，以确保彻底清洁。

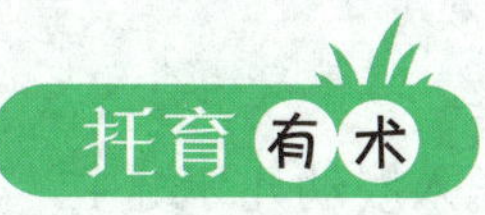

托育有术

圆弧刷牙法与牙线使用法

1. 圆弧刷牙法

[操作步骤]

（1）照护者位于婴幼儿右后方，协助其取坐位或立位。在牙刷上挤上牙膏后，左手环绕婴幼儿背部轻托其下颌，右手持牙刷。

圆弧刷牙法

（2）清洁婴幼儿牙齿的外侧面。照护者引导婴幼儿嘴唇微张、上下齿轻轻咬合，将牙刷刷头伸入婴幼儿左侧后牙的外侧面，刷毛轻轻接触左上颌后牙的牙龈，以画圈的方式将刷毛从上颌牙龈拖拉至下颌牙龈，再拖拉至上颌牙龈，如此前行至左侧尖牙。以同样的方法清洁婴幼儿右侧牙的外侧面。刷前牙区外侧面时，先嘱婴幼儿发“1”使门牙上下对齐，再以圆弧画圈的方式从左侧尖牙刷至右侧尖牙。

（3）清洁婴幼儿牙齿的内侧面。照护者引导婴幼儿张大嘴巴，将牙刷刷毛放在左上颌后牙的内侧面，使牙刷柄平行于牙齿边缘做前后往复短距离（1～2 mm）刷动，逐渐刷至左上颌尖牙。以同样的方法依次清洁右上颌后牙内侧面、左下颌后牙内侧面和右下颌后牙内侧面。刷上颌前牙内侧面时，照护者可将牙刷柄竖起，从婴幼儿左侧尖牙开始，做上下往复短距离（1～2 mm）刷动，逐渐刷至右侧尖牙。以同样的方法清洁下颌前牙内侧面。

（4）清洁婴幼儿牙齿的咬合面。照护者引导婴幼儿张开嘴巴，将牙刷刷毛垂直置于左上颌后牙的咬合面做前后往复短距离刷动，逐渐刷至左上颌尖牙。以同样的方法依次清洁右上颌后牙、左下颌后牙和右下颌后牙的咬合面。

（5）清洁最后一颗牙的最里面。照护者引导婴幼儿半张口，将牙刷刷头竖起，置于婴幼儿左侧上颌最后一颗牙的内侧面，使刷头从该牙的内侧面，沿着牙龈，转过该牙的最里面，到达外侧面。以同样的方法清洁右上颌、左下颌和右下颌最后一颗牙的最里面。

[注意事项]

（1）确保清洁到牙齿的各个表面，避免遗漏。

（2）每次刷牙时间应不少于 2 min。

2．牙线使用法

[操作步骤]

（1）照护者位于婴幼儿前方，协助婴幼儿取坐位或立位。

牙线使用法

（2）照护者取 20～25 cm 的牙线，双手中指缠绕牙线两端，用双手示指和拇指绷紧牙线（绷紧的牙线长度为 1～2 cm）。

（3）嘱婴幼儿张口，照护者先用前后拉锯的方式将牙线缓慢压入婴幼儿牙缝中，再紧贴一侧牙邻接面做上下提拉动作，清除牙缝间的异物。

[注意事项]

（1）为婴幼儿选择合适尺寸的牙线。

（2）将牙线压入婴幼儿牙缝时，应轻柔、缓慢，以免造成损伤。

（四）开展健康教育

定期向家长普及婴幼儿口腔卫生知识，宣传婴幼儿定期口腔检查的重要性。同时，指导家长掌握婴幼儿龋病的预防措施及口腔护理操作（婴幼儿刷牙方法和牙线使用方法等）。

小贴士

婴幼儿第 1 颗牙齿萌出后的 6 个月（通常为出生后 12 个月）内，应进行第 1 次口腔检查，之后根据龋病风险评估情况定期进行口腔检查。龋病风险低的婴幼儿，可每 6 个月进行 1 次口腔检查；龋病风险高的婴幼儿，应每 3 个月进行 1 次口腔检查。

幼有善育

上海建立“生命早期 1 000 天”管理规范，关注婴幼儿口腔健康

为优化社区口腔健康服务模式，进一步提升上海市居民口腔健康水平，上海市口腔医院启动了口腔健康惠民项目，该项目在上海市 16 个区选定试点社区，针对婴幼儿实施口腔健康管理的随访和跟踪，同时，医院还制定了“生命早期 1 000 天”口腔健康管理规范，填补了上海市在“生命早期 1 000 天”这一关键时期的口腔健康管理领域的空白。

第四次全国口腔健康流行病学调查结果显示，上海 3 岁年龄组幼儿的乳牙患龋率高达 47.2%。为提升上海市婴幼儿口腔健康状况，降低口腔疾病患病率，上海市自 2020 年起，在社区卫生服务中心开展“生命早期 1 000 天”的口腔健康惠民项目（以下简称“惠民项目”），将龋病预防关口提前至孕期。

惠民项目根据婴幼儿龋病风险评估结果，为婴幼儿提供个性化的口腔健康管理服务，同时，该项目还将牙齿局部涂氟措施的对象从 3 岁以上幼儿扩展至 1 岁及以上幼儿，旨在将口腔预防措施覆盖更广范围和更多人群。

惠民项目开展初期，有近三成的家长认为“宝宝不能涂氟”或“含氟牙膏对小宝宝是有害的”，这也导致部分家长拒绝使用专用含氟牙膏及牙齿局部涂氟，从而使婴幼儿龋病预防干预措施的效果大打折扣。此外，还有近两成的家长认识不到婴幼儿在 1 周岁内进行首次口腔检查的重要性。

为纠正家长们对氟化物及口腔问题的错误认识，惠民项目不仅加大了线上、线下的科普宣传力度，还安排社区医护人员根据婴幼儿不同年龄的口腔特点和常见口腔问题，与家长进行面对面的口腔健康知识普及，为家长们答疑解惑，指导家长做好孩子的口腔保健。

通过对孕产妇及婴幼儿进行口腔检查、口腔健康建档、健康教育、龋病风险评估、预防干预和跟踪随访等全程管理，试点社区参与惠民项目的婴幼儿的患龋率显著低于非试点社区的婴幼儿。随着服务流程和服务细节的不断优化，惠民项目服务的孕产妇的满意度达到 93.81%，家长的满意度高达 100%。此外，惠民项目还组织了多次市、区两级的专业培训，培养了一批掌握“生命早期 1 000 天”口腔健康管理技能的复合型基层人员，这些基层人员不仅大大提升了自身的口腔健康服务能力，也为后续惠民项目在全市范围内的推广与应用奠定了基础。

资料来源：《聚焦“一老一小”，促进全生命周期口腔健康｜第五轮公共卫生三年行动计划巡礼》，上海市卫生健康委员会官网，2022 年 8 月 31 日，有改动

三、龋病患儿的照护

（1）加强患儿的口腔卫生，饭后喂水或指导漱口，并早晚协助刷牙。

（2）避免让患儿食用过多冷、热、酸和甜的食物，以避免刺激患儿牙齿，引起患儿不适。

（3）告知家长患儿的龋病情况，并强调龋病的危害性，以提高家长对婴幼儿龋病的认识。提醒家长定期带患儿进行口腔检查，以便及时发现问题、及早干预和治疗。

各抒己见

有家长认为，婴幼儿龋病无须治疗，等换了恒牙就好了。对于这种观点，你有什么看法？请查询相关资料，在小组内讨论。

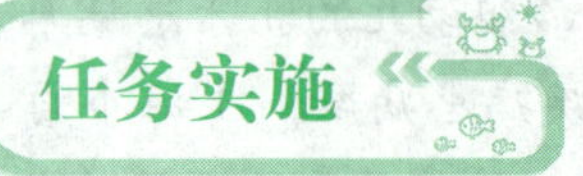

任务实施

设计家长开放日主题活动：守护微笑，预防龋病

【活动背景】

婴幼儿时期是人生的起始阶段，婴幼儿口腔健康的维护至关重要。健康的口腔是确保婴幼儿摄入均衡的营养，保证身体正常生长发育的基础；健康、排列整齐的乳牙是确保婴幼儿正常发音的生理基础。做好婴幼儿的口腔健康保健，是终身受益的事情。

【活动内容】

为切实提高家长对婴幼儿龋病的认知与防治意识，请同学们以小组为单位，根据所学知识，以“守护微笑，预防龋病”为主题，设计一次趣味性高、实践性强的家长开放日主题活动，具体要求如下：

（1）家长开放日的活动内容需包含婴幼儿龋病相关知识的生动讲解、寓教于乐的互动游戏和丰富有趣的实践操作，形式不限。

（2）将具体活动流程和内容做成 PPT 在班内展示。

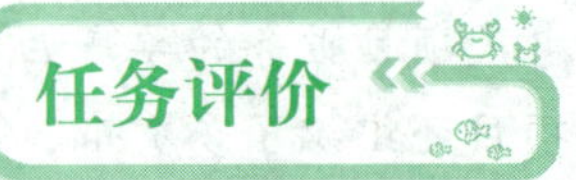

任务评价

任课教师可参考表 7-4 对任务实施的完成情况进行评价。

表 7-4　任务实施评价表

评价标准	分值	得分	任课教师评价
知识讲解部分，对婴幼儿龋病相关知识的讲解系统、全面	40		
互动游戏和实践操作有较强的趣味性和实践性	40		
设计的活动创新性强、可实施性高	20		
总分	100		

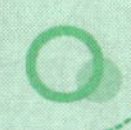

项目学习综合测试

一、单项选择题

1. 小树，3 岁，经常偏头侧脸看书。此外，他在注视一个物体时，一只眼的视线常偏向目标之外。小树可能患有（　　）。

A. 斜视

B. 结膜炎

C. 弱视

D. 先天性白内障

2. 婴幼儿弱视的病因不包括（　　）。

A. 斜视

B. 轻微屈光不正

C. 形觉剥夺

D. 屈光参差

3. 婴幼儿结膜炎的典型表现为（　　）。

A. 畏光、眼痛

B. 眼干、眼痒

C. 结膜充血、眼部分泌物增多

D. 视物模糊

4. 下列关于婴幼儿急性化脓性中耳炎识别与预防的表述，正确的是（　　）。

A. 婴幼儿咽鼓管管腔长，鼓室口位置高，咽部细菌及其他内容物不易通过咽鼓管逆行进入鼓室，因此婴幼儿不易患急性化脓性中耳炎

B. 急性化脓性中耳炎患儿鼓膜穿孔后，耳痛和全身症状会进一步加重

C. 加强对婴幼儿的日常照护，增强婴幼儿的抵抗力，预防婴幼儿患上呼吸道感染，可有效预防婴幼儿患急性化脓性中耳炎

D. 正确的擤鼻方法可有效预防鼻咽部分泌物通过咽鼓管进入中耳而造成感染，具体操作为手指同时按压两侧鼻翼并用力擤鼻

5. 2 岁的皓皓有花粉过敏史，在接触花粉后出现了打喷嚏、鼻塞和眼痒的症状。下列关于皓皓的表述中，错误的是（　　）。

A. 根据皓皓的症状和过敏史推测，皓皓可能患上了变应性鼻炎

B. 皓皓应立即离开有花粉的环境

C. 皓皓应捏住双侧鼻孔，用力擤鼻，以清除鼻腔内的分泌物

D. 皓皓康复后，应避免再次接触花粉

6. 龋病发生的四个因素不包括（　　）。

A. 口腔环境因素

B. 食物因素

C. 时间因素

D. 病毒因素

7. 下列关于婴幼儿龋病预防措施的表述，错误的是（　　）。

A. 引导婴幼儿培养良好的饮食习惯，避免其养成含乳头或奶嘴入睡的习惯

B. 对 1 岁以上的幼儿，可为其提供含纤维素较多的食物，以利用这些食物摩擦、清洁牙齿表面

C. 婴幼儿多颗乳牙萌出后，照护者可为其刷牙，每天早、晚各 1 次

D. 为婴幼儿刷牙时，不可使用含氟牙膏，以免对身体造成损害

8. 下列选项中，不属于婴幼儿斜视病因的是（　　）。

A. 眼部解剖结构发育异常

B. 眼部神经异常

C. 屈光不正

D. 细菌、病毒感染

9. 下列关于婴幼儿急性化脓性中耳炎主要表现的表述，正确的是（　　）。

A. 耳部剧烈疼痛，吞咽及咳嗽时加剧

B. 听力正常，无耳鸣

C. 鼓膜弥漫性充血、肿胀，穿孔后流出清水样分泌物

D. 无全身症状，或仅低热

二、判断题

1. 婴幼儿应积极参与户外活动，以使眼球接受适当的日光照射，预防斜视及弱视。（　　）

2. 由于个体发育至成人时腺样体会基本消失，因此婴幼儿患腺样体肥大时，即使症状严重也不必干预。（　　）

3. 婴幼儿急性化脓性中耳炎多继发于上呼吸道感染。（　　）

4. 乳牙较恒牙抗龋能力更强，形成龋洞后也可自行愈合。（　　）

5. 婴幼儿结膜炎可由病毒、细菌和衣原体感染引起，也可由风沙、烟尘、药物、有毒气体、灰尘和花粉等刺激引起。（　　）

6. 腺样体面容主要表现为上颌骨变长、腭骨高拱、牙列不齐、上切牙突出、唇厚和表情缺乏等。（　　）

7. 浅龋、中龋的患儿都无自觉症状。（　　）

8．照护者应向龋病患儿家长强调龋病的危害性，以提高家长对婴幼儿龋病的认识。同时，提醒患儿家长定期带患儿进行口腔检查。（　　）

三、简答题

1．预防婴幼儿发生斜视、弱视的措施有哪些？

2．如何照护急性化脓性中耳炎患儿？

3．简述婴幼儿鼻炎的预防措施。

4．简述婴幼儿龋病的预防措施。

项目学习综合评价

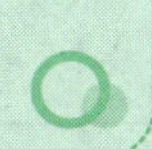

每5人一组，各组成员结合课前、课中和课后的学习情况，以及任务实施和课后习题的完成情况，按照表7-5的评价标准对本项目的学习效果进行自评和互评，并请任课教师进行评价。

表7-5　项目学习综合评价表

考核内容	评价标准	分值	评价得分		
			自评	互评	师评
知识与技能评价	了解婴幼儿斜视、弱视、结膜炎、急性化脓性中耳炎、鼻炎、腺样体肥大和龋病的概念、病因	10			
	熟悉婴幼儿斜视、弱视、结膜炎、急性化脓性中耳炎、鼻炎、腺样体肥大和龋病的主要表现	15			
	掌握婴幼儿斜视、弱视、结膜炎、急性化脓性中耳炎、鼻炎、腺样体肥大和龋病的预防措施，以及斜视、弱视、结膜炎、急性化脓性中耳炎、鼻炎、腺样体肥大和龋病患儿的照护要点	20			
	能够根据婴幼儿的日常表现，正确识别婴幼儿斜视、弱视、结膜炎、急性化脓性中耳炎、鼻炎、腺样体肥大和龋病	10			
	能够主动采取措施，有效预防婴幼儿斜视、弱视、结膜炎、急性化脓性中耳炎、鼻炎、腺样体肥大和龋病的发生	10			
	能够为斜视、弱视、结膜炎、急性化脓性中耳炎、鼻炎、腺样体肥大和龋病患儿提供科学照护	10			

续表

考核内容	评价标准	分值	评价得分		
			自评	互评	师评
过程与方法评价	课前预习，查找婴幼儿常见五官疾病的相关资料	5			
	课上认真听讲，及时标记重点内容，积极参与课堂活动	5			
	课后积极复习，总结、归纳本项目所学知识点，完成项目学习综合测试	5			
综合素质评价	具有健康责任理念，能够积极参与婴幼儿健康服务活动，能够重视婴幼儿眼、耳、鼻和口的健康发展	10			
总分	自评×30%+互评×30%+师评×40%				

项目八

婴幼儿常见皮肤疾病的识别、预防与照护

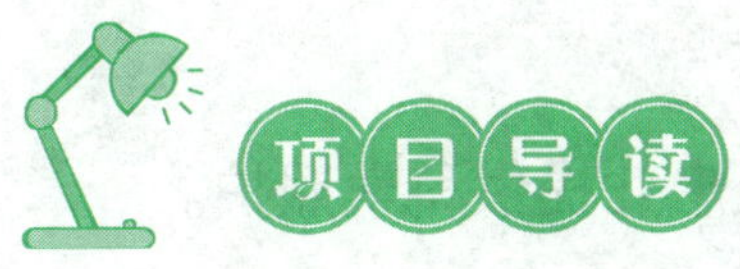

项目导读

皮肤，作为人体的第一道防线，具有抵御外界环境侵袭的重要作用。婴幼儿由于皮肤结构尚未发育完全，免疫功能也处在逐步完善中，因此相较于成人更易受到各种皮肤疾病的侵扰。婴幼儿发生皮肤疾病后得不到妥善的照护，不仅会加剧皮肤损伤，还可能会导致一系列并发症，这些都会对婴幼儿的健康构成严重威胁。本项目主要讲述婴幼儿常见皮肤疾病中的湿疹、痱子、荨麻疹和尿布皮炎。通过学习本项目，照护者可以了解婴幼儿常见皮肤疾病的识别方法，掌握有效的预防措施和照护要点，从而全面保障婴幼儿的皮肤健康，确保其茁壮成长。

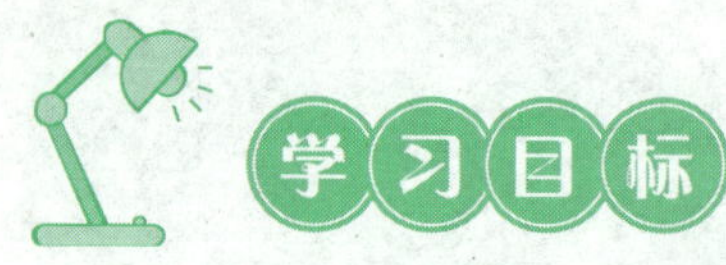

知识目标

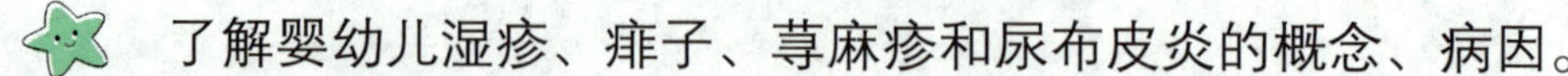

- 了解婴幼儿湿疹、痱子、荨麻疹和尿布皮炎的概念、病因。

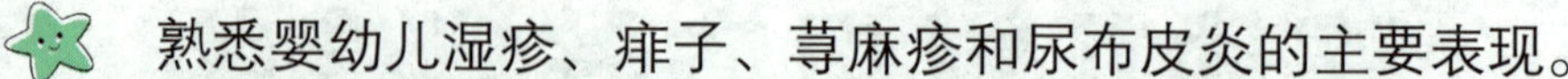

- 熟悉婴幼儿湿疹、痱子、荨麻疹和尿布皮炎的主要表现。
- 掌握婴幼儿湿疹、痱子、荨麻疹和尿布皮炎的预防措施，以及湿疹、痱子、荨麻疹和尿布皮炎患儿的照护要点。

技能目标

- 能够根据婴幼儿的日常表现，正确识别婴幼儿湿疹、痱子、荨麻疹和尿布皮炎。
- 能够主动采取措施，有效预防婴幼儿湿疹、痱子、荨麻疹和尿布皮炎的发生。
- 能够为湿疹、痱子、荨麻疹和尿布皮炎患儿提供科学照护。

素质目标

- 崇德向善、尊重生命，正确认识自己守护婴幼儿健康的职责和使命。
- 与时俱进，培养执着专注、科学严谨、精益求精、追求卓越的职业精神。

任务一　识别、预防与照护婴幼儿湿疹

任务导入

今日，2 岁的欢欢在托育机构吃午餐时，觉得蔬菜虾仁饼非常美味，就多吃了几个。午休过后，张老师观察到欢欢总是抓挠自己的胳膊。在对欢欢进行进一步检查后，张老师发现欢欢的两侧胳膊上有对称分布的不规则红斑，并伴有针尖大小的丘疹。张老师随即带欢欢前往保健室请李医生检查。

李医生表示欢欢胳膊上出现的可能是湿疹，这应该与她食用了某种食物或接触了某种物质有关。张老师立即给欢欢妈妈打电话询问相关情况，欢欢妈妈表示，欢欢自幼便对虾有轻微的过敏反应，每次吃过虾后都会出现小红斑，但因为很轻微，所以并未特别在意。

请思考：什么是湿疹？导致婴幼儿发生湿疹的原因有哪些？张老师应如何照护生病的欢欢？

一、婴幼儿湿疹的识别

湿疹是一种由多种内、外因素共同作用引起的，涉及表皮及真皮浅层的皮肤炎症性反应，易反复发作。

（一）病因

湿疹的病因尚不明确，目前多认为可能与以下因素有关。

1. 内部因素

疾病（如扁桃体炎、寄生虫病和龋病等）、免疫因素（如免疫功能异常等）和遗传因素（如有湿疹家族史等）等与婴幼儿湿疹的发生有关。

2. 外部因素

食物（如鱼、虾和牛羊肉等）、花粉、动物毛屑、生活环境（如炎热和干燥环境等）和化学物质（如肥皂和润肤剂中的某些化学成分、衣服中的合成纤维等）等，均可诱发婴幼儿湿疹。

（二）主要表现

根据病程和症状特点，湿疹可分为急性湿疹、亚急性湿疹和慢性湿疹三种类型，不同类型的湿疹具有不同的表现。

1. 急性湿疹的主要表现

急性湿疹的皮损常对称分布，并呈多形性，常表现为红斑基础上的丘疹（高出皮肤表面的局限性丘形小疹，直径<1 cm）、丘疱疹（顶部有较小水疱的丘疹），严重时可出现小水疱，常融合成片，边界不清。患儿自觉皮损处瘙痒剧烈，皮损处也常因患儿搔抓或摩擦而形成点状糜烂面，并伴有明显浆液性渗出。皮损处若继发感染，会形成脓疱、脓痂，甚至引起发热等全身症状。

2. 亚急性湿疹的主要表现

亚急性湿疹常由急性湿疹症状减轻或不适当处理后，病程迁延发展而来。主要表现为皮损处红肿，呈暗红色，表面轻度浸润；皮损上仍有丘疹及少量丘疱疹，并伴有少许鳞屑；患儿自觉皮损处仍瘙痒剧烈。

3. 慢性湿疹的主要表现

慢性湿疹常由急性、亚急性湿疹反复发作迁延而来，也可因持续、轻微的病因刺激而初始发病。主要表现为皮损呈暗红色，有浸润性，上有丘疹及鳞屑；皮损处皮肤肥厚，表面粗糙，并有不同程度的苔藓样变、色素沉着；皮损处阵发性瘙痒，发作时患儿自觉瘙痒剧烈。

二、婴幼儿湿疹的预防

（一）合理安排饮食

（1）为婴幼儿提供营养、均衡的清淡饮食，避免提供油炸、辛辣刺激的食物，多提供富含维生素的食物。

（2）关注婴幼儿食物过敏情况，建立婴幼儿食物过敏档案，避免婴幼儿食用含变应原的食物。

（二）重视环境管理

（1）减少婴幼儿与花粉、动物毛屑等的接触机会。例如，不在室内外放置或种植会产生花粉的植物，不饲养动物；在春季花粉播散的高峰期，尽量减少婴幼儿的外出活动，或外出时为婴幼儿遮盖口鼻。

（2）保持室内温湿度适宜；定时开窗通风，保持室内空气新鲜。

（3）定期清洁室内外环境，避免灰尘积累。

（三）选择合适用物

为婴幼儿选择贴身衣物、毛巾和被褥时，应优先考虑透气性好、舒适度高的面料，如纯棉类，避免选用合成纤维类、羊毛类等易导致过敏的面料。

（四）加强日常管理

（1）定期清洗、消毒和晾晒婴幼儿的衣物、被褥等，避免婴幼儿过多接触尘螨。

（2）保持婴幼儿皮肤清洁、干爽，婴幼儿出汗后及时为其更换衣物。需注意，为婴幼儿洗澡时，应避免过度擦洗，并为其选用温和的沐浴产品；洗澡后，需根据季节及环境的干燥程度，为婴幼儿全身涂抹温和、适宜的润肤剂。

各抒己见

请同学们以小组为单位，讨论以下问题：

（1）为婴幼儿涂抹润肤剂有什么作用？

（2）选购婴幼儿润肤剂时，应注意哪些方面？

为婴幼儿选购润肤剂的注意事项

三、湿疹患儿的照护

（一）加强日常照护

（1）注意患儿的皮肤卫生，保持适当的洗澡频率。需注意，洗澡方式以淋浴为佳，且水温不宜过高；避免搓澡，避免使用刺激性强的沐浴产品；洗澡后，及时为患儿擦干身体，并涂抹适量的润肤剂。

（2）加强患儿的手部卫生管理，以免患儿搔抓皮损时造成感染。可通过转移患儿的注意力或为患儿戴手套等方式，减少患儿对皮损处的搔抓。

（3）为患儿提供清淡饮食，避免提供辛辣刺激的食物；合理安排患儿作息，保证充分休息。

（4）保持室内空气流通、温湿度适宜。

（5）为患儿选择纯棉、宽松、透气的衣物、毛巾和被褥等，避免选用合成纤维类、羊毛类衣物、毛巾和被褥等，以免加重病情。

（二）开展心理照护

患儿可因皮损处剧烈瘙痒而出现烦躁不安、焦虑，甚至恐惧，照护者应及时安抚患儿的情绪，转移患儿的注意力，使其心情平静。

（三）规范使用药物

遵医嘱为患儿使用药物，并避免患儿碰触涂药处。需注意，涂抹激素类药膏时，只需涂抹薄薄一层即可，以防患儿出现皮肤变薄等不良反应。若患儿自觉皮损处瘙痒难耐，照护者可遵医嘱给予口服止痒药物。若患儿皮损处合并感染，照护者应遵医嘱给予口服或局部涂抹的抗生素药物。患儿用药后，观察并记录反应。

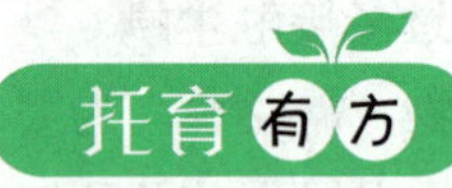

皮肤疾病外用药剂型的选用原则

皮肤疾病外用药的剂型有很多种，常见的有粉剂、洗剂、乳剂、糊剂和酊剂等，具体选用何种剂型常根据皮肤疾病的皮损特点来决定，具体选用原则如下：① 对急性皮肤病患儿，仅有红斑、丘疹而无渗出液时，宜选用粉剂或洗剂；炎症较重，糜烂、渗出液较多时，宜选用洗剂；有糜烂但渗出液不多时，宜选用糊剂。② 对亚急性皮肤病患儿，渗出液不多时，宜选用糊剂或油剂；若无糜烂，宜选用乳剂。③ 对慢性皮肤病患儿，宜选用乳剂、软膏、硬膏、酊剂和涂膜剂等。④ 对单纯瘙痒无皮损者，宜选用乳剂、酊剂等。

（四）密切观察病情

（1）积极了解患儿的致病因素，并避免患儿再次接触该因素，以免加重病情。

（2）密切观察患儿的皮肤情况及全身状况。若发现患儿出现皮损处红肿、浸润加重、化脓，以及发热、淋巴结肿大等症状，应及时通知家长送医治疗。

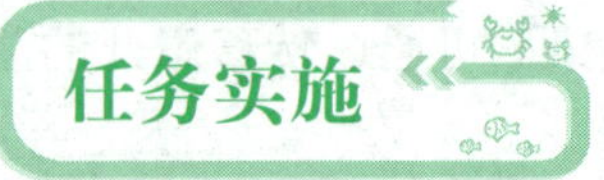

制作婴幼儿湿疹科普海报

【活动背景】

近日，小红花托育机构有几名婴幼儿相继得了湿疹，为此，机构负责人召集相关老师了解这些孩子的情况。老师们反映，孩子们的症状不严重，只要悉心照护可以很快好转，但是有些患儿家长对湿疹的认识不足，在家中常忽视对湿疹患儿的照护，甚至可能会做出一些导致患儿湿疹加重的行为。同时，有些健康婴幼儿的家长害怕湿疹患儿会将湿疹传染给自己家孩子，想要自己家孩子过段时间再来。了解到这些情况后，机构负责人决定让老师们制作婴幼儿湿疹电子版科普海报并发送给各位家长，以加强湿疹患儿家长对患儿的照护，消除家长们对湿疹的认识误区。

【活动内容】

请同学们以小组为单位，结合上述活动背景，制作婴幼儿湿疹科普海报，具体实施步骤如下：

（1）学生自由分组，每组 3～5 人。

（2）根据所学知识，查询相关资料，组内讨论海报内容。海报至少要包括以下内容：① 婴幼儿湿疹的定义、病因、主要表现；② 婴幼儿湿疹的预防措施；③ 湿疹患儿的照护要点。

（3）组内讨论、确定海报形式，要求图文结合、形式新颖、美观大方。

（4）海报制作完成后在班内进行展示，其他小组和任课教师给出修改建议。

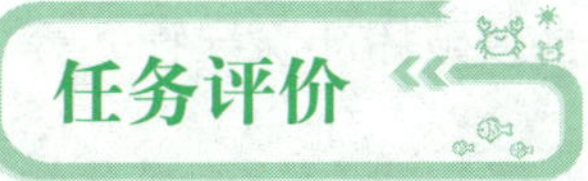

任务评价

任课教师可参考表 8-1 对任务实施的完成情况进行评价。

表 8-1　任务实施评价表

评价标准	分值	得分	教师评价
小组成员积极参与活动	20		
海报科普内容正确、实用性强	60		
海报图片清晰、美观，排版合理，形式新颖	20		
总分	100		

任务二　识别、预防与照护婴幼儿痱子

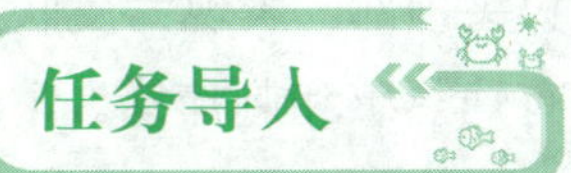

任务导入

2 岁的小明在托育机构午休醒来后，突然感觉自己的额头、前胸部比较痒，便一直用手抓挠。张老师看到这一情况后，立即对小明的身体进行了检查，发现其额头与前胸部散布着针尖大小的红色丘疹。张老师推测，小明午睡时盖的毯子比较厚，加上中午天气闷热，可能被捂出了痱子。

请思考：张老师的推测是否合理？针对小明的这一情况，张老师应如何做？

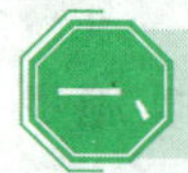

一、婴幼儿痱子的识别

痱子是指由汗液排出不畅刺激汗腺周围组织引起的炎症，多发于夏季。

（一）病因

在湿热的环境下，皮肤表面的汗液不易蒸发，浸渍皮肤角质层使其肿胀，导致汗腺导管管腔变窄，汗液排出不畅而滞留于汗腺导管内。汗液滞留于汗腺导管内，可使汗腺导管的内部压力增高，进而引发汗腺导管扩张、破裂。随后，汗液外渗至汗腺周围组织，刺激汗腺周围组织发生炎症反应，最终形成痱子。除湿热环境外，导致痱子发生的危险因素还包括剧烈运动、衣物闷捂、发热性疾病、紫外线或电离辐射（可直接破坏汗腺导管）等。

（二）主要表现

痱子好发于婴幼儿头面部、颈部、胸背部及腋下等汗腺分布较为集中的部位。根据汗腺导管损伤程度和发生部位的不同，痱子可分为红痱、白痱、脓疱性痱和深部痱四种类型，各种类型的具体表现如下。

1．红痱的主要表现

红痱是痱子中最常见的类型，好发于腋窝、肘窝、前额、颈部和躯干等部位。表现为皮肤上出现密集排列的针尖大小的丘疹和丘疱疹，且周围有红晕，患儿自觉皮损处有灼热感和刺痒感。皮损消退后局部有轻度的脱屑。

2．白痱的主要表现

白痱好发于前额、颈部、胸背部和手臂屈侧等部位。表现为皮肤上出现针尖大小的浅表性水疱，周围无红晕，易破，1～2 天可自行吸收，吸收后局部留有细小脱屑。皮损处一般无发痒、疼痛等自觉症状。

3．脓疱性痱的主要表现

脓疱性痱多由红痱发展而来，好发于皮肤褶皱处、四肢屈侧和头颈部。表现为皮肤上出现密集的丘疹，丘疹顶端有针尖大小的脓疱。患儿自觉皮损处有灼热感和刺痒感。

4．深部痱的主要表现

深部痱好发于颈部和躯干等部位，常见于热带地区反复发生红痱者。表现为皮肤上出现密集的、与汗腺分布一致的丘疱疹。不出汗时，皮损不明显；出汗时，汗液可刺激皮损，使皮损面积增大。

二、婴幼儿痱子的预防

（1）保持室内温湿度适宜，定时开窗通风换气。

（2）合理安排婴幼儿的户外活动时间，避免在天气炎热时段（如夏季上午 11 点至下午 3 点）带婴幼儿去户外阳光下活动，可安排在通风、阴凉处或室内活动。

（3）根据气温变化及时为婴幼儿增减衣物；在进行体育活动前，为婴幼儿适当减少衣物；避免婴幼儿睡觉时穿着过多或包裹太紧，以免汗出不畅引发痱子。

（4）为婴幼儿选择宽松、透气、舒适和吸水性好的衣物，以利于汗液蒸发。婴幼儿出汗后，及时擦干。若发现婴幼儿的衣物被汗液浸湿，应及时更换，确保婴幼儿皮肤的干爽。

（5）定期为婴幼儿洗澡，以保持皮肤的清洁、干爽。

三、痱子患儿的照护

（一）加强日常照护

（1）保持室内温湿度适宜。

（2）用温水为患儿清洁皮肤，避免使用热水擦洗，避免使用刺激性强的沐浴产品；清洁后，为患儿换上宽松、透气和吸水性好的衣服。

（3）患儿皮损处常伴有明显瘙痒感，应采取措施防止患儿频繁搔抓。例如，为患儿戴手套，或通过玩玩具、做游戏等方式转移患儿的注意力。此外，应为患儿勤洗手，并适时为患儿修剪指甲，以防患儿抓破皮损处造成继发感染。

（二）规范使用药物

遵医嘱为患儿涂抹炉甘石洗剂，以达到清凉、收敛和止痒的效果。若患儿的瘙痒症状加剧并伴随感染，应遵医嘱为患儿服用缓解瘙痒和治疗感染的药物，同时需观察并记录患儿用药后的反应。

炉甘石洗剂

（三）密切观察病情

密切观察患儿的皮损情况，若患儿的症状加重或皮损处化脓，应立即联系家长，并在必要时协助送医治疗。

（四）开展心理照护

患儿常因皮损处有灼热感和瘙痒感而出现烦躁不安、哭闹等情绪反应，照护者应及时安抚患儿，并通过做游戏、讲故事等方式分散患儿的注意力。

幼有善育

中国妇幼保健协会启动“中国婴幼儿皮肤科学护理计划”

2023 年 7 月 13 日，为响应《“健康中国 2030”规划纲要》，促进中国婴幼儿护理领域的科学发展，中国妇幼保健协会启动了“天生而然守护力——中国婴幼儿皮肤科学护理计划”。

婴幼儿皮肤护理问题不容忽视

皮肤是婴幼儿抵御外界环境侵袭的第一道屏障，正确的皮肤护理对于婴幼儿的健康成长至关重要。而长期以来，婴幼儿皮肤问题频发，婴幼儿皮肤护理方面的知识和技能在医疗机构中的重视程度不一，存在一定的不足。中国妇幼保健协会携手全国医护人员共同呼吁，提高对婴幼儿皮肤健康的重视，采取切实有效的措施，保障每一位孩子的健康成长与发展。

婴幼儿皮肤科学护理计划势在必行

中国婴幼儿皮肤科学护理计划旨在传递正确的婴幼儿皮肤护理观念和方法，建立起一套科学、系统和可持续的婴幼儿护理模式。一方面，通过推广科学、安全和可持续的婴幼儿皮肤护理方法，提高婴幼儿护理人员的专业素养和技能水平；另一方面，通过倡导和传递健康的护理理念，进一步提升新生代父母科学护理婴幼儿的知识水平，为孩子们建立一个健康、舒适和安全的成长环境。

资料来源：《中国妇幼保健协会启动“中国婴幼儿皮肤科学护理计划”》，中国妇幼保健协会官网，2023 年 7 月 14 日，有改动

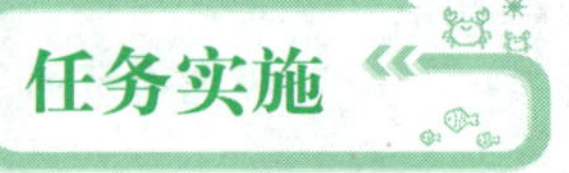

任务实施

编制婴幼儿痱子预防与照护指南

【活动背景】

痱子是婴幼儿最常见的皮肤病之一，几乎每位照护者都曾与之“打过交道”。尽管痱子如此普遍，但仍有很多照护者对它存在认识误区。例如，有人见孩子长了痱子，就赶忙为其使用爽身粉；有人使用热水为痱子患儿擦洗皮肤，认为这样能够打开堵塞的“毛孔”；有人因害怕孩子着凉，所以即使气温较高时也为孩子穿厚衣服，并认为“捂出痱子事小，着凉事大”；等等。夏季来临，托育机构的教师们为提高家长对婴幼儿痱子的认识，减少婴幼儿患痱子的概率，提升家长对痱子患儿照护要点的掌握程度，决定编制婴幼儿痱子预防与照护指南，供家长传阅。

【活动内容】

请同学们以小组为单位，根据所学知识，查阅相关资料，编制一份婴幼儿痱子预防与

照护指南，具体要求如下：

（1）指南内容需至少包含以下几方面：① 婴幼儿痱子的病因；② 婴幼儿痱子的主要表现；③ 婴幼儿痱子预防与照护的常见误区；④ 婴幼儿痱子正确的预防措施与照护要点。

（2）字数不少于 400 字，并结合实际案例，搭配适量图片。

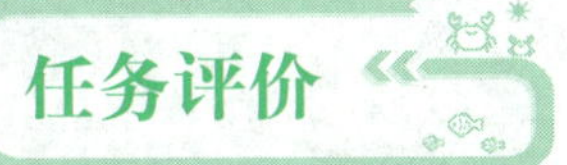

任务评价

任课教师可参考表 8-2 对任务实施的完成情况进行评价。

表 8-2 任务实施评价表

评价标准	分值	得分	任课教师评价
指南内容正确、全面，能够指出婴幼儿痱子预防与照护的常见误区，并给出正确的解释	60		
指南实用性强，能够结合实际案例编写	20		
指南用词准确、逻辑清晰、排版合理，插图清晰、美观、大方	20		
总分	100		

任务三 识别、预防与照护婴幼儿荨麻疹

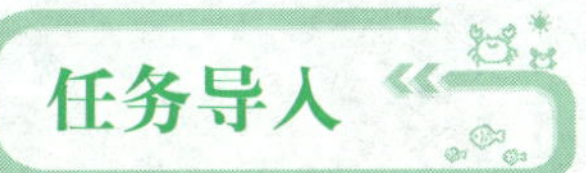

任务导入

在音乐课上，3 岁的月月不时地抓挠着自己的胳膊和肚子，这引起了刘老师的注意。刘老师检查发现，月月的胳膊和肚子上长了多个大小不等的红色突起。由于月月没有其他异常表现，刘老师决定先观察，并嘱月月不要抓挠自己的胳膊和肚子。

没过多久，月月肚子和胳膊上的红色突起就消失了。下午，刘老师向来接月月的月月妈妈反映了月月的情况，并询问月月最近有没有吃什么特殊的食物。月月妈妈表示，月月之前没有出现过类似症状，最近也没有吃特殊的食物，但是昨天晚上与邻居家的小狗玩了很久。

请思考：月月可能患有哪种疾病？该疾病与吃特殊食物、接触动物有什么关联？为避免月月再次患病，刘老师应采取哪些措施？

一、婴幼儿荨麻疹的识别

荨麻疹是指由皮肤、黏膜小血管的反应性扩张和渗透性增大引起的一种局限性水肿反应。

（一）病因

1. 食物因素

动物性蛋白（如鱼、虾、牛奶和蛋类等）、蔬菜或水果（如柠檬、芒果和西红柿等）、腐败食物、食品添加剂（如防腐剂和人工色素等）和饮料等可诱发荨麻疹。

2. 药物因素

青霉素、磺胺类药物、血清制剂、各种疫苗、吗啡和阿司匹林等可诱发荨麻疹。

3. 物理因素

摩擦、压力、冷刺激、热刺激和日光照射等可诱发荨麻疹。

4. 呼吸道吸入物及皮肤接触物因素

吸入花粉、动物皮屑、灰尘或尘螨，接触某些植物或动物毛发，均可诱发荨麻疹。

5. 感染因素

各种病毒、细菌、真菌和寄生虫等引起的慢性隐匿性感染可诱发荨麻疹。

6. 疾病因素

风湿热、系统性红斑狼疮、甲状腺疾病、淋巴瘤、白血病和炎症性肠病等疾病可诱发荨麻疹。

7. 其他因素

劳累、精神紧张和维生素 D 缺乏等可诱发荨麻疹。

（二）主要表现

患儿常先出现皮肤瘙痒，随即瘙痒部位出现风团（真皮浅层水肿引起的暂时性、隆起性皮损）。风团呈红色或苍白色，周围常伴有红晕，一般大小不一、形态不规则，表面凹凸不平，呈橘皮样外观，可孤立分布或扩大融合成片。风团持续数分钟至数小时后减轻并逐渐消失，不留痕迹，但可反复出现。病情严重时，患儿可伴有心慌、烦躁、恶心、呕吐、腹泻和呼吸困难等表现，甚至出现高热、寒战、心率增快和窒息等。

托育有方

荨麻疹的分类

根据发病原因的不同，荨麻疹可分为自发性荨麻疹和诱导性荨麻疹，前者可根据病程分为急性自发性荨麻疹和慢性自发性荨麻疹，后者可根据发病是否与物理因素有关分为物理性荨麻疹和非物理性荨麻疹。荨麻疹的类型及各型特点如表 8-3 所示。

表 8-3　荨麻疹的类型及各型特点

<table>
<tr><th colspan="3">类型</th><th>特点</th></tr>
<tr><td rowspan="2">自发性荨麻疹</td><td colspan="2">急性自发性荨麻疹</td><td>出现自发性风团和（或）血管性水肿（表现为皮肤肿胀、边界不清，呈肤色或淡红色，表面光亮，触之有弹性，好发于眼睑、唇部等处），且病程一般不超过 6 周</td></tr>
<tr><td colspan="2">慢性自发性荨麻疹</td><td>出现自发性风团和（或）血管性水肿，且病程超过 6 周</td></tr>
<tr><td rowspan="9">诱导性荨麻疹</td><td rowspan="6">物理性荨麻疹</td><td>人工荨麻疹（皮肤划痕症）</td><td>皮肤局部受机械性切力（如笔尖、棉签棒划过皮肤）后 1～5 min 内形成条状风团</td></tr>
<tr><td>冷接触性荨麻疹</td><td>皮肤局部接触冷的物体后形成风团（接触正常温度的物体时不出现）</td></tr>
<tr><td>热接触性荨麻疹</td><td>皮肤局部接触热的物体后形成风团（接触正常温度的物体时不出现）</td></tr>
<tr><td>延迟压力性荨麻疹</td><td>皮肤局部垂直受压后 30 min～24 h 内形成风团，可持续数天</td></tr>
<tr><td>日光性荨麻疹</td><td>皮肤局部暴露于紫外线或可见光后形成风团</td></tr>
<tr><td>振动性血管性荨麻疹</td><td>皮肤局部被振动刺激后数分钟内出现风团</td></tr>
<tr><td rowspan="3">非物理性荨麻疹</td><td>胆碱能性荨麻疹</td><td>机体受产热刺激（如运动、食用辛辣食物或情绪激动）时，皮肤出现直径 2～3 mm 的风团，周边有红晕</td></tr>
<tr><td>水源性荨麻疹</td><td>皮肤局部接触水后出现风团</td></tr>
<tr><td>接触性荨麻疹</td><td>皮肤局部接触一定的物体（如植物）后出现风团</td></tr>
</table>

资料来源：中华医学会皮肤性病学分会荨麻疹研究中心，《中国荨麻疹诊疗指南（2020 版）》，《中华皮肤科杂志》2022 年第 12 期，有改动

二、婴幼儿荨麻疹的预防

（一）注重饮食管理

（1）了解婴幼儿的食物过敏史，并避免食用相关食物。

（2）为婴幼儿添加新种类食物时，需仔细观察婴幼儿食用后的反应，若出现荨麻疹症状，应记录下来，并避免再次食用。

（3）为婴幼儿提供不含或含较少食品添加剂的食物。

（二）加强环境管理

（1）保持室内温湿度适宜；定时开窗通风，保持室内空气新鲜。

（2）室内外避免放置或种植带花粉的植物，避免饲养动物；做好室内外的防蚊、防虫工作，以免婴幼儿被蚊虫叮咬。

（三）规范用物管理

（1）定期清洗、消毒、晾晒婴幼儿的衣物、被褥等，以保持婴幼儿用物卫生。需注意，清洗婴幼儿用物时，应用清水彻底冲洗干净，避免残留洗涤剂。

（2）为婴幼儿提供舒适、宽松、棉质的衣物，避免选用合成纤维类、羊毛类等易导致过敏的面料。同时，根据季节和气温为婴幼儿选择合适厚度的衣物、被褥等，避免婴幼儿过冷或过热。

（3）为婴幼儿选用温和的沐浴产品和润肤剂，避免接触刺激性强的化学产品。

（四）合理安排活动与作息

（1）组织合适的体育运动与户外活动，避免婴幼儿情绪过于激动、活动过于剧烈，以及长时间暴晒。

（2）合理安排作息，保证婴幼儿充分休息。

三、荨麻疹患儿的照护

（一）加强日常照护

（1）为患儿提供清淡的饮食，避免食用辛辣刺激的食物和海鲜类食物。

（2）注意患儿的皮肤照护，洗澡时避免使用过热的水和刺激性强的沐浴产品，并避免用力搓澡；洗澡后涂抹温和的润肤剂，涂抹时注意避开皮肤破溃处。

（3）为患儿选择宽松、棉质、舒适的衣物，定期清洗、消毒、晾晒患儿的衣物、被褥等。

（4）保持室内温湿度适宜，以为患儿营造舒适的休息环境；定时开窗通风，保持空气新鲜。

（二）实施对症照护

（1）为患儿勤洗手，并定期为患儿修剪指甲，以免抓破皮肤或造成皮损处感染。

（2）通过转移患儿注意力，或为患儿戴手套等方式，减少患儿对皮损处的搔抓，以防皮损增多或瘙痒加重。

（3）对轻症患儿，一般无须处理；对重症患儿，可遵医嘱给予药物治疗，并记录患儿用药后的反应，同时避免患儿碰触涂药处。

（三）密切观察病情

（1）积极排查并清除诱发荨麻疹的因素，同时建立疾病档案，避免患儿再次接触相关诱发因素。

（2）密切观察患儿的病情，若患儿出现心慌、烦躁、恶心、呕吐、腹泻和呼吸困难，甚至高热、寒战、心率增快和窒息等症状，应立即将患儿送医治疗并通知家长。

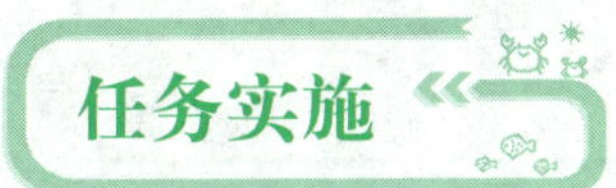

案例分析：拥有特殊体质的大林和小林

【活动背景】

案例一：春天到了，杨絮又开始漫天飞舞。在前往托育机构的路上，2 岁大林的脸上很快沾上了很多杨絮。大林妈妈赶紧为大林擦拭干净。晨检时，张老师注意到大林一直在用小手抓挠脸部，仔细观察发现，大林的脸上起了几个大小不等、形状不规则的红包。

案例二：3 岁的小林拥有一种特殊的体质，每当接触到冷水或者冷空气时，他的皮肤上就会出现小红包，虽然会伴有轻微的瘙痒，但很快就会自行消退。今天，由于天气比较炎热，在户外活动结束后，小林便自己用冷水洗了手。不一会儿，他的手上就出现了小红包。

【活动内容】

请同学们以小组为单位，根据所学知识，结合上述活动背景，分析以下问题：

（1）大林和小林可能患上了哪种疾病？

（2）导致大林和小林患病的原因是什么？还有哪些原因可以导致婴幼儿患该疾病？

（3）托育机构的教师应采取什么措施来预防婴幼儿患此类疾病？

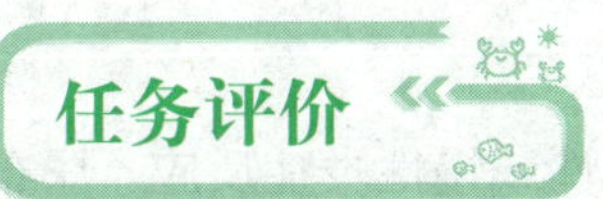

任课教师可参考表 8-4 对任务实施的完成情况进行评价。

表 8-4　任务实施评价表

评价标准	分值	得分	任课教师评价
小组成员积极参与讨论	20		
能够熟练运用所学知识，正确分析相关问题	80		
总分	100		

任务四 识别、预防与照护婴幼儿尿布皮炎

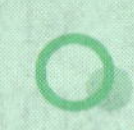

任务导入

红红，一个8个月大的可爱小女孩，由于她的父母工作繁忙，无法亲自照顾她，因此决定将她送到社区托育机构接受专业照护。在红红进入托育机构的第一天，张老师热情地为红红妈妈介绍了托育机构的每日照护流程，并细心地为红红检查身体情况。

在检查过程中，张老师发现红红的臀部皮肤泛红，并散布着许多小丘疹，便向红红妈妈询问红红最近的健康状况和日常照护细节。红红妈妈表示，红红前段时间因为腹部着凉，大便变得稀薄且次数明显增多，考虑到天气日渐寒冷，家人担心频繁更换纸尿裤会让红红再次着凉，因此不自觉地降低了更换纸尿裤的频率，并且在每次更换纸尿裤时，也仅用湿巾为红红做简单的擦拭。张老师听后表示，红红可能是因为家人照护不当而患上了尿布皮炎。

请思考：红红家人的照护措施有哪些问题？应如何正确照护尿布皮炎患儿？

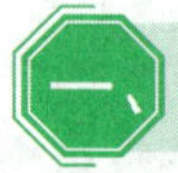

一、婴幼儿尿布皮炎的识别

接触性皮炎是指皮肤、黏膜接触某些外源性物质后发生的急性或慢性炎症反应。尿布皮炎是接触性皮炎的一种特殊类型，是婴幼儿发生在尿布（或纸尿裤）覆盖区域的接触性皮炎，是婴幼儿的一种常见病、多发病。

（一）病因

尿布（或纸尿裤）更换不勤、臀部护理不当或患有某些疾病（如腹泻等），可使婴幼儿的尿布（或纸尿裤）覆盖区域皮肤长时间与尿液、粪便接触，而粪便中的细菌分解尿液后会产生大量的氨，氨对皮肤产生刺激作用，从而引发尿布皮炎。此外，使用的尿布（或纸尿裤）不透气（可导致婴幼儿的局部皮肤长期处于潮湿环境）或材质较差、尺码较小（可摩擦或勒伤婴幼儿的皮肤），也是诱发尿布皮炎的重要因素。

（二）主要表现

患儿主要表现为尿布（或纸尿裤）覆盖区域（如臀部和会阴部等）的皮肤出现潮红、肿胀。随着病情的发展，患儿上述区域的皮肤可出现丘疹、水疱，严重时甚至会发生糜烂、渗出，并可蔓延至腹股沟及下腹部。患儿自觉皮损处疼痛不适。皮损处若破溃，则易继发感染，患儿可出现发热、烦躁、哭闹不安和拒食等表现。

尿布皮炎的分级

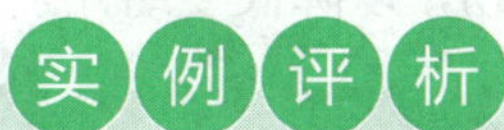

由于父母工作较忙，9 个月大的悦悦一直由奶奶照顾。最近，悦悦的臀部出现大片红斑，并且悦悦总在换纸尿裤时哭闹不止。明明自己对悦悦照顾得很细致，每日会为悦悦更换十几次纸尿裤，并且每次更换时都会用湿毛巾反复擦洗干净悦悦的臀部，为何悦悦的臀部会出现这种情况呢？带着这一疑问，奶奶带悦悦到医院皮肤科就诊。检查完悦悦的臀部，并听完李奶奶的疑问后，医生指出，婴幼儿的皮肤娇嫩，过度地清洗与擦拭可能会破坏其皮肤屏障，引发红臀现象。

在照护婴幼儿时，照护者应当遵循“适量、适度”的原则，既要保持婴幼儿身体的清洁与干爽，又要避免过度清洁和摩擦，以免对婴幼儿的皮肤造成伤害。

二、婴幼儿尿布皮炎的预防

（一）及时更换尿布（或纸尿裤）

及时为婴幼儿更换尿布（或纸尿裤），保持尿布（或纸尿裤）覆盖区域皮肤的清洁、干燥。

（二）重视便后护理

婴幼儿大便后，应用温水洗净臀部、会阴部，用干燥、柔软的纸巾或毛巾轻轻擦干，并可在擦干后适当涂抹润肤剂。

（三）选择合适的尿布（或纸尿裤）

为婴幼儿选择面料柔软、透气性好的尿布，或者选择高吸水性、良好透气性、质量可靠及型号合适的纸尿裤。

（四）正确清洗、晾晒尿布

洗涤棉质尿布时，应用清水彻底冲洗干净，避免残留洗涤剂。尿布洗完后，应放在阳光下彻底晒干后再使用，以免刺激婴幼儿皮肤。

（五）加强日常管理

为婴幼儿提供卫生、营养丰富、搭配合理的饮食，组织适当的体育活动，并保证婴幼儿获得充分的休息。同时，还需根据气温变化及时为婴幼儿增减衣物，以降低婴幼儿发生腹泻等疾病的风险。

三、尿布皮炎患儿的照护

（一）加强日常照护

（1）在日常生活中，密切关注患儿的状况，发现尿布（或纸尿裤）被尿液或粪便污染后及时更换，并清洗臀部。此外，为患儿清洗臀部后，应用干燥、柔软的纸巾或毛巾吸干臀部皮肤上的水分，避免反复用力擦拭，以免加重皮肤损伤。

（2）为患儿使用透气、柔软的尿布，或高吸水性、良好透气性、质量可靠及型号合适的纸尿裤。

（3）充分晾晒患儿的皮损处，每天 3 次，每次 20～30 min。晾晒时需注意为患儿保暖。

（二）规范使用药物

遵医嘱为患儿规范使用药物。需注意，涂药时应用消毒棉签轻轻滚动涂药，不可反复用力涂擦，以免加重患儿皮肤损伤或引起患儿疼痛。同时，应观察、记录患儿用药后的反应，并避免患儿碰触涂药处。

（三）密切观察病情

密切观察患儿的皮肤损伤情况，若患儿出现皮损处潮红面积增大、破溃，或破溃面积增大、糜烂、渗出加重，并伴有发热、烦躁、哭闹不安和拒食等症状，应立即通知家长送医治疗。

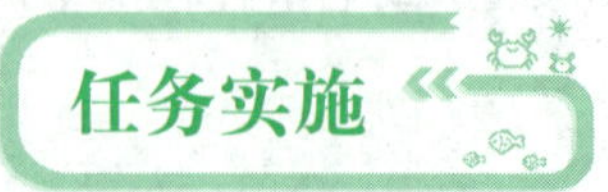

任务实施

情景模拟：照护红红

【活动背景】

听了张老师的话后，红红妈妈表示正是因为自己和家人照护知识不足，才导致了红红患病。张老师表示自己会根据红红的情况悉心照护红红，并向红红妈妈传授了如何在家中科学照护红红的知识。

【活动内容】

请同学们以小组为单位，结合上述活动背景，进行情景模拟，具体实施步骤如下：

（1）学生自由分组，每组 6～8 人。

（2）根据所学知识，小组讨论关于红红的照护方案，并编写情景模拟剧本。

（3）小组成员根据剧本进行情景模拟，并请任课教师点评。

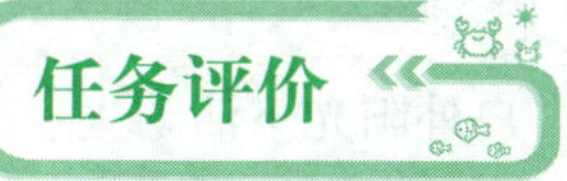

任务评价

任课教师可参考表 8-5 对任务实施的完成情况进行评价。

表 8-5 任务实施评价表

评价标准	分值	得分	任课教师评价
小组分工明确，成员积极参与活动	20		
照护方案合理、正确	50		
模拟过程自然、流畅	30		
总分	100		

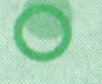

项目学习综合测试

一、单项选择题

1．婴幼儿湿疹的外部致病因素不包括（ ）。

A．食物

B．遗传因素

C．生活环境

D．动物毛屑

2．下列选项中，不属于婴幼儿急性湿疹表现的是（ ）。

A．皮损对称分布

B．皮损处出现红斑

C．皮损处瘙痒剧烈

D．皮损上有大量鳞屑

3．下列关于婴幼儿湿疹预防与照护的表述，错误的是（　　）。

A．避免接触花粉、动物毛屑，可有效预防婴幼儿湿疹的发生

B．为湿疹患儿洗澡时，应采用淋浴方式，且水温不宜过高

C．加强湿疹患儿的手部卫生，常引导其洗手，以免其搔抓皮损处时造成感染

D．湿疹患儿出现高热、淋巴结肿大等症状时，无须送医治疗

4．下列关于婴幼儿痱子预防与照护的表述，错误的是（　　）。

A．热水烫洗皮肤可迅速打开堵塞的汗腺导管，从而减轻患儿的症状

B．根据气温变化及时为婴幼儿增减衣物，避免捂汗

C．在夏季，避免带婴幼儿在上午 11 点至下午 3 点之间去户外阳光下活动

D．为避免痱子患儿搔抓皮损处，照护者可为患儿戴手套

5．下列选项中，不属于婴幼儿荨麻疹病因的是（　　）。

A．冷、热刺激

B．药物刺激

C．尿布更换不及时

D．病毒感染

6．下列关于尿布皮炎患儿照护要点的表述，错误的是（　　）。

A．为患儿使用透气、柔软的尿布，或高吸水性、良好透气性、质量可靠及型号合适的纸尿裤

B．为患儿清洗臀部后用干燥、柔软的纸巾或毛巾吸干其臀部皮肤上的水分

C．为患儿涂药时，应用棉签轻轻滚动涂药，不可反复用力涂擦

D．为患儿建立过敏档案，避免患儿接触致病因素而加重病情

二、判断题

1．合成纤维类、羊毛类的衣物不易引起皮肤过敏，因此可为湿疹患儿选用该类衣物。（　　）

2．为湿疹患儿涂抹激素类药膏时，只需涂抹薄薄一层即可。（　　）

3．婴幼儿痱子发生机制为，湿热环境使婴幼儿汗液排出不畅，汗液淤积于汗腺导管内，汗腺导管内部压力增高，导致汗腺导管扩张、破裂，汗液从汗腺导管中外溢至周围组织，刺激周围组织出现炎症。（　　）

4．红痱与白痱的患儿均会自觉皮损处有灼热感和刺痒感，而脓疱性痱患儿的皮损处一般无自觉症状。（　　）

5．为婴幼儿选择宽松、透气、舒适和吸水性好的衣物，及时为婴幼儿更换被汗液浸湿的衣物，可有效预防婴幼儿痱子的发生。（　　）

6．婴幼儿荨麻疹风团消失后，局部皮肤会留有红斑。 （ ）

7．为预防婴幼儿出现荨麻疹，托育机构应做到室内外避免放置、种植带花粉的植物，避免饲养动物。 （ ）

8．照护者应及时为婴幼儿更换尿布（或纸尿裤），以免婴幼儿尿布（或纸尿裤）覆盖处皮肤长时间接触尿液、粪便而出现尿布皮炎。 （ ）

9．尿布皮炎患儿的皮损处可进行晾晒处理，每天 3 次，每次 20～30 min。 （ ）

三、简答题

1．简述湿疹患儿的照护要点。

2．简述婴幼儿痱子的预防措施。

3．简述婴幼儿荨麻疹的病因。

4．简述婴幼儿尿布皮炎的预防措施与照护要点。

项目学习综合评价

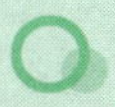

每 5 人一组，各组成员结合课前、课中和课后的学习情况，以及任务实施和课后习题的完成情况，按照表 8-6 的评价标准对本项目的学习效果进行自评和互评，并请任课教师进行评价。

表 8-6 项目学习综合评价表

考核内容	评价标准	分值	评价得分		
			自评	互评	师评
知识与技能评价	了解婴幼儿湿疹、痱子、荨麻疹和尿布皮炎的概念、病因	10			
	熟悉婴幼儿湿疹、痱子、荨麻疹和尿布皮炎的主要表现	15			
	掌握婴幼儿湿疹、痱子、荨麻疹和尿布皮炎的预防措施，以及湿疹、痱子、荨麻疹和尿布皮炎患儿的照护要点	20			
	能够根据婴幼儿的日常表现，正确识别婴幼儿湿疹、痱子、荨麻疹和尿布皮炎	10			
	能够主动采取措施，有效预防婴幼儿湿疹、痱子、荨麻疹和尿布皮炎的发生	10			
	能够为湿疹、痱子、荨麻疹和尿布皮炎患儿提供科学照护	10			

续表

考核内容	评价标准	分值	评价得分		
			自评	互评	师评
过程与方法评价	课前预习，查找婴幼儿常见皮肤疾病的相关资料	5			
	课上认真听讲，及时标记重点内容，积极参与课堂活动	5			
	课后积极复习，总结、归纳本项目所学知识点，完成项目学习综合测试	5			
综合素质评价	能够崇德向善、尊重生命，能够正确认识自己守护婴幼儿健康的职责和使命	5			
	能够与时俱进，具备执着专注、科学严谨、精益求精、追求卓越的职业精神	5			
总分	自评×30%+互评×30%+师评×40%				

项目九

婴幼儿常见传染病的识别、预防与照护

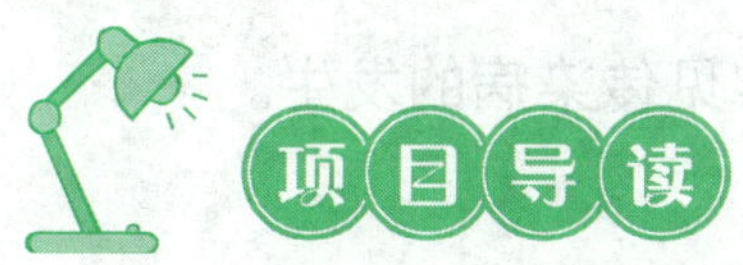

婴幼儿的免疫系统尚未发育成熟，对疾病的抵抗能力相对较弱，容易感染传染病。同时，托育机构作为婴幼儿较为集中的场所，一旦有婴幼儿患传染病，很容易引起传染病流行，从而对婴幼儿的健康造成严重影响。本项目主要讲述传染病的基础知识，以及婴幼儿常见的病毒性传染病、细菌性传染病和寄生虫病。通过学习本项目，照护者可以进一步了解传染病的特征和流行环节等，掌握婴幼儿常见传染病的有效识别方法、预防措施和照护要点，进而为婴幼儿创造一个更加安全和健康的成长环境。

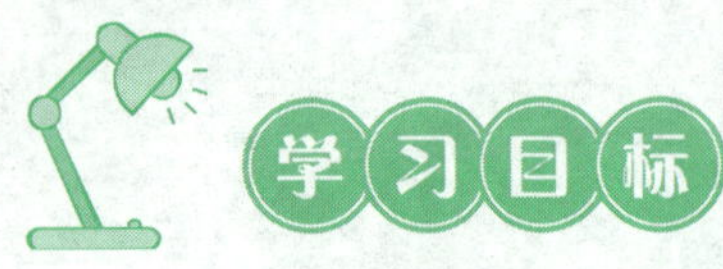

学习目标

知识目标

- 了解传染病的特征和流行的基本环节，以及婴幼儿常见的病毒性传染病、细菌性传染病和寄生虫病的概念。
- 熟悉传染病的预防措施，婴幼儿常见的病毒性传染病、细菌性传染病和寄生虫病的流行病学特征、主要表现及并发症。
- 掌握婴幼儿常见的病毒性传染病、细菌性传染病和寄生虫病的预防措施，以及常见的各类传染病患儿的照护要点。

技能目标

- 能够根据婴幼儿的表现，正确识别婴幼儿所患传染病的类型。
- 能够主动采取措施，有效预防婴幼儿常见传染病的发生。
- 能够为传染病患儿提供科学照护。

素质目标

- 培养良好的学习习惯，密切关注婴幼儿传染病防控领域的行业动态，及时了解最新知识。
- 培养责任意识，树立疾病预防观念，提升专业素养，努力保护婴幼儿健康成长。

任务一 认识传染病

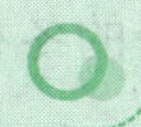

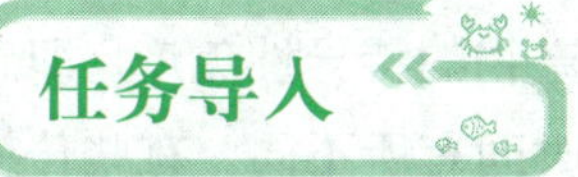

任务导入

冬春季是婴幼儿呼吸道传染病的高发时期，小红花托育机构负责人决定组织一次婴幼儿传染病预防知识培训，以提高教师对传染病的防范意识，进而更好地保障机构内婴幼儿的健康。

请思考：如果你是小红花托育机构的负责人，你将会为教师讲解哪些传染病的预防知识?

传染病是指由病原体感染引发的，通过一定的传播途径进行播散，并在一定条件下可造成流行的一种特殊类型的感染病。

一、传染病的特征

（一）有特异的病原体

每一种传染病都有其特异的病原体。例如，水痘是由水痘-带状疱疹病毒引起的，细菌性痢疾是由志贺菌引起的，等等。

（二）具有传染性

传染病可通过某些途径在人与人、人与动物或动物与动物之间相互传播，这是传染病与其他类型感染病的主要区别。病原体从宿主体内排出后，其传染强度与病原体的种类、数量、毒力，以及易感者的免疫状态等有关。

（三）具有流行病学特征

传染病通常具有流行性、地方性和季节性等流行病学特征。

（1）流行性：传染病受自然因素和社会因素的影响，易发生流行。根据传染病的流行强度和广度，传染病的流行性可分为散发、暴发、流行和大流行。

（2）地方性：受地理条件、气候条件和人们的生活习惯等多种因素的影响，某些传染病常局限于特定的地理范围内发生，如某些寄生虫病等。

（3）季节性：部分传染病的发生及流行与季节息息相关，例如，呼吸道传染病常在寒冷的冬春季发生和流行。

（四）感染后免疫

人体感染病原体后，能产生不同程度的针对该种病原体及其产物的特异性免疫，即感染后免疫。但人体感染不同的病原体，产生的特异性免疫的持续时间有所不同。有些传染病使人体产生的特异性免疫持续时间较长，甚至可终身免疫，如麻疹和流行性腮腺炎等；有些传染病使人体产生的特异性免疫持续时间较短，可引起人体再感染（痊愈后再次感染）或重复感染（在疾病过程中再次感染），如流行性感冒和血吸虫病等。

（五）病程发展呈阶段性

传染病的发生、发展和转归通常可分为四个阶段，即潜伏期、前驱期、症状明显期和恢复期。

（1）潜伏期：指从病原体入侵机体至最早出现临床症状的时期。每种传染病都有一定的潜伏期，短则数小时，长则数月甚至数年。潜伏期的长短通常与病原体的感染量、病原体毒素产生和播散所需的时间有关。有些传染病在潜伏期即具有传染性。

（2）前驱期：指从出现临床症状至开始出现明显症状的时期。此期患儿多有发热、头痛、乏力、食欲减退等非特异性症状，一般持续 1～2 天。患儿有免疫缺陷，或传染病起病急骤时，前驱期可缩短或缺失。

（3）症状明显期：指前驱期之后，传染病所特有的症状和体征充分表现的时期，是整个病程中最为严重的时期。在这个时期，大量病原体被排出体外，因此处于这个时期的患儿具有较强的传染性。

（4）恢复期：指从传染病的主要症状和体征开始消退至完全消失的时期。神经系统性传染病（如流行性脑脊髓膜炎等）患儿，在恢复期过后易出现后遗症。

二、传染病流行的基本环节

传染病流行有三个基本环节，即传染源、传播途径和易感人群。

（一）传染源

传染源是指体内有病原体生长、繁殖，并能将病原体排出体外的人和动物，包括患者、隐性感染者、病原携带者和受感染的动物。

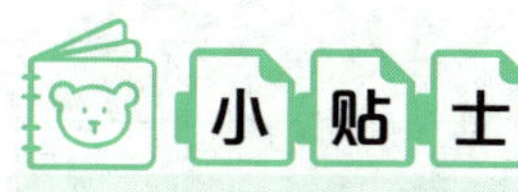

隐性感染者是指病原体侵入后，仅发生特异性免疫应答，没有或仅有轻微的组织损伤，无症状和体征表现，需要免疫学或病原学检查才能发现的感染者。

病原携带者是指体内有病原体存在或寄生，没有病变和临床表现，但在特殊条件下可发病或将病原体排出体外，从而成为传染源的人。

（二）传播途径

传播途径是指病原体离开传染源后，入侵另一个易感者的途径。一种传染病可以有多种传播途径。传染病常见的传播途径有呼吸道传播、消化道传播、血液传播、体液传播、虫媒传播、接触传播、医源性传播（在医疗、预防工作中，由于未能严格执行规章制度和操作规程，人为造成传染病传播的传播途径）和垂直传播（病原体经母体卵巢、子宫、胎盘或初乳等传给子代的传播途径）等。

（三）易感人群

易感人群是指对某种传染病缺乏特异性免疫而容易被感染的人群。婴幼儿由于免疫功能发育不成熟，抵抗疾病的能力弱，加之行为发育期间习惯用手和口探索环境，接触病原体的机会较多，因此是多种传染病的易感人群。

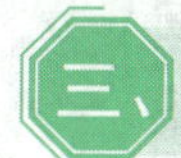

三、传染病的预防措施

（一）管理传染源

多数传染病在疾病早期就具有很强的传染性，因此越早管理传染源，就能越早预防传染病的流行。照护者应密切观察婴幼儿的身体情况，做到早发现、早报告、早隔离、早治疗。此外，照护者还应加强对传染病接触者的管理，应根据疾病的潜伏期及其他具体情况，采取相应的检疫措施，同时密切观察他们的健康状况，适当进行药物预防和预防接种。

（二）切断传播途径

1．隔离

隔离是指采用科学方法和有效措施，把传染病患者、可疑传染病患者或病原携带者与健康人群分开，防止病原体传播给健康人群的方法。通过隔离，可以最大程度地缩小病原体的污染范围，从而减少传染病流行的机会。发现传染病患儿或疑似患儿后，照护者应立即将其隔离。患传染病的婴幼儿和照护者痊愈后，凭借医疗卫生机构出具的痊愈证明方可返回托育机构。

托育有方

检疫

检疫是指依据传染病的病种，对有密切接触史的或可能为隐性感染的人或动物，进行一定时间留验或医学观察，以早日发现正处在潜伏期的患者和病原携带者。传染病接触者的检疫期，应从与患者接触的最后一天算起，并根据该传染病的最长潜伏期来确定。常见传染病接触者的检疫期如表 9-1 所示。

表 9-1　常见传染病接触者的检疫期

传染病	检疫期	传染病	检疫期
流行性感冒	7 天	猩红热	12 天
水痘	21 天	手足口病	6 天
麻疹	21 天，未进行免疫接种者延至 28 天	细菌性痢疾	7 天
流行性腮腺炎	21 天	百日咳	21 天
流行性脑脊髓膜炎	7 天	—	—

2．消毒

托育机构内出现传染病患儿后，应对患儿活动过的场所和接触过的物品，以及分泌物和排泄物等进行随时消毒，并在患儿离开后进行终末消毒。

托育机构内环境和物品预防性消毒方法

3．预防性消毒

托育机构应建立健全室内外环境及物品的卫生消毒制度，做好预防性消毒：① 定时开窗通风，保持室内空气流通、阳光充足；② 定期清洁室内外地面，定期擦洗桌椅、书柜、储物柜和多媒体设备等；③ 室内布置防虫、防鼠设备等，并定期检查、清洁；④ 定期清洁、消毒婴幼儿的玩具，定期晾晒婴幼儿的图书等；⑤ 定期清洗婴幼儿的衣物和毛巾等，定期暴晒婴幼儿的床铺和被褥；⑥ 每日定时打扫卫生间，便器使用后及时清洗干净；⑦ 抹布、拖布等卫生洁具应专用、专放，用后及时清洗干净，晾晒后再存放；等等。

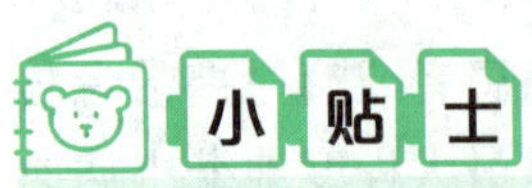

随时消毒是指当传染源还在疫源地时所进行的消毒，即对传染源的排泄物和分泌物，或污染过的物品和场所进行的及时消毒。

终末消毒是指传染源离开疫源地后进行的彻底消毒，其目的是将传染源所遗留的病原体彻底消灭。

预防性消毒是指在未发现传染源的情况下，对可能被病原体污染的物品、场所和人体进行的消毒，如公共场所消毒、运输工具消毒、饮用水及餐具消毒、手部消毒等。

（三）保护易感人群

（1）针对婴幼儿的非特异性措施：引导婴幼儿培养良好的个人卫生习惯，提供均衡的饮食，组织适当的体育运动，保证充分休息，以增强婴幼儿对传染病的抵抗力。此外，还应避免婴幼儿与传染病患者接触，以降低感染风险。

（2）针对婴幼儿的特异性措施：主要指按照国家免疫规划疫苗儿童免疫程序（见表 9-2）对婴幼儿进行有重点、有计划的预防接种。该项措施可提高婴幼儿对某种传染病的特异性免疫力，是保护易感婴幼儿免受某些传染病侵害的有效手段。

表 9-2　国家免疫规划疫苗儿童免疫程序表（2021 年版）

可预防疾病	疫苗种类	接种年龄														
		出生时	1月	2月	3月	4月	5月	6月	8月	9月	18月	2岁	3岁	4岁	5岁	6岁
乙型病毒性肝炎	乙肝疫苗	1	2					3								
结核病[①]	卡介苗	1														
脊髓灰质炎	脊灰灭活疫苗			1	2											
	脊灰减毒活疫苗					3								4		
百日咳、白喉、破伤风	百白破疫苗				1	2	3				4					
	白破疫苗															5
麻疹、风疹、流行性腮腺炎	麻腮风疫苗								1		2					
流行性乙型脑炎[②]	乙脑减毒活疫苗								1			2				
	乙脑灭活疫苗								1，2			3				4
流行性脑脊髓膜炎	A群流脑多糖疫苗							1		2						
	A群C群流脑多糖疫苗												3			4

续表

可预防疾病	疫苗种类	接种年龄														
		出生时	1月	2月	3月	4月	5月	6月	8月	9月	18月	2岁	3岁	4岁	5岁	6岁
甲型病毒性肝炎[③]	甲肝减毒活疫苗										1					
	甲肝灭活疫苗										1	2				

注：① 主要指结核性脑膜炎和血行播散性肺结核等。② 选择乙脑减毒活疫苗接种时，采用两剂次接种程序。选择乙脑灭活疫苗接种时，采用四剂次接种程序；乙脑灭活疫苗第 1，2 剂间隔 7～10 天。③ 选择甲肝减毒活疫苗接种时，采用一剂次接种程序。选择甲肝灭活疫苗接种时，采用两剂次接种程序。

托育有方

预防接种

预防接种的注意事项

预防接种是指把疫苗接种在健康机体内，使机体在不发病的前提下产生抗体，获得对传染病的特异性免疫，从而预防传染病发生的措施，是预防、控制甚至消灭传染病的重要手段。

预防接种主要包括以下三种形式：

（1）常规接种：指预防接种单位按照国家免疫规划、预防接种服务周期和传染病流行规律，定期为目标人群提供的预防接种服务。

（2）群体性预防接种：指在特定范围和时间内，针对可能会感染某种传染病的特定人群，有组织地集中实施预防接种的活动。

（3）应急接种：指传染病流行开始或有流行趋势时，为控制疫情蔓延，对易感人群开展的预防接种活动。

预防接种有以下禁忌证：

（1）绝对禁忌证：包括明确过敏史，自身免疫性疾病、恶性肿瘤、神经病和免疫缺陷病等。有绝对禁忌证的婴幼儿不能接种任何生物制品。

（2）相对禁忌证：包括活动性肺结核、腹泻、发热和急性传染病等。有相对禁忌证的婴幼儿应在病情缓解、恢复健康后再进行接种。

（3）特殊禁忌证：例如，有惊厥史的婴幼儿不能接种百白破疫苗，结核病患儿不能接种卡介苗等。

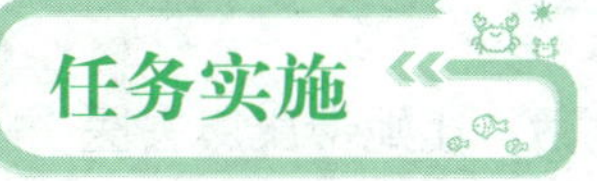

编写托育机构传染病防治与处理规范

【活动背景】

2019 年 10 月，国家卫生健康委印发《托育机构管理规范（试行）》，其中明确指出，托育机构应当建立卫生消毒和患儿隔离制度、传染病预防和管理制度，做好疾病预防控制和婴幼儿健康管理工作。托育机构作为婴幼儿的聚集地，一旦发生传染病，易造成流行，对婴幼儿的健康构成严重威胁。因此，制定一套完整、系统的传染病防治与处理规范，对于托育机构而言，具有极其重要的意义。

【活动内容】

请同学们以小组为单位，根据所学知识，查询相关资料，组内讨论、编写一份托育机构传染病防治与处理规范，要求实用性强，内容全面、具体、合理。

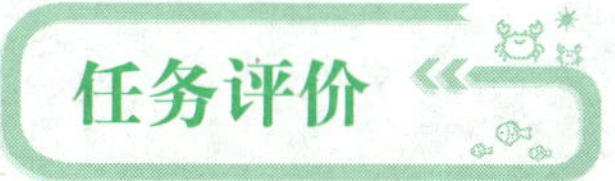

任课教师可参考表 9-3 对任务实施的完成情况进行评价。

表 9-3 任务实施评价表

评价标准	分值	得分	任课教师评价
小组成员积极参与规范编写	20		
编写的规范实用性强，内容全面、具体、合理	80		
总分	100		

任务二 识别、预防与照护婴幼儿常见病毒性传染病

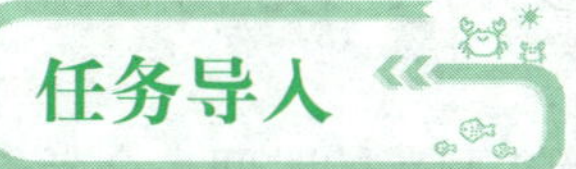

今天上午，3 岁的康康有些精神不振，午饭也几乎没吃。张老师观察到这一情况后，带康康去保健室检查。经过检查，保健老师发现康康有些发热，并且身

上还起了一些丘疹和水疱疹。张老师立即给康康妈妈打去电话，让她带康康去医院进行进一步的诊断和治疗。在此后的几天里，托育机构内又有 3 名小朋友相继出现了与康康相同的症状。

请思考：康康可能患上了什么疾病？根据康康和其他 3 名小朋友的情况，托育机构此时应采取哪些措施？

一、婴幼儿水痘的识别、预防与照护

水痘是指一种由水痘-带状疱疹病毒初次感染引起的急性呼吸道传染病，在冬春季多发。水痘-带状疱疹病毒是水痘的病原体，人是水痘-带状疱疹病毒的唯一宿主。

（一）婴幼儿水痘的识别

1．流行病学特征

水痘患者为水痘的主要传染源，传染期通常从患儿出疹前 1～2 天开始到皮疹全部干燥结痂为止。水痘的传播途径包括呼吸道传播、接触传播和垂直传播（胎盘传播）。人群普遍易感，以 2～6 岁幼儿多见，初次感染后可获得长久免疫，罕见再感染。

2．主要表现

水痘的潜伏期为 10～21 天，多为 14 天。

（1）前驱期

水痘的前驱期一般为 1～2 天，主要表现为低热、食欲减退、头痛和全身不适等，婴幼儿常无前驱症状。

（2）出疹期

患儿出现发热，并于发热当天出现皮疹，即代表进入出疹期。患儿皮疹呈向心性分布，先见于躯干和头部，后蔓延至全身，其中躯干最多，其次为头面部及四肢近心端。起初皮疹为红色斑疹，数小时后发展为丘疹，随后发展为充满透明液体的水疱疹。水疱疹周围有红晕，并伴有瘙痒，很快水疱疹内的液体变浑浊，1～2 天后水疱疹从中心开始干枯、结痂。约 1 周后水疱疹痂皮脱落，一般不留痕迹。

若皮疹处继发感染，则水疱疹内的液体会变为脓性，结痂和痂皮脱落的时间也会延长。由于水痘皮疹多分批出现，因此在出疹高峰期，患儿皮肤上可以同时看到斑疹、丘疹、水疱疹和结痂，这是水痘的一个特征表现。

若患儿的全身症状和皮疹较轻，一般 10 天左右可以痊愈。若患儿的免疫力低下，则易发展为重症水痘，表现为高热（体温在 40℃以上），皮疹多且容易融合成大疱，或呈出血性皮疹，皮肤黏膜出现瘀斑和瘀点等。

3．并发症

水痘的常见并发症为皮肤继发性细菌感染。少数患儿可出现肺炎、脑炎和心肌炎等。

（二）婴幼儿水痘的预防

1．管理传染源

（1）在水痘流行期间，加强对婴幼儿的观察，注意有无水痘的早期症状。

（2）对有水痘密切接触史的婴幼儿，可建议家长在其接触传染源后的 72 h 内，带其注射水痘-带状疱疹免疫球蛋白预防，并居家隔离观察 3 周。

2．加强卫生管理，切断传播途径

（1）定时开窗通风，保持室内空气新鲜；定期清洗、消毒、晾晒婴幼儿的衣物、被褥、玩具和餐具等；定期清洁、消毒室内外环境。

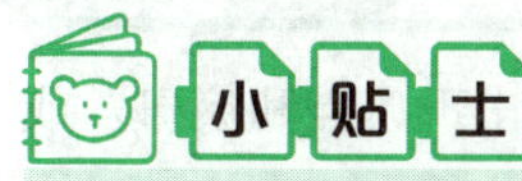

水痘-带状疱疹病毒在外界环境中的生存能力较弱，对紫外线、乙醇、碘伏、碘酊和含氯消毒剂等较为敏感，60℃条件下 30 min 可被杀灭。

（2）避免婴幼儿接触水痘患者；在水痘流行期间，避免带婴幼儿去人群密集、通风不畅的公共场所。

3．保护易感婴幼儿

（1）建议家长带婴幼儿接种水痘疫苗，以预防感染。

（2）为婴幼儿提供均衡饮食，组织适当的体育运动，保证婴幼儿充分休息，以增强体质。

战“痘”秘籍

（三）水痘患儿的照护

1．及时隔离与报告

一旦发现婴幼儿有水痘表现，应立即将其暂时隔离并通知家长，同时向托育机构负责人报告。患儿应居家隔离至全部皮疹干燥结痂。

2．做好消毒与卫生管理

（1）托育机构应按要求做好消毒工作，对患儿接触过的玩具、餐具和衣物等物品进行彻底消毒，对患儿接触过的区域进行全面消毒，包括地面、墙面和门把手等易接触的地方。

（2）照护者在照护患儿时，应戴好口罩，必要时还应穿隔离衣、戴手套；在照护患儿前后，应洗手、消毒。

3．加强日常照护

（1）保持室内安静、温湿度适宜，定时开窗通风，确保空气新鲜，为患儿创造良好的休息环境。

（2）为患儿提供清淡、易消化的饮食，并保证营养物质充足。

（3）定期为患儿洗澡和更换衣物，保持个人卫生。

（4）为患儿修剪指甲，及时为患儿清洗双手，以免患儿抓破皮肤造成继发感染或遗留疤痕。

4．对症照护，监测病情

（1）密切监测患儿的体温。对发热患儿，给予物理降温措施，或遵医嘱给予退热药物。用药后，观察并记录患儿的反应。

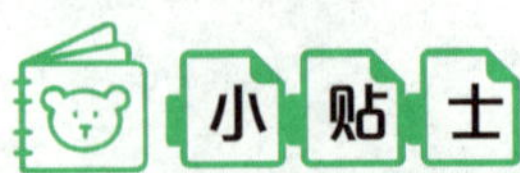

水痘患儿使用水杨酸类药物（如阿司匹林）降温，可能会引发瑞氏综合征，影响肝功能，严重时可致死亡。因此，在为患儿服用退热药物时，应谨遵医嘱、规范用药。

（2）密切观察患儿的病情，若患儿出现大疱型皮疹，或全身皮肤出现瘀点和瘀斑，或出现肺炎、脑炎和心肌炎的症状，应立即送医治疗。

二、婴幼儿麻疹的识别、预防与照护

麻疹是指由麻疹病毒引起的急性出疹性呼吸道传染病，冬春两季多发。麻疹病毒是麻疹的病原体，人是麻疹病毒的唯一宿主。

麻疹是《中华人民共和国传染病防治法》规定的乙类传染病。

（一）婴幼儿麻疹的识别

1．流行病学特征

麻疹患者是麻疹的主要传染源，其从潜伏期末至出疹后5天内均具有传染性，以前驱期传染性最强。麻疹的主要传播途径为呼吸道传播（飞沫传播和气溶胶传播），婴幼儿接触被病毒污染的物体后也可被传染。人群普遍易感，以6月龄～5岁婴幼儿多见，病后可获得长久免疫。

2．主要表现

麻疹的潜伏期为7～21天，一般为10～14天。

（1）前驱期

麻疹的前驱期通常持续3～4天。患儿首先出现发热、不适和厌食，随后出现咳嗽、打喷嚏、流涕、鼻塞、声音嘶哑、结膜充血、流泪和畏光等症状。2～3天后，患儿两侧第

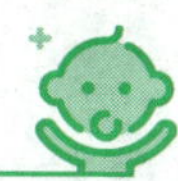

二磨牙处的颊黏膜上出现针尖大小的白色点状突起，周围有红晕，称为科氏斑（又称麻疹黏膜斑），这是麻疹前驱期的特征性表现。科氏斑初起仅有数个，1～2 天内迅速增多并融合，扩散至整个颊黏膜，形似鹅口疮，2～3 天后消失。

各抒己见

请同学们以小组为单位，讨论麻疹前驱期和鹅口疮在主要表现上的异同点，分析在实际工作中应如何鉴别两者。

（2）出疹期

患儿发热 3～4 天后开始出现皮疹，进入出疹期。出疹期一般持续 3～5 天。皮疹先出现于耳后、发际、颜面部和颈部，再自上而下蔓延至躯干和四肢，然后到达手掌和足底。皮疹为淡红色斑丘疹（大小介于斑疹与丘疹之间的稍隆起的皮损），大小不等，直径为 2～5 mm，压之褪色，可融合成片。在出疹期，患儿的全身症状加重，体温可高达 40℃，咳嗽加剧，并伴有嗜睡或烦躁不安，甚至出现惊厥。

全身状况差和免疫力低下的患儿可出现重型麻疹，表现为持续高热或体温不升，出现出血性（压之不褪色）或疱疹样皮疹，并伴有气促、发绀、心率加快和昏迷等严重全身症状。

（3）恢复期

患儿若无并发症发生，通常可在出疹 3～5 天后进入恢复期。此期患儿体温逐渐下降，全身症状逐渐好转，皮疹按照出疹顺序开始消退，疹退后皮肤遗留棕褐色色素沉着及糠麸样脱屑，一般 1～2 周后消退。

3. 并发症

麻疹患儿可并发肺炎、心肌炎、喉炎和脑炎等，其中肺炎是最常见的并发症。

（二）婴幼儿麻疹的预防

1. 管理传染源

（1）在麻疹流行期间，经常检查有感冒症状的婴幼儿的口腔黏膜情况，以尽早发现科氏斑，做到对麻疹患儿的早发现、早隔离、早治疗。

（2）对有麻疹密切接触史的婴幼儿，应居家隔离观察 3 周，并建议家长为其接种相应的免疫球蛋白，以预防发病。

麻疹的诊疗方案

2. 加强卫生管理，切断传播途径

（1）室内定时通风换气，保持空气新鲜；定期清洁、消毒室内外环境，定期清洗、消毒、晾晒婴幼儿的衣物、被褥、玩具和餐具等。

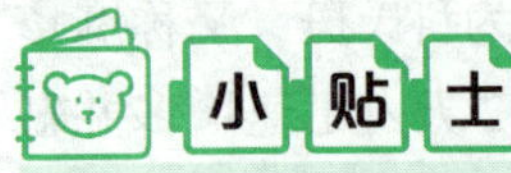

麻疹病毒对外界抵抗力较弱，对热、酸、干燥、紫外线和一般消毒剂均较为敏感，在日光照射或流通的空气中暴露 20 min 即可失去致病力，56℃条件下 30 min 即可被杀灭。

（2）避免婴幼儿接触麻疹患者。在麻疹流行期间，避免带婴幼儿去人多拥挤、通风不畅的公共场所。

3．保护易感婴幼儿

（1）预防麻疹的最主要措施是接种疫苗。提醒家长按照国家免疫规划疫苗儿童免疫程序，及时带婴幼儿接种麻腮风疫苗。

（2）为婴幼儿提供均衡饮食，组织适当的体育运动，保证婴幼儿充分休息，以增强体质。

（三）麻疹患儿的照护

1．及时隔离与报告

一旦发现婴幼儿有麻疹症状，应立即将其暂时隔离并通知家长，同时向托育机构负责人报告。患儿应居家隔离至出疹后 5 天，病情严重者应延长隔离时间至出疹后 10 天。

2．做好消毒与卫生管理

（1）托育机构应按要求做好消毒工作，对患儿接触过的玩具、餐具和衣物等物品进行彻底消毒，对患儿接触过的区域进行全面消毒，包括地面、墙面和门把手等易接触的地方。

（2）照护者在照护患儿时，应戴好口罩，必要时还应穿隔离衣、戴手套；在照护患儿前后，应洗手、消毒。

3．加强日常照护

（1）保持室内安静、温湿度适宜，定时开窗通风，确保空气新鲜，为患儿创造良好的休息环境，并尽量让患儿卧床休息。

（2）为患儿提供营养充足、清淡、易消化、富含维生素 A 的饮食，鼓励患儿多饮水。

（3）注意患儿的皮肤清洁，每日用温水擦浴，并勤换衣物。

（4）保持患儿的被褥清洁、干燥，衣服厚度适宜，以利于散热。

（5）为患儿修剪指甲，以免患儿抓破皮肤引起皮肤感染。

4．对症照护，监测病情

（1）密切监测患儿的体温。对发热患儿，给予物理降温措施，或遵医嘱给予退热药物。避免为患儿捂汗，以免影响出疹而使病情加重。

（2）注意患儿眼、鼻、口的卫生状况。当患儿眼部分泌物较多时，应及时用消毒棉签进行清洁；若分泌物较硬，可先用蘸有温水或温生理盐水的消毒棉签进行湿润，再用干燥的消毒棉签擦除。当患儿鼻腔出现干燥、结痂情况时，应先用蘸有温开水的消毒棉签湿润鼻腔，待结痂软化后再进行清洁。此外，应定时为患儿漱口，避免其口腔感染。

（3）密切观察患儿的病情，若患儿出现重型麻疹、肺炎或心肌炎的症状，应及时送医治疗。

三、婴幼儿手足口病的识别、预防与照护

手足口病是指由柯萨奇病毒A组和肠道病毒71型引起的出疹性传染病，夏秋季多发。

（一）婴幼儿手足口病的识别

1．流行病学特征

手足口病患儿和隐性感染者为手足口病的主要传染源。手足口病的主要传播途径为接触传播和呼吸道传播（飞沫传播）。本病传染性强，接触被病毒污染的手、毛巾、牙杯、玩具、餐具、衣物、被褥，以及食用被病毒污染的水和食物等，均有可能被传染。婴幼儿普遍易感，以5岁以下婴幼儿为主，3岁以下婴幼儿发病率最高，病后可获得一定的免疫力，但持续时间不明确。不同类型病原体之间无交叉免疫。

2．主要表现

手足口病的潜伏期多为2～10天，平均为3～5天，无明显前驱期。根据病情轻重，手足口病可分为普通型手足口病和重症型手足口病两种类型。

（1）普通型手足口病的主要表现

手足口病多为急性起病，患儿主要表现为发热、口腔疼痛、厌食及散发疱疹。疱疹多位于舌、颊黏膜及硬腭等处，有时也可波及软腭、牙龈、扁桃体和咽部。此外，患儿的手、足和臀部还会出现斑丘疹，手足部较多。这些斑丘疹会逐渐转为疱疹，其周围常伴有红晕，疱内液体较少，消退后不留痕迹，无色素沉着。患儿多在1周内痊愈，预后良好。

部分患儿可仅有皮疹表现或疱疹性咽峡炎症状（发热，咽痛，咽门、软腭和腭垂等处有散在灰白色疱疹，周围有红晕，可破溃形成溃疡）。此外，少数患儿可无皮疹表现。

（2）重症型手足口病的主要表现

少数患儿（尤其是3岁以下的患儿）的病情进展迅速，可在发病1～5天内出现脑膜炎、脑炎、肺水肿和循环障碍等并发症，甚至可能死亡。

（二）婴幼儿手足口病的预防

1．管理传染源

（1）在手足口病流行期间，加强对婴幼儿手、足、口的观察，注意有无手足口病相关症状，以做到对手足口病患儿的早发现、早报告、早隔离、早治疗。

（2）对有手足口病密切接触史的婴幼儿，应居家隔离观察6天。

2. 强化卫生管理，切断传播途径

（1）引导婴幼儿培养良好的个人卫生习惯，嘱其不要吮吸手指，不要啃咬指甲。同时，教会婴幼儿正确的洗手方法，嘱婴幼儿饭前便后清洗双手。

（2）室内定时通风换气，保持空气新鲜；定期清洁、消毒室内外环境，定期清洗、消毒、晾晒婴幼儿的衣物、被褥、玩具和餐具等。

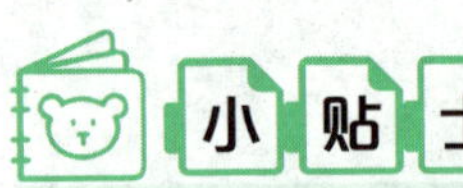

柯萨奇病毒A组和肠道病毒71型对外界环境的抵抗力较强，在室温下可存活数日，在污水和粪便中可存活数月，但它对紫外线、干燥、多种氧化剂（如1%高锰酸钾溶液、1%过氧化氢溶液和含氯消毒剂等）、甲醛和碘酊比较敏感，在50℃条件下可被迅速杀灭。

（3）避免婴幼儿接触手足口病患者；在手足口病流行期间，避免带婴幼儿去人多拥挤、空气不流通的场所。

3. 保护易感婴幼儿

（1）建议家长带婴幼儿接种手足口病疫苗，以预防感染。

（2）为婴幼儿提供均衡饮食，组织适当的体育运动，保证婴幼儿充分休息，以增强体质。

（三）手足口病患儿的照护

1. 及时隔离与报告

一旦发现婴幼儿有手足口病表现，应立即将其暂时隔离并通知家长，同时向托育机构负责人报告。患儿应居家隔离至体温正常、皮疹消退，一般需要2周。

2. 做好消毒与卫生管理

（1）托育机构应按要求做好消毒工作，对患儿接触过的玩具、餐具和衣物等物品进行彻底消毒，对患儿接触过的区域进行全面消毒，包括地面、墙面和门把手等易接触的地方。

（2）患儿粪便需经含氯消毒剂消毒2 h后再倾倒。

（3）照护者在照护患儿时，应戴好口罩和手套；在照护患儿前后，应洗手、消毒。

3. 加强日常照护

（1）保持室内安静、温湿度适宜，定时开窗通风，保持室内空气新鲜，为患儿创造良好的休息环境，并嘱患儿多休息。

（2）为患儿勤换衣物，保持患儿衣着清洁、舒适。为患儿勤洗手、修剪指甲，以免患儿搔抓皮肤造成皮肤破溃及感染。

（3）为患儿提供清淡、营养丰富、易消化的流质或半流质饮食，鼓励患儿多饮水。需注意，为患儿提供的食物和水宜温凉不宜热，以免引起口腔疼痛。此外，在患儿进食前后，

应让其用温水漱口或喂少量温水，以保持患儿口腔清洁。

4. 对症照护，监测病情

（1）密切监测患儿的体温。对发热患儿，给予物理降温措施，或遵医嘱给予退热药物。

（2）密切观察患儿的病情，若患儿出现高热持续不退、头痛、呕吐、面色苍白、嗜睡、心率增快及呼吸浅促等症状，应立即送医治疗。

幼有善育

手足口病EV71疫苗研制及产业化获国家科技进步奖

肠道病毒71型（EV71）是引起婴幼儿手足口病重症和死亡的主要病原体，针对该型病毒引发的手足口病，目前尚无有效的治疗药物。2023年，中国医学科学院医学生物学研究所牵头完成“全球首创手足口病EV71疫苗研制及产业化”项目，该项目集中优势科研力量攻克系列理论及技术难点，成功实现全球首创的EV71疫苗上市及应用，并因此荣获国家科学技术进步奖二等奖。

作为“中国创造”的疫苗，EV71疫苗的成功研发有效控制了我国EV71疫情，使我国成为手足口病流行国家中唯一使用疫苗、并成功防控EV71的国家，为我国应对新发突发重大传染病疫情奠定了坚实基础。

资料来源：张佳星，《手足口病EV71疫苗研制及产业化获国家科技进步奖》，中国科技网，2024年6月25日，有改动

四、婴幼儿流行性感冒的识别、预防与照护

流行性感冒，简称“流感”，是指由流行性感冒病毒（简称“流感病毒”）引起的急性呼吸道传染病。对人类有致病性的流感病毒主要包括甲型流感病毒、乙型流感病毒和丙型流感病毒三种类型。

（一）婴幼儿流行性感冒的识别

1. 流行病学特征

流感患者、隐性感染者为流感的主要传染源。患儿在症状出现前2天至症状出现后约1周都可传播流感病毒，以症状出现后第2～3天传染性最强。流感的主要传播途径为呼吸道传播（飞沫传播），接触被污染的毛巾、玩具和餐具等物品也可能被传染。人群普遍易感，病后可获得一定的免疫力，但不同类型病原体之间无交叉免疫，因此可导致重复感染。

2．主要表现

流感的潜伏期一般为1～7天，多为2～4天。该病起病急，患儿可迅速出现高热（体温在39～40℃）、畏寒、寒战、头痛及全身肌肉酸痛等全身表现，伴或不伴有鼻塞、流涕、咽喉痛、干咳、胸骨后不适、颜面潮红及结膜充血等局部症状。部分患儿还可出现恶心、呕吐及腹泻等消化道症状。新生儿还可表现为嗜睡和拒奶等。

若患儿出现持续高热（超过3天），剧烈咳嗽、咳痰，胸痛，呼吸频率增快、呼吸困难、口唇发绀，嗜睡、躁动、惊厥，严重呕吐、腹泻等表现，常提示病情危重。

3．并发症

流感患儿可出现肺炎、喉炎、支气管炎、心肌炎及脑炎等并发症。

各抒己见

请同学们以小组为单位，查询相关资料，讨论并总结婴幼儿急性上呼吸道感染与婴幼儿流行性感冒的异同点。

（二）婴幼儿流行性感冒的预防

1．管理传染源

（1）在流感流行期间，加强对婴幼儿的观察，注意有无流感相关症状，以做到对流感患儿的早发现、早报告、早隔离、早治疗。

（2）对有流感密切接触史的婴幼儿，应居家隔离观察7天，并建议进行药物预防。

2．加强卫生管理，切断传播途径

（1）重视婴幼儿的手部卫生，教给其正确的洗手方法并嘱其勤洗手。引导婴幼儿养成良好的卫生习惯，例如，教导婴幼儿不要吃手，不要用手和衣服擦鼻涕，打喷嚏时要遮盖口鼻，并在之后立即洗手。

（2）室内定时通风换气，保持空气新鲜；定期清洁、消毒室内外环境，定期清洗、消毒、晾晒婴幼儿的衣物、被褥、玩具和餐具等。

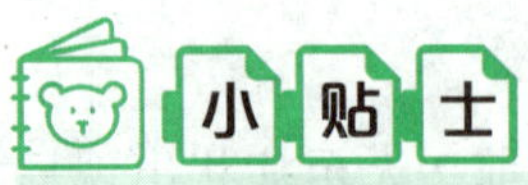

流感病毒对乙醇、碘伏、碘酊和紫外线敏感，56℃条件下30 min可被杀灭。

（3）避免婴幼儿接触流感患者。在流感流行期，避免带婴幼儿去人多拥挤、空气不流通的场所。

3．保护易感婴幼儿

（1）建议家长带婴幼儿接种流感疫苗，以预防感染。

（2）为婴幼儿提供均衡饮食，组织适当的体育运动，保证婴幼儿充分休息，以增强体质。

（三）流行性感冒患儿的照护

1．及时隔离与报告

一旦发现婴幼儿有流感症状，应立即将其暂时隔离并通知家长，同时向托育机构负责人报告。患儿应居家隔离至发病后 1 周。

2．做好消毒与卫生管理

（1）托育机构应按要求做好消毒工作，对患儿接触过的玩具、餐具和衣物等物品进行彻底消毒，对患儿接触过的区域进行全面消毒，包括地面、墙面和门把手等易接触的地方。

（2）照护者在照护患儿时，应戴好口罩，必要时还应穿隔离衣、戴手套；在照护患儿前后，应洗手、消毒。

（3）清理患儿分泌物使用的棉签和纸巾等，应消毒后再丢弃。

3．加强日常照护

（1）保持室内安静、温湿度适宜，定时开窗通风，保持室内空气新鲜，为患儿创造良好的休息环境。

（2）鼓励患儿多饮水，为患儿提供营养均衡、易消化的清淡饮食。

4．对症照护，监测病情

（1）当患儿鼻腔出现干燥、结痂的情况时，可用蘸有温开水的消毒棉签湿润或清洁鼻腔；协助患儿擤鼻和咳痰，及时清除患儿鼻腔和咽喉部的分泌物。

（2）密切监测患儿的体温。对发热患儿，给予物理降温措施，或遵医嘱给予退热药物。

（3）遵医嘱正确为患儿使用药物，并记录用药后的反应。

（4）密切观察患儿的病情，若患儿出现肺炎、支气管炎、心肌炎和脑炎的症状，应立即送医治疗。

五、婴幼儿流行性腮腺炎的识别、预防与照护

流行性腮腺炎是由腮腺炎病毒引起的急性呼吸道传染病，一年四季均可发病，以冬春季多发。

（一）婴幼儿流行性腮腺炎的识别

1．流行病学特征

流行性腮腺炎患儿和隐性感染者为流行性腮腺炎的主要传染源。患儿在腮腺肿大前后

的一段时间内（从腮腺肿大前 7 天至肿大后 2 周内）均具有传染性，其中以腮腺肿大前 2 天至腮腺肿大后 4 天内传染性最强。流行性腮腺炎的主要传播途径为呼吸道传播（飞沫传播），婴幼儿接触被病原体污染的物品也可能被传染。人群普遍易感，以 1～15 岁的儿童和青少年多见，病后一般可获得持久免疫力。

流行性腮腺炎的发病机制

2. 主要表现

流行性腮腺炎的潜伏期通常为 2～4 周，平均为 16～18 天。少数患儿可有前驱期，主要表现为头痛、发热、食欲减退和乏力等。多数患儿以腮腺肿大、疼痛为最初和最主要症状。

腮腺肿大通常表现为一侧腮腺先肿大，1～4 天后另一侧也开始肿大。腮腺肿大以耳垂为中心，向前、后、下方发展，边界不清，表面有热感但一般不发红，触摸时感觉有一定的弹性，并伴有触痛。在 1～3 天内，腮腺肿大可达到高峰，此时患儿自觉局部疼痛，咀嚼或食用酸性食物时疼痛加剧。腮腺肿大一般持续 4～5 天，随后逐渐消退。在病程中，患儿可伴有不同程度的发热，持续时间不一，短则 1～2 天，长则 5～7 天，但也有一些患儿在整个病程中始终保持正常体温。

3. 并发症

腮腺炎病毒对神经组织和腺体具有亲和性，因此，它可入侵患儿的中枢神经系统和特定的腺体（如睾丸、卵巢、胰腺、乳腺和甲状腺等），从而引发脑膜脑炎（主要表现为发热、头痛、呕吐和颈项强直等）、睾丸炎（主要表现为睾丸肿胀和疼痛等）、卵巢炎、胰腺炎（主要表现为上腹部剧痛、触痛，伴发热、寒战、恶心和反复呕吐等）、乳腺炎和甲状腺炎等并发症。

（二）婴幼儿流行性腮腺炎的预防

1. 管理传染源

（1）在流行性腮腺炎流行期间，加强对婴幼儿腮腺部的观察，注意有无流行性腮腺炎的相关症状，以做到对流行性腮腺炎患儿的早发现、早隔离、早治疗。

（2）对有流行性腮腺炎密切接触史的婴幼儿，应居家隔离观察 3 周。

2. 加强卫生管理，切断传播途径

（1）室内定时通风换气，保持空气新鲜；定期清洁、消毒室内外环境，定期清洗、消毒、晾晒婴幼儿的衣物、被褥、玩具和餐具等。

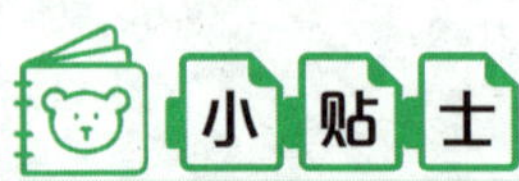

腮腺炎病毒对甲醛和乙醇敏感，暴露于紫外线下可迅速死亡，在 55～60℃环境中 10～20 min 即可被杀灭。

（2）引导婴幼儿养成良好的卫生习惯，勤洗手，打喷嚏时遮盖口鼻，并在之后立即洗手。

（3）避免婴幼儿接触流行性腮腺炎患者。在流行性腮腺炎流行期间，避免带婴幼儿去通风不畅、人群密集的场所。

3．保护易感婴幼儿

（1）提醒家长按照国家免疫规划疫苗儿童免疫程序，及时带婴幼儿接种麻腮风疫苗。

（2）为婴幼儿提供均衡饮食，组织适当的体育运动，保证婴幼儿充分休息，以增强体质。

（三）流行性腮腺炎患儿的照护

1．及时隔离与报告

一旦发现婴幼儿有流行性腮腺炎症状，应立即将其暂时隔离并通知家长，同时向托育机构负责人报告。患儿应居家隔离至腮腺肿胀完全消退后 3 天。

2．做好消毒与卫生管理

（1）托育机构应按要求做好消毒工作，对患儿接触过的玩具、餐具和衣物等物品进行彻底消毒，对患儿接触过的区域进行全面消毒，包括地面、墙面和门把手等易接触的地方。

（2）照护者在照护患儿时，应戴好口罩，必要时还应穿隔离衣、戴手套；在照护患儿前后，应洗手、消毒。

3．加强日常照护

（1）保持室内安静、温湿度适宜，定时开窗通风，保持室内空气新鲜，以为患儿创造良好的休息环境，并嘱患儿多休息。

（2）晨起、饭后、睡前协助患儿漱口或喂清水，以使口腔清洁，避免口腔感染。

（3）给予患儿清淡、易消化、营养丰富的半流质饮食或软食，避免给予酸、辣、坚硬的刺激性食物。需注意，食物宜凉不宜热，以免刺激患儿口腔，加重疼痛。

4．对症照护，监测病情

（1）若患儿局部疼痛剧烈，可给予冰袋冷敷。需注意，应用毛巾包裹冰袋后再进行冷敷，避免冰袋直接接触患儿皮肤，以防冻伤。

（2）密切监测患儿的体温。对发热患儿，给予物理降温措施，或遵医嘱给予退热药物。

（3）密切观察患儿的病情，若患儿出现发热、头痛、反复呕吐、剧烈腹痛及睾丸胀痛（男孩）等症状，应立即送医治疗。

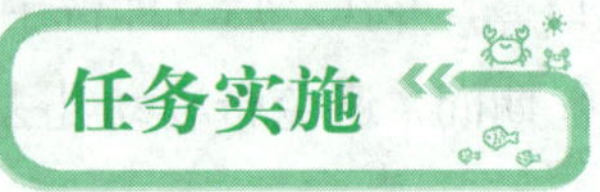

任务实施

案例分析：生病的皓皓、程程和苗苗

【活动背景】

案例一：皓皓，2 岁，突然出现发热，张老师为皓皓进一步检查后发现，其颊黏膜、手、足和臀部均散布着带有红晕的疱疹。

案例二：程程，3 岁，突然出现高热、畏寒，并伴有寒战、恶心和呕吐等症状。随后 2 天，托育机构相继有 3 名小朋友出现了与程程一样的症状。

案例三：苗苗，3 岁，2 天前曾与邻居家 5 岁的文文一起玩耍。今天，苗苗妈妈在与邻居交谈时得知，文文今天因腮腺肿大、疼痛去了医院，经检查被确诊为流行性腮腺炎，需要在家隔离治疗。考虑到流行性腮腺炎具有传染性，而苗苗与文文曾密切接触过，苗苗妈妈立即给张老师打去电话说明情况，并表示苗苗暂时不去托育机构，先在家隔离观察。10 天后，苗苗也出现了腮腺肿大、疼痛的症状。

【活动内容】

请同学们以小组为单位，根据所学知识，结合上述活动背景，分析以下问题：

（1）皓皓、程程和苗苗可能分别患有哪种疾病？

（2）托育机构中的其他小朋友出现与程程相同的症状，他们的发病是否与程程有关？

（3）如何评价苗苗妈妈的做法？

（4）为预防托育机构内其他小朋友感染皓皓、程程和苗苗所患的疾病，托育机构应分别采取哪些措施？

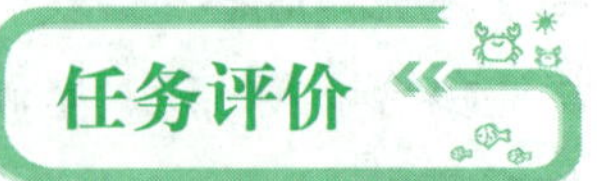

任务评价

任课教师可参考表 9-4 对任务实施的完成情况进行评价。

表 9-4　任务实施评价表

评价标准	分值	得分	教师评价
小组成员积极参与讨论	20		
能够熟练运用所学知识，正确分析相关问题	80		
总分	100		

任务三　识别、预防与照护婴幼儿常见细菌性传染病

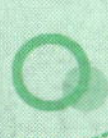

任务导入

星星，3 岁，今天频繁去卫生间，而且说“肚子有点疼”。张老师检查发现，星星排稀便，便中有脓液，而且有点低热。安全起见，张老师带星星去隔离室休息，并打电话通知了星星爸爸，让他带星星去医院进一步诊断和治疗。之后，张老师对星星的粪便、使用过的便器和洗手盆进行了消毒处理，并关闭了星星用过的卫生间。

请思考：星星可能患有什么疾病？张老师采取一系列隔离和消毒措施的目的是什么？

一、婴幼儿细菌性痢疾的识别、预防与照护

细菌性痢疾是指由志贺菌引起的急性肠道传染病。志贺菌存在于细菌性痢疾患者与病原携带者的粪便中。

（一）婴幼儿细菌性痢疾的识别

1．流行病学特征

细菌性痢疾患者和病原携带者为细菌性痢疾的主要传染源。细菌性痢疾的主要传播途径为消化道传播（粪-口途径传播）和接触传播。例如，婴幼儿可因食用被病原体污染的食物和水，或接触被病原体污染的餐具而被传染。人群普遍易感，病后可获得一定的免疫力，但持续时间短。不同类型病原体之间无交叉免疫，易造成反复感染。

2．主要表现

细菌性痢疾的潜伏期一般为 1～4 天，短者数小时，长者可达 7 天。临床可分为急性细菌性痢疾和慢性细菌性痢疾。

（1）急性细菌性痢疾

急性细菌性痢疾可分为轻型急性细菌性痢疾、中型急性细菌性痢疾、重型急性细菌性痢疾和中毒型急性细菌性痢疾。

轻型急性细菌性痢疾患儿表现为急性腹泻，排便次数增多（每天 10 次以内），排稀便，便中有黏液但无脓血，里急后重较轻或不明显，伴有轻微腹痛，仅低热或无发热。

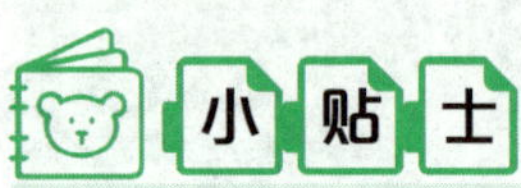

里急后重是指排便频繁但每次排便量少，伴有排便不尽或排便急迫感的状态。

中型急性细菌性痢疾起病急骤，患儿突然出现畏寒、高热（体温达 39℃以上），伴头痛、乏力和食欲减退。数小时后，患儿出现腹痛、腹泻和里急后重等肠道症状，具体表现为排便次数较多（每天达 10 余次），但每次排便量较少，排便逐渐由稀便转变为黏液脓血便。患儿脱水症状不明显，常伴有肠鸣音亢进和左下腹压痛。

重型急性细菌性痢疾起病急骤，患儿表现为高热、恶心、呕吐、腹泻频繁，甚至大便失禁，常伴有剧烈腹痛及左下腹压痛，里急后重明显。患儿病情进展快，脱水症状明显，四肢发冷，极易发生休克。

中毒型急性细菌性痢疾起病急、发展快，患儿表现为突起畏寒、发热，体温迅速升高至 40℃以上，迅速出现意识障碍、谵妄、躁动、反复惊厥，甚至昏迷，继而出现面色苍白、皮肤有花纹、发绀及手脚冰冷等中毒性休克表现，但腹泻和腹痛等肠道症状轻微或不明显。

（2）慢性细菌性痢疾

慢性细菌性痢疾患儿表现为腹痛、腹泻、里急后重和黏液脓血便等，病情常反复发作或迁延不愈 2 个月以上。

（二）婴幼儿细菌性痢疾的预防

1. 管理传染源

加强对婴幼儿排便次数及粪便性状的观察，及时识别细菌性痢疾症状，以做到对细菌性痢疾患儿的早发现、早隔离、早治疗。

2. 强化卫生管理

（1）定期清洗、消毒室内外环境，做好机构内饮水、食物和排泄物的管理工作，以切断病原体的传播途径。

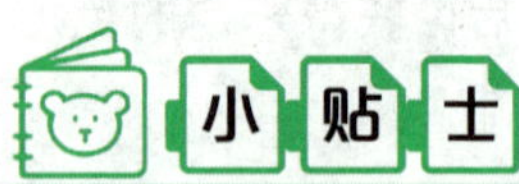

志贺菌对理化因素的抵抗力较弱，在 60℃环境中 10 min 可被杀灭，对紫外线、高温和常用化学消毒剂敏感。

（2）重视饮食和饮水卫生，避免为婴幼儿提供生水和剩饭菜，婴幼儿生吃的水果和蔬菜要彻底清洗干净。

（3）定期清洗、消毒婴幼儿的餐具和玩具等用物。引导婴幼儿养成良好的手卫生习惯，嘱其饭前便后清洗双手。

（三）细菌性痢疾患儿的照护

1. 及时隔离与报告

一旦发现婴幼儿有细菌性痢疾症状，应立即将其暂时隔离并通知家长，同时向托育机构负责人报告。患儿应居家隔离至临床症状消失、大便培养连续 2 次阴性。

2. 做好消毒与卫生管理

（1）托育机构应按要求做好消毒工作，对患儿接触过的玩具、餐具、衣物、便器和洗手盆等进行彻底消毒，对患儿接触过的区域进行全面消毒，包括地面、墙面和门把手等易接触的地方。

（2）患儿的粪便应当单独处理，消毒后再丢弃。

（3）照护者在照护患儿时，应戴好口罩；在照护患儿前后，应洗手、消毒。

3. 加强日常照护

（1）保持室内安静、温湿度适宜，定时开窗通风，保持室内空气新鲜，为患儿创造良好的休息环境，并让患儿尽量卧床休息。

（2）为患儿提供营养丰富、易消化的流食，避免提供生冷、油腻等刺激性食物。

（3）及时为患儿补充水分和电解质，以防出现脱水和水电解质紊乱。

4. 对症照护，监测病情

（1）密切监测患儿的体温，对发热患儿，给予物理降温措施，或遵医嘱给予退热药物。

（2）患儿每次大便后，照护者应用清水清洗其肛周皮肤，并用柔软的纸巾或毛巾吸干水分，做好臀部皮肤护理。

（3）密切观察患儿的病情，记录排便次数和粪便性状。若患儿病情加重，应及时送医治疗。

二、婴幼儿百日咳的识别、预防与照护

百日咳是指由百日咳鲍特菌感染引起的急性呼吸道传染病，全年均可发病，以冬春季多发。

（一）婴幼儿百日咳的识别

1. 流行病学特征

百日咳患儿、病原携带者为百日咳的主要传染源。患儿从潜伏期至发病后 6 周内均有传染性。百日咳的主要传播途径为呼吸道传播（飞沫传播）和密切接触传播。人群普遍易感，以 5 岁以下婴幼儿多见。

2．主要表现

百日咳的潜伏期为5～21天，一般为7～14天。根据表现，百日咳的病程可分为以下三期。

（1）卡他期

卡他期患儿主要表现为阵发性咳嗽、鼻塞、流涕和打喷嚏等上呼吸道感染症状，同时常伴有低热和结膜充血等。此期传染性最强，一般持续1～2周，但因无特异性表现而易被忽视。

（2）痉咳期

痉咳期患儿表现为明显的阵发性痉挛性咳嗽，在成串的、接连不断的痉挛性咳嗽后，伴一次深长吸气，此时大量空气急促通过痉挛的声带，患儿发出一种特殊的高音调鸡鸣样吸气性吼声，随后又出现痉挛性咳嗽。如此反复，直至咳出大量黏稠痰液，此过程常伴呕吐。阵发性痉挛性咳嗽昼轻夜重，睡眠期间更为突出，可严重影响患儿睡眠。

患儿因长期阵发性痉挛性咳嗽还可出现舌系带溃疡、面部和眼睑浮肿、眼结膜出血、鼻出血等症状。6月龄以下婴儿痉挛性咳嗽后常会出现发绀、呼吸暂停、惊厥、心动过缓或心脏停搏。此外，此期患儿还可出现肺炎和百日咳脑病（主要表现为抽搐、高热和昏迷等）等多种并发症，其中以肺炎最为常见。此期一般持续2～6周，严重者可持续2个月以上。

百日咳的特征性表现为痉挛性咳嗽伴深长的鸡鸣样吸气性吼声。

（3）恢复期

进入恢复期，患儿阵发性痉挛性咳嗽逐渐缓解，咳嗽强度减弱，发作次数减少，鸡鸣样吸气性吼声逐渐消失。恢复期一般持续2～3周。

（二）婴幼儿百日咳的预防

1．管理传染源

（1）密切观察有感冒症状的婴幼儿，及时识别百日咳症状，以做到对百日咳患儿的早发现、早隔离、早治疗。

（2）对有百日咳密切接触史的婴幼儿，应居家隔离观察至少3周，并建议进行药物预防（在暴露后的21天内）。

2．切断传播途径

（1）引导婴幼儿养成良好的卫生习惯，例如，教导其打喷嚏时遮掩口鼻，并在之后立即洗手；不直接用手和衣服等擦鼻涕；擦鼻涕的纸巾不要随意丢弃；等等。嘱婴幼儿勤洗手，并教给其正确的洗手方式，以保持手卫生。

（2）避免婴幼儿接触百日咳患者。在百日咳流行期间，避免带婴幼儿去人群密集、通风不畅的场所。

（3）定时开窗通风，保持室内空气新鲜；定期清洗、消毒室内外环境，保持室内外环境卫生；定期清洗、消毒、晾晒婴幼儿的衣物、被褥、玩具和餐具等。

百日咳鲍特菌对理化因素的抵抗力弱，在56℃环境下30 min、日光照射下1 h、干燥环境下3～5 h可被杀灭，对紫外线和一般消毒剂敏感。

3．保护易感婴幼儿

（1）提醒家长按照国家免疫规划疫苗儿童免疫程序，及时带婴幼儿接种百白破疫苗。

（2）为婴幼儿提供均衡饮食，组织适当的体育运动，保证婴幼儿充分休息，以增强体质。

（三）百日咳患儿的照护

1．及时隔离与报告

一旦发现婴幼儿有百日咳症状，应立即将其暂时隔离并通知家长，同时向托育机构负责人报告。患儿应居家隔离至发病后21天。

百日咳常见问题解答

2．做好消毒与卫生管理

（1）托育机构应按要求做好消毒工作，对患儿接触过的玩具、餐具和衣物等物品进行彻底消毒，对患儿接触过的区域进行全面消毒，包括地面、墙面和门把手等易接触的地方。

（2）患儿的痰液和口鼻分泌物应消毒处理后再丢弃。

（3）照护者在照护患儿时，应戴好口罩，必要时还应穿隔离衣、戴手套；在照护患儿前后，应洗手、消毒。

3．加强日常照护

（1）保持室内安静、温湿度适宜，定时开窗通风，保持室内空气新鲜，为患儿创造良好的休息环境。

（2）为患儿提供营养丰富、易消化的饮食，可适当补充维生素和钙；让患儿少食多餐，以免腹部过度膨胀而诱发咳嗽。

4．对症照护，监测病情

（1）协助患儿采取半卧位，以减轻咳嗽造成的不适感。同时，将患儿的头偏向一侧，以利于呼吸道分泌物和呕吐物排出，防止发生误吸。

（2）密切观察患儿的病情，若患儿出现肺炎、抽搐、高热和惊厥等症状，应立即送医治疗。对6月龄以下的患儿，应安排专人守护，以防突发窒息造成死亡。

三、婴幼儿猩红热的识别、预防与照护

猩红热是指由A族β型溶血性链球菌引起的急性呼吸道传染病，冬春季多发。

（一）婴幼儿猩红热的识别

1. 流行病学特征

猩红热患儿和病原携带者是猩红热的主要传染源。猩红热的主要传播途径为呼吸道传播（飞沫传播）和接触传播。例如，婴幼儿接触被病原体污染的用物、手和食物等可被传染。此外，婴幼儿受损的皮肤接触病原体也可被传染。人群普遍易感，病后可获得特异性免疫，但不同类型病原体之间无交叉免疫。

2. 主要表现

猩红热的潜伏期为1～12天，多为2～5天。该病起病急骤，患儿可突然出现畏寒和高热（体温在39℃左右），伴有头痛、咽痛、恶心、呕吐、厌食和烦躁不安等症状。此外，患儿还会出现颈及颌下淋巴结肿大、压痛，咽及扁桃体充血并有脓性渗出物等症状。

患儿发热24 h内出现皮疹。皮疹最早见于耳后、颈部、上胸部和腋下，1天内蔓延至全身。具体表现为全身皮肤弥漫性发红，其上有猩红色弥漫细小斑丘疹，呈鸡皮样，抚摸似砂纸感，压之褪色；面部皮肤充血，口鼻周围充血不明显，形成口周苍白圈；肘窝、腋窝和腹股沟等皮肤褶皱处，皮疹密集排列，色深红，可夹有出血点，形成明显的横纹线，称为帕氏线。在皮疹旺盛期，腹部和手足皮肤上可见粟状小疱疹。

患儿在出疹期间继续发热。多数情况下，皮疹于48 h左右达到高峰，并按照出疹顺序在1周内逐渐消退。皮疹消退后，皮肤开始脱屑，面部和躯干常呈糠样脱屑，皮疹严重者的四肢、手掌和足掌可出现片样脱皮，脱皮后无色素沉着。

部分患儿在病程1～2天出现舌苔白厚，舌乳头红肿、突出于白苔之上，以舌尖及边缘处显著，称为草莓舌。2～3天后，舌上白苔脱落，舌面光滑呈牛肉色，舌乳头红肿仍较明显，称为杨梅舌。

（二）婴幼儿猩红热的预防

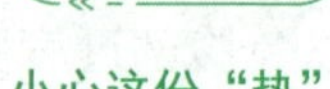

小心这份“热”

1. 管理传染源

（1）加强对婴幼儿的日常检查，及时识别猩红热表现，以做到对猩红热患儿的早发现、早隔离、早治疗。

（2）对有猩红热密切接触史的婴幼儿，应让其居家隔离观察1周，并建议家长为其进行药物预防。

2. 切断传播途径

（1）定时通风换气，保持室内空气新鲜；定期清洁、消毒室内外环境，定期清洗、消

毒婴幼儿的玩具、衣物和餐具等。

A 族 β 型溶血性链球菌对理化因素的抵抗力较弱，56℃环境下 30 min 可被杀灭，对一般消毒剂敏感。

（2）引导婴幼儿养成良好的卫生习惯，勤洗手、勤换衣物。

（3）避免婴幼儿接触猩红热患者。在猩红热流行期间，避免带婴幼儿去人多密集、通风不畅的场所。

（三）猩红热患儿的照护

1．及时隔离与报告

一旦发现婴幼儿有猩红热症状，应立即将其暂时隔离并通知家长，同时向托育机构负责人报告。患儿应居家隔离至症状消失、致病菌培养阴性，或治疗之日起不少于 7 天。

2．做好消毒与卫生管理

（1）托育机构应按要求做好消毒工作，对患儿接触过的玩具、餐具和衣物等物品进行彻底消毒，对患儿接触过的区域进行全面消毒，包括地面、墙面和门把手等易接触的地方。

（2）照护者在照护患儿时，应戴好口罩，必要时还应穿隔离衣、戴手套；在照护患儿前后，应洗手、消毒。

3．加强日常照护

（1）保持室内安静、温湿度适宜，定期开窗通风，保持室内空气新鲜，为患儿创造良好的休息环境，并嘱患儿卧床休息。

（2）为患儿提供营养丰富、清淡、易消化的流质、半流质饮食或软食，避免提供刺激性食物。餐后协助患儿漱口，以保持口腔清洁。

（3）为患儿勤洗手，及时为患儿修剪指甲，以免患儿搔抓皮肤造成感染或破溃。

（4）为患儿勤换衣物，并选择舒适、宽松、柔软的棉质衣物。

4．对症照护，监测病情

（1）密切监测患儿的体温，对发热患儿，给予物理降温，或遵医嘱给予退热药物，并补足水分。

（2）当患儿出现脱皮时，可用消毒剪刀修剪，不能用手撕剥，以免损伤患儿的皮肤。同时，避免患儿抓挠脱皮处。

（3）密切观察患儿的病情，若患儿出现咽及扁桃体渗出物增多、高热不退、头痛、剧烈呕吐、惊厥、神志不清甚至昏迷等症状，应立即送医治疗。

四、婴幼儿流行性脑脊髓膜炎的识别、预防与照护

流行性脑脊髓膜炎简称“流脑”，是指由脑膜炎球菌引起的急性化脓性脑脊髓膜炎。

（一）婴幼儿流行性脑脊髓膜炎的识别

1. 流行病学特征

流脑患者和病原携带者为流脑的主要传染源。流脑的主要传播途径为呼吸道传播（飞沫传播）和接触传播。人群普遍易感，以6月龄～2岁婴幼儿发病率最高，病后可获得持久免疫力。不同类型病原体之间有交叉免疫，但不持久。

2. 主要表现

流脑的潜伏期为1～7天，一般为2～3天，病情复杂多变、轻重不一。流脑一般可分为以下三种类型。

（1）普通型流行性脑脊髓膜炎

部分患儿可有前驱期，表现为低热、鼻塞和咽痛等上呼吸道感染症状，持续1～2天。随后患儿进入败血症期，表现为突起寒战、高热，体温迅速升至40℃以上，伴有头痛、哭闹、拒食和烦躁不安。多数患儿的软腭、眼结膜、臀部和四肢等部位出现瘀点或瘀斑。病情重者，瘀点、瘀斑迅速增多、扩大，可出现皮肤坏死。败血症期可持续1～2天。

紧接着，患儿进入脑膜炎期，表现为剧烈头痛、喷射状呕吐、烦躁不安和脑膜刺激征（也可与败血症期症状同时出现），严重者可出现意识障碍和谵妄等。年龄较小的婴幼儿因前囟未闭合，脑膜刺激征不典型，仅表现为头围增大和前囟隆起等。脑膜炎期可持续2～5天。最后，患儿进入恢复期，体温逐渐下降，皮肤瘀斑、瘀点逐渐消失，意识及精神状态改善。

（2）暴发型流行性脑脊髓膜炎

暴发型流脑起病急骤，病情凶险，可分为休克型流脑、脑膜脑炎型流脑和混合型流脑三种类型。休克型流脑患儿急起寒战、高热，伴头痛和呕吐；短时间内皮肤出现瘀点和瘀斑，可迅速增多并融合成片；24 h内迅速出现循环衰竭，表现为面色苍白、唇周与肢端发绀、四肢厥冷、脉搏细速及呼吸急促。脑膜脑炎型流脑患儿主要表现为剧烈头痛、反复惊厥，并迅速陷入昏迷。混合型流脑患儿可同时或先后出现以上两种类型的表现，是本病最严重的类型。

（3）轻型流行性脑脊髓膜炎

患儿主要表现为轻微头痛、低热和咽痛等上呼吸道感染症状，皮肤可出现少量瘀点。

（二）婴幼儿流行性脑脊髓膜炎的预防

1. 管理传染源

（1）加强对婴幼儿的日常检查，及时识别流脑表现，以做到对流脑患儿的早发现、早隔离、早治疗。

（2）对有流脑密切接触史的婴幼儿，应居家隔离观察 7 天，并建议进行药物预防。

2．切断传播途径

（1）定时开窗通风，保持室内空气新鲜；定期清洗、消毒室内外环境，保持室内外环境卫生。

脑膜炎球菌在外界环境中的生存力低，对寒冷、干燥、高温、日光及紫外线都很敏感，1%苯酚、75%乙醇及 0.1%苯扎溴铵等可将其杀灭。

（2）避免婴幼儿接触流脑患者。在流脑流行期间，避免带婴幼儿去人群密集、通风不畅的场所。

3．保护易感婴幼儿

（1）接种疫苗是预防和控制流脑传播最有效的措施，提醒家长按照国家免疫规划疫苗儿童免疫程序，及时带婴幼儿接种流脑多糖疫苗。

（2）为婴幼儿提供均衡饮食，组织适当的体育运动，保证婴幼儿充分休息，以增强体质。

（三）流行性脑脊髓膜炎患儿的照护

1．及时隔离与报告

一旦发现婴幼儿有流脑症状，应立即将其暂时隔离并通知家长，建议家长及时将患儿送医诊治，以免耽误治疗。同时，向托育机构负责人报告。患儿应居家隔离至症状消失后 3 天，一般不少于病后 7 天。

2．做好消毒与卫生管理

（1）托育机构应按要求做好消毒工作，对患儿接触过的玩具、餐具和衣物等物品进行彻底消毒，对患儿接触过的区域进行全面消毒，包括地面、墙面和门把手等易接触的地方。

（2）照护者在照护患儿时，应戴好口罩，必要时还应穿隔离衣、戴手套；在照护患儿前后，应洗手、消毒。

3．加强日常照护

（1）保持患儿室内安静、温湿度适宜，定时开窗通风，保持室内空气新鲜，以为患儿提供良好的休息环境，并嘱患儿卧床休息。

（2）为患儿提供营养丰富、易消化的流质或半流质饮食，并少食多餐。

（3）为患儿勤换衣物，提供宽松、柔软、棉质的衣物，以保持皮肤清洁、干燥。

4. 对症照护，监测病情

（1）密切监测患儿的体温。对发热患儿，给予物理降温措施，或遵医嘱给予退热药物。

（2）若患儿出现呕吐，应立即将其头转向一侧，以防止误吸。

（3）为患儿翻身时应避免拖拉，以防擦伤皮肤。若患儿出现皮肤破溃，应遵医嘱涂抹药物，必要时以无菌纱布外敷，以预防感染。

（4）密切观察患儿的病情，若患儿病情加重或反复，应立即就医。

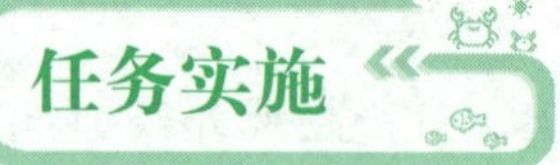

任务实施

案例分析：起“疹子”的嘉嘉和轩轩

【活动背景】

案例一： 嘉嘉，2 岁半，突然出现发热，体温 39℃。张老师为嘉嘉检查身体后发现，嘉嘉耳后、颈部、上胸部和腋下皮肤弥漫性发红，并伴有猩红色弥漫细小斑丘疹，压之褪色，且腋下斑丘疹呈线状排列；面部充血发红，但口鼻周围皮肤颜色稍正常。

案例二： 轩轩，3 岁，突然出现寒战、高热，体温 41℃，且哭闹、拒食、烦躁不安。张老师为轩轩进一步检查身体后发现，轩轩四肢皮肤出现散在红色斑点。

【活动内容】

请同学们以小组为单位，根据所学知识，结合上述活动背景，分析以下问题：

（1）嘉嘉和轩轩分别可能患有哪种疾病？

（2）针对嘉嘉和轩轩的情况，托育机构应分别如何处理？

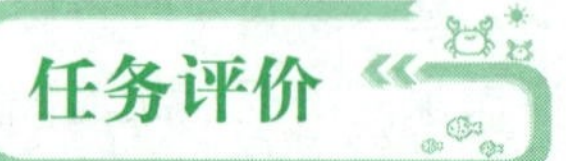

任务评价

任课教师可参考表 9-5 对任务实施的完成情况进行评价。

表 9-5　任务实施评价表

评价标准	分值	得分	任课教师评价
小组成员积极参与讨论	20		
能够熟练运用所学知识，正确分析相关问题	80		
总分	100		

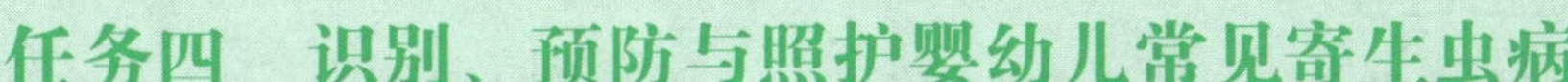

任务四　识别、预防与照护婴幼儿常见寄生虫病

任务导入

案例一：2 岁的新新相较于同龄小朋友体形偏小，但其食量却远超同龄小朋友。此外，新新总是揉肚子，并经常向张老师表示肚子不舒服。张老师怀疑新新患有某种寄生虫病，便给新新妈妈打去电话，建议她带新新去医院进一步检查、诊断。

案例二：明明，3 岁，最近有睡眠不安、不时搔抓肛周和时常烦躁哭闹的表现。近几天，班里又出现 3 名与明明有相同症状的小朋友。

请思考：新新和明明为何会出现这些表现？明明可能是通过哪些途径传染给班里其他小朋友的？

一、婴幼儿蛔虫病的识别、预防与照护

蛔虫病是指感染蛔虫所致的寄生虫病。蛔虫幼虫和成虫均可致病。

（一）婴幼儿蛔虫病的识别

1. 流行病学特征

蛔虫病患者和病原携带者是蛔虫病的主要传染源，人群普遍易感。蛔虫病的主要传播途径为消化道传播（粪-口传播）。虫卵随粪便被传染源排出体外，婴幼儿接触被虫卵污染的土壤和地面等，又经口吞入虫卵，或误食被虫卵污染的食物而被传染。

2. 主要表现

（1）蛔虫幼虫引起的症状

蛔虫幼虫主要引发幼虫移行症。当蛔虫幼虫在肺部移行时，患儿出现畏寒、发热、咳嗽和咳痰（痰中带血丝）等肺炎症状。患儿短期内摄入大量感染性虫卵，可发生蛔虫性支气管哮喘，主要表现为气喘、干咳和喉部异物感。当重度感染时，蛔虫幼虫可进入体循环，入侵甲状腺、淋巴结、胸腺、脾脏、脑和脊髓等部位，引起相应的病变。

幼虫移行症是指一些动物寄生蠕虫的幼虫在人体皮肤及其他器官中移行、寄生所引起的传染病，可分为皮肤幼虫移行症和内脏幼虫移行症。其中，皮肤幼虫移行症以皮肤损害为主，内脏幼虫移行症以内脏损害为主。

（2）蛔虫成虫引起的症状

当少量蛔虫成虫感染时，患儿可无任何症状；当大量蛔虫成虫感染时，患儿可出现食欲减退或多食易饥、异食癖，并常伴脐周疼痛，但不剧烈。此外，部分患儿可出现烦躁易怒或精神萎靡、磨牙等症状。过敏体质的患儿可由虫体的异种蛋白引发荨麻疹和支气管哮喘等。由于蛔虫成虫在患儿体内争夺营养物质，严重感染的患儿可出现营养不良，进而影响生长发育。

3. 并发症

（1）蛔虫性肠梗阻

蛔虫成虫可在患儿肠道内扭结成团，完全或部分阻塞肠道，造成肠梗阻。梗阻部位多为回肠下段，患儿表现为突然发作的脐周或右下腹阵发性绞痛，伴恶心、呕吐、腹胀、肠鸣音亢进，甚至吐出成虫。

（2）胆道蛔虫症

蛔虫成虫钻入患儿胆道，可引发胆道蛔虫症。患儿表现为阵发性右上腹剧烈绞痛，由于疼痛剧烈，患儿常伴哭闹不止、弯腰屈体、出冷汗和面色苍白，还可伴有恶心、呕吐，重者可吐出胆汁。当引发胆总管感染时，患儿可出现发热和黄疸等。

（二）婴幼儿蛔虫病的预防

1. 加强卫生管理

（1）妥善处理婴幼儿的粪便，做好污水处理，以切断传播途径，降低感染风险。

（2）定期清扫、消毒室内外环境，定时清洗、消毒婴幼儿餐具，定期整理、清洁食物存放处，以保持环境、餐具和食物的清洁与卫生。

2. 保护易感婴幼儿

（1）引导婴幼儿养成良好的卫生习惯，嘱其不要随地大小便，饭前便后要洗手，同时教给其正确的洗手方法。此外，嘱婴幼儿不要吮吸手指，并定期为其修剪指甲。

（2）为婴幼儿提供的水果和蔬菜应彻底洗净，避免为婴幼儿提供生水。

（三）蛔虫病患儿的照护

1. 及时报告

一旦发现婴幼儿有蛔虫病症状，应立即通知家长，并建议家长及时将患儿送医诊治，同时向托育机构负责人报告。

2．做好消毒与卫生管理

（1）托育机构应按要求做好消毒工作，彻底清洗、消毒患儿的衣物和用品，消毒患儿的粪便，以彻底消灭病原体。

（2）照护者在照护患儿时，应戴好口罩、手套；在照护患儿前后，应洗手、消毒。

3．加强日常照护

（1）饭前便后为患儿洗手，为患儿勤换洗衣物、勤晾晒被褥，以保持个人卫生。

（2）为患儿提供营养丰富、易消化的食物。

4．对症照护，监测病情

（1）遵医嘱为患儿用药，并记录用药后的反应。

（2）密切观察患儿的病情，若出现剧烈腹痛、呕吐和腹胀等症状，应立即送医治疗。

二、婴幼儿蛲虫病的识别、预防与照护

蛲虫病是指由蛲虫寄生于人体肠道引起的肠道寄生虫病。

（一）婴幼儿蛲虫病的识别

1．流行病学特征

蛲虫病患者是蛲虫病唯一的传染源，人群普遍易感。蛲虫病的主要传播途径为消化道传播（粪-口传播）。蛲虫病患者排出的虫卵可散落在衣裤、被褥或玩具上，婴幼儿接触被污染的物品后，可经口吞入虫卵，从而被传染。此外，蛲虫卵较轻，可沾附在灰尘上随灰尘飞扬，被婴幼儿吸入后可沾附在咽部，再随吞咽进入消化道而造成传染。

2．主要表现

蛲虫成虫会在患儿入睡后，从其肠道爬至肛门外，并在肛周和会阴皮肤褶皱处产卵。蛲虫成虫蠕动时会刺激周围皮肤，导致患儿肛周和会阴部皮肤出现剧烈瘙痒，进而影响睡眠。由于瘙痒剧烈，患儿常搔抓局部皮肤，这易引起局部皮肤炎症或感染。此外，患儿可伴有恶心、呕吐、腹痛、腹泻和食欲减退等消化道症状，以及焦虑不安、夜惊、易激惹和注意力不集中等精神症状。若蛲虫成虫异位寄生至邻近器官，可造成相应器官炎症，如尿道炎、阴道炎和阑尾炎等。

由于蛲虫成虫具有在患儿入睡后爬至肛周产卵的特性，因此在患儿入睡后的1～3 h内，可在患儿肛周或内裤上找到白色棉线样细小的蛲虫成虫。

（二）婴幼儿蛲虫病的预防

1．加强卫生管理

定期清洗、消毒室内外环境，保持室内外环境卫生；定期清洗、消毒、晾晒婴幼儿的玩具、衣物、餐具和便器等，保持婴幼儿用物清洁。需注意，打扫时避免尘土飞扬，避免在婴幼儿前抖灰尘，以免婴幼儿吸入带有虫卵的灰尘。

2. 保护易感婴幼儿

（1）引导婴幼儿培养良好的卫生习惯，嘱其不要吃手，饭前便后洗手，并定期为其修剪指甲。

（2）开展蛲虫病健康宣传教育，为家长科普蛲虫病预防知识，如不要给婴幼儿穿开裆裤等。

（三）蛲虫病患儿的照护

1. 及时报告

一旦发现婴幼儿有蛲虫病症状，应立即通知家长，建议家长及时将患儿送医诊治，并向托育机构负责人报告。

2. 做好消毒与卫生管理

（1）托育机构应按要求做好消毒工作，为患儿勤换衣物，及时清洗、消毒患儿的衣物、玩具、餐具和便器等，定期在阳光下暴晒患儿的被褥，以杀灭虫卵。

（2）定期清扫室内外环境，以保持室内外环境清洁、卫生。

（3）为患儿提供单独的床铺，将患儿的个人物品单独放置，以防病原体传播。

（4）照护者在照护患儿时，应戴好口罩、手套；在照护患儿前后，应洗手、消毒。

3. 加强日常照护

饭前便后为患儿洗手，为患儿修剪指甲，避免患儿吃手。

4. 对症照护，监测病情

（1）每天睡前、便后为患儿清洗肛周及会阴部，并避免患儿搔抓。

（2）遵医嘱为患儿用药，并记录用药后的反应。

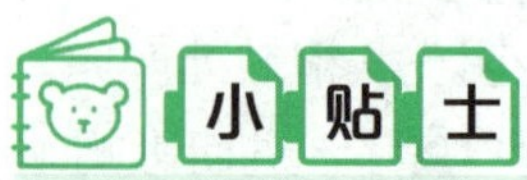

患儿搔抓肛周皮肤后，手上可沾染蛲虫虫卵。患儿不小心吞入这些虫卵，可造成再次感染，引起病情反复。

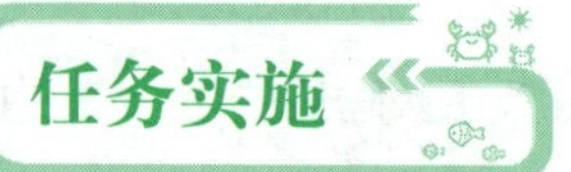

情景模拟：寄生虫病防控行动

【活动背景】

经过检查，新新和明明最终分别被确诊为蛔虫病和蛲虫病。由于这两种疾病有流行风险，因此托育机构负责人决定在机构内开展寄生虫病防控行动，以避免其他健康婴幼儿患病。

【活动内容】

请同学们以小组为单位，根据上述活动背景，进行情景模拟，具体实施步骤如下：

（1）学生自由分组，每组 6～8 人。

（2）根据所学知识，讨论托育机构寄生虫病防控行动方案，并根据讨论结果编写情景模拟剧本。

（3）组员根据剧本进行情景模拟，并请任课教师点评。

寄生虫病的预防小贴士

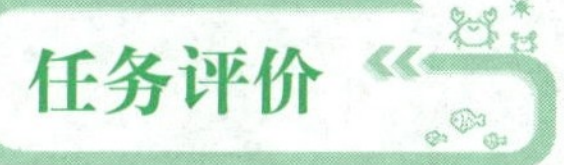

任务评价

任课教师可参考表 9-6 对任务实施的完成情况进行评价。

表 9-6　任务实施评价表

评价标准	分值	得分	任课教师评价
小组成员积极参与活动	20		
防控行动方案合理、正确	50		
情景模拟自然、流畅	30		
总分	100		

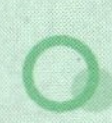

项目学习综合测试

一、单项选择题

1．下列选项中，不属于传染病流行基本环节的是（　　）。

A．传染源　　　　B．传播途径

C．地方流行　　　　D．易感人群

2．下列关于传染病预防措施的表述，错误的是（　　）。

A．立即将传染病患儿或疑似患儿隔离，可以最大程度地缩小污染范围，减少传染病传播的机会

B．传染病患儿只要没有症状，就可返回托育机构

C．消毒是预防传染病的重要措施，托育机构内一旦发现传染病患儿，应立即按照相关规定进行消毒

D．托育机构开展卫生活动也是预防传染病的重要措施

3. 水痘的病原体是（　　）。

A. 水痘-带状疱疹病毒　　B. 麻疹病毒

C. 肠道病毒　　D. 志贺菌

4. 3 岁的晓亮在痉挛性咳嗽后，发出一种特殊的高调音鸡鸣样吸气性吼声。晓亮可能患有（　　）。

A. 流行性感冒　　B. 细菌性痢疾

C. 百日咳　　D. 流行性脑脊髓膜炎

5. 下列选项中，不属于猩红热主要表现的是（　　）。

A. 口周苍白圈　　B. 帕氏线

C. 里急后重　　D. 草莓舌

6. 手足口病患儿的隔离时间一般为（　　）。

A. 1 周　　B. 2 周

C. 3 周　　D. 4 周

7. 下列选项中，不经呼吸道传播（飞沫传播）的是（　　）。

A. 流行性腮腺炎　　B. 流行性脑脊髓膜炎

C. 流行性感冒　　D. 细菌性痢疾

8. 蛔虫病的主要传播途径为（　　）。

A. 呼吸道传播　　B. 虫媒传播

C. 消化道传播　　D. 血液传播

二、判断题

1. 个体感染任何传染病都可获得终身免疫。（　　）

2. 有水痘密切接触史的婴幼儿应居家隔离观察 3 周。（　　）

3. 手足口病的病原体对外界环境的抵抗力较弱，室温下仅能存活数分钟。（　　）

4. 2 岁的小丽两侧第二磨牙处的颊黏膜上有数个针尖大小的白色点状突起，且最近 2 天出现了咳嗽和流鼻涕等症状。由此可怀疑小丽患上了手足口病。（　　）

5. 水痘、麻疹、手足口病和猩红热患儿的皮疹褪去后均不留色素沉着。（　　）

6. 蛲虫病患儿的主要表现为夜间肛周、会阴部皮肤瘙痒和睡眠不安。（　　）

三、简答题

1. 简述水痘患儿的照护要点。

2. 简述细菌性痢疾的预防措施。

3. 简述蛲虫病患儿的照护要点。

项目学习综合评价

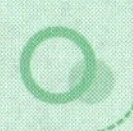

每 5 人一组，各组成员结合课前、课中和课后的学习情况，以及任务实施和课后习题的完成情况，按照表 9-7 的评价标准对本项目的学习效果进行自评和互评，并请任课教师进行评价。

表 9-7 项目学习综合评价表

考核内容	评价标准	分值	评价得分		
			自评	互评	师评
知识与技能评价	了解传染病的特征和流行的基本环节，以及婴幼儿常见的病毒性传染病、细菌性传染病和寄生虫病的概念	10			
	熟悉传染病的预防措施，婴幼儿常见的病毒性传染病、细菌性传染病和寄生虫病的流行病学特征、主要表现及并发症	15			
	掌握婴幼儿常见的病毒性传染病、细菌性传染病和寄生虫病的预防措施，以及常见的各类传染病患儿的照护要点	20			
	能够根据婴幼儿的表现，正确识别婴幼儿所患传染病的类型	10			
	能够主动采取措施，有效预防婴幼儿常见传染病的发生	10			
	能够为传染病患儿提供科学照护	10			
过程与方法评价	课前预习，查找婴幼儿常见传染病的相关资料	5			
	课上认真听讲，及时标记重点内容，积极参与课堂活动	5			
	课后积极复习，总结、归纳本项目所学知识点，完成项目学习综合测试	5			
综合素质评价	具有良好的学习习惯，能够密切关注婴幼儿传染病防控领域的行业动态，及时了解最新知识	5			
	具有责任意识和疾病预防观念，能够主动提升专业素养，努力保护婴幼儿健康成长	5			
总分	自评×30%+互评×30%+师评×40%				

参考文献

[1] 刘心洁. 婴幼儿疾病预防与护理 [M]. 北京：中国人民大学出版社，2021.

[2] 崔焱，张玉侠. 儿科护理学 [M]. 7版. 北京：人民卫生出版社，2021.

[3] 丁建云，孙宁，李鹏. 婴幼儿常见病识别与预防 [M]. 北京：中国人口出版社，2022.

[4] 王念蓉，邹新艳. 婴幼儿常见疾病预防与照护 [M]. 重庆：西南大学出版社，2022.

[5] 史慧静. 婴幼儿常见疾病预防和护理 [M]. 上海：复旦大学出版社，2022.

[6] 郝义彬，苗萍，郑莉萍. 婴幼儿常见疾病预防与护理 [M]. 北京：北京师范大学出版社，2022.

[7] 黄国英，孙锟，罗小平. 儿科学 [M]. 10版. 北京：人民卫生出版社，2024.